U0254856

中医妇科外治法

名誉主编　肖承悰

主审　陆华

主编　谢萍

四川科学技术出版社

图书在版编目（CIP）数据

中医妇科外治法 / 谢萍主编. —成都：四川科学技术
出版社，2018.10（2024.2重印）

ISBN 978-7-5364-9244-8

Ⅰ.①中… Ⅱ.①谢… Ⅲ.①中医妇科学 – 外治法
Ⅳ.①R271.1

中国版本图书馆CIP数据核字（2018）第241996号

ZHONGYI FUKE WAIZHIFA

中医妇科外治法

主　编　谢　萍

出 品 人　程佳月
责任编辑　吴晓琳　戴　玲
封面设计　象上设计
版式设计　杨璐璐
责任校对　李　栎
责任出版　欧晓春
出版发行　四川科学技术出版社
地　　址　成都市锦江区三色路238号　邮政编码 610023
成品尺寸　185mm×260mm
印　　张　22.5　字　数　450千　插　页　4
印　　刷　成都市金雅迪彩色印刷有限公司
版　　次　2018年12月第1版
印　　次　2024年2月第3次印刷
定　　价　88.00元
ISBN 978-7-5364-9244-8

邮购：四川省成都市锦江区三色路238号　邮政编码 610023

电话：028-86361770　传真：028-86361756

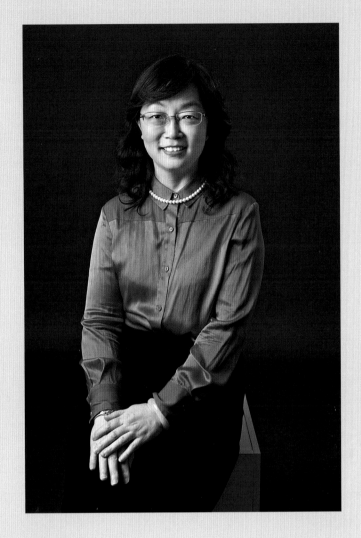

主编：谢 萍 简介

成都中医药大学附属医院教授、主任医师、博士生导师，四川省名中医，四川省中医药管理局学术技术带头人，四川省名老中医药专家师承指导老师，国家中医药管理局第三批全国优秀中医临床人才。

谢萍教授从事临床工作30年，在月经不调、不孕症及围试管婴儿期助孕、多囊卵巢综合征、卵巢功能减退、子宫肌瘤、卵巢囊肿、外阴白色病变、盆腔炎、盆腔疼痛症、子宫内膜异位症、产后缺乳、产后抑郁等妇科常见病及疑难杂症内外合治方面积累了丰富的经验。

主持国家自然科学基金、卫生部、国家中医药管理局、四川省科技厅等各级课题27项，获省、部级科技进步奖6项，发表学术论文118篇，主编及参编学术专著、国家规划教材11部。现任世界中医药联合会肿瘤外治法专业委员会副会长，四川省老年医学会女性健康专委会主任委员，四川省中西医结合学会妇科专委会副主任委员，中华中医药学会妇科分会常委，世界中医药联合会国产医学专委会常务理事。指导硕士、博士研究生69名。获"四川省第十批有突出贡献的优秀中青年专家"。

本书编委会

序

　　中医妇科外治法是祖国医学中的一颗璀璨明珠，治疗范围广泛，疗效显著，且具有内服或其他治疗方法达不到的效果和优点，广大妇女对于中医外治疗法也非常认同和接受，但如何合理、规范的使用外治技术，亟待整理和研究。成都中医药大学附属医院谢萍主任医师主编的《中医妇科外治法》一书，正是应这一要求编撰的一部具有显著临床意义的专著。

　　参与本书编写的均为临床一线实干家，他们多年的临床外治经验和方法技巧在书中都有充分体现，同时本书对前人的外治经验加以发扬光大，并将围试管婴儿期、围手术期、围放化疗期临床治疗中常用且疗效确切的外治法单列，方便临床医生选择使用。

　　本书以经、带、胎、产、杂病为序，将外治有优势的病种及每个病种临床常用的外治方法都逐一罗列，特别是在月经不调、痛经、妊娠恶阻、不孕症、盆腔疼痛症、盆腔瘀血症等诸多病症中列举了多种的外治方法。这些方法都是临床治疗中常用的方法，疗效确切，方法简单，易于操作。

　　与同类书相比，《中医妇科外治法》一书，病种全面，方法多样，图文并茂，特色鲜明，引文有据，内容丰富，具先进性、系统性、科学性、针对性、实用性，是临床医疗及教学的重要参考书，体现了该书选题与编写的意义与价值，足见谢萍主任医师及各位编者为本书所付出的努力，故推荐给妇科临床医师、基层医师及全科医师临证学习、参考和应用。

　　本书的出版不仅丰富了中医妇科的治疗，同时体现了对祖国医学的传承及创新。本书因是第一次系统全面论述妇科疾病的外治法，难免有欠妥不足之处，望各位老师加以指正。本书即将付梓，爱为之序。

北京中医药大学东直门医院首席教授、主任医师、
博士生导师、传承博士后导师　肖承悰

2018年10月于北京

前　言

　　作为一名医务工作者，从事中医妇科临床工作三十年，我深知妇人之疾对患者本人、家庭乃至社会的影响。作为现代中医人，传承和发扬中医，为广大妇女解除病痛，是我义不容辞的责任。

　　近年来，中医妇科外治技术在临床得到越来越多的重视和广泛使用，广大妇女对于外治疗法也非常认同和接受。如何合理而规范地使用外治技术，使医者更好地应用，使患者更大的获益，则是我组织编写本书的原动力。通过组织编写团队，历时5年，总结妇科名家及本书作者长期积累的外治技巧和临证经验，深入挖掘民间行之有效的妇科外治方法，广泛查阅古代医籍及近现代文献记载的大量中医妇科外治技术，以妇科经、带、胎、产、杂病为序，增加妇科肿瘤放化疗期、围试管婴儿期外治技术内容，对相应外治法进行系统整理，按临床辨证施术之理进行归纳，附有大量便于临床操作的图谱，详述操作方法、注意事项，供妇科临床医师、基层医师及全科医师临证学习、参考和应用。

　　参与本书编写的人员均为长期从事临床一线工作并擅长应用外治技术于妇科临床的著名专家、高年资临床一线医生。他们以严谨认真的态度将师承导师几十年的外治技术及多年临床应用经验和技巧无私地奉献出来。希望对广大医生临床应用妇科外治技术有所裨益，为广大妇女健康做出更大贡献。

　　本书的付梓，得到我的老师京城四大名医之一萧龙友先生嫡孙女及传承人、北京中医药大学肖承悰教授全方位指导，原成都中医药大学附属医院陆华院长的鼎力支持并对本书进行审阅，特此深表感谢。

　　全书共45万余字，配插图90余幅。由于工作量大，参与人员众多，历时漫长，虽经多次修改，编写中仍难免疏漏，希望广大同道发现后及时指正，不胜感激。

谢　萍

2018年10月

目 录

总 论

各 论

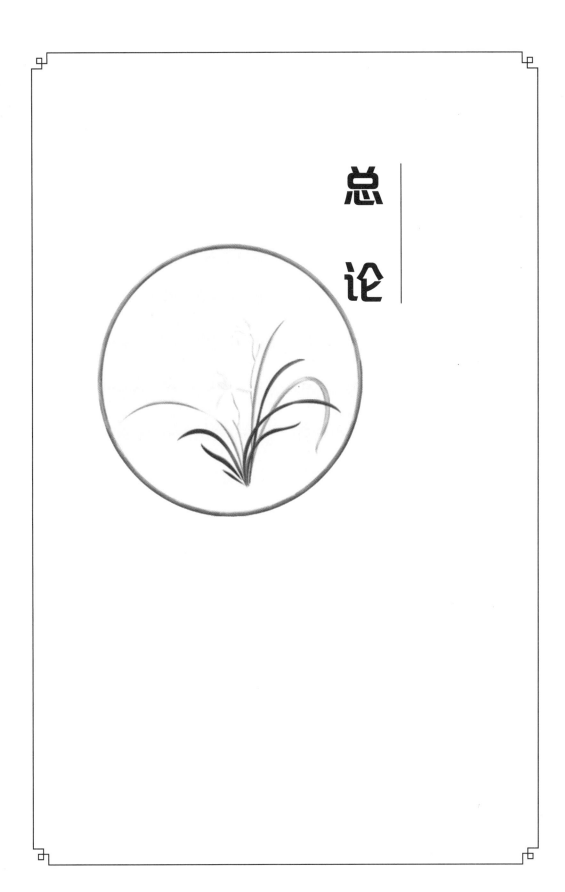

总论

第一章

中医妇科外治法的形成与发展

中医外治法是祖国医学中的一颗璀璨明珠，在我国最早的医籍《黄帝内经》（以下简称《内经》）中就有"形苦志乐，病生于筋，治之以熨引"的文字记载。中医外治法，治疗范围广泛，且具有内服或其他治疗方法所达不到的效果和特点，是内病外治、外病外治的好方法，具有广阔的发展前景。

外治法是与内服药物治病相对而言的一种治病方法，除口服之外，针灸、推拿、伤外科手术以及用药物熏、熨、敷、洗、贴等均属中医外治法。从针灸、推拿形成专科后，外治法的概念有所改变。近代所谓的外治法，一般是指用药物、手法或配合适当的器械，作用于体表或九窍等的一类治法。中医外治法可以分为广义和狭义两种，广义的外治法包括针灸、推拿等治疗方法；狭义的则指用药物、手法或器械施于体表或从体外进行治疗的方法。中医妇科外治法就是建立在传统的外治法基础上，根据妇女的生理病理特点，逐步发展、丰富和完善起来的，已成为治疗妇科病的特色疗法。

一、萌芽期

商周、先秦时期，外治法开始萌芽。中医药外治的文字记载最早见于殷墟出土的甲骨文，如"头有创则沐，身有疡则浴"。在《殷墟卜辞》中有不少中药外治的记载，据统计有 22 种疾病使用了外治的治疗方法。其中灸法和药物外治各 5 条。同时出现了用烟熏、佩带药物来驱病防疫的记载。如战国时期的《山海经》提到"佩、浴、涂"等药物外治法，指出"熏草，佩之可已疠"。《五十二病方》共载283方，外治方173首，其中，敷药方就有70余首，有洗浴、浸渍、熏蒸（包括烟熏、水熏）、热熨、敷涂、砭刺、灸、按摩、刀圭（手术）、角法（拔火罐）等。另外，从马王堆一号汉墓中挖掘到的香囊，里面装有菖蒲、桂皮、苍术、艾叶等香药，说明自夏商至秦这一时期中，香佩法已得到广泛使用。

《黄帝内经》记载"内者内治，外者外治"，内治外治并列的治疗法则。方法上除主用针刺外，还记载有砭、灸、按摩、熨、渍、浴、蒸、涂、嚏、膏摩等方法。具体有治筋急用"马膏膏法"及"桂心渍酒以熨寒痹""白酒和桂以涂风中血脉"等记载，开创了现代膏药之先河。另记载有熨嚏等法，《素问·调经论》云："病在骨，焠针药熨"；《灵枢·杂病》："哕，以草刺鼻，嚏，嚏而已。"随着中医妇科理论体系的形成，在东汉末年出现了较为完整的中医妇科外治法的记载，张仲景在《伤寒杂病论》中除前人所用针、灸、烙、药摩、熏、浴、浸洗外，增加塞鼻、粉身、坐导、灌肠法等法，而且所列举的诸法有证有方，方法齐备，为后世应用外治法奠定了广泛基础，尤其是首次记录了妇科外治法中的坐药及阴道冲洗法："阴中蚀疮烂者，狼牙汤洗之""蛇床子散方，温阴中坐药""妇人经水闭不利，脏坚癖不止，中有干血，下白物，矾石丸主之"，开创了妇科外阴冲洗、阴道纳药之外治法先河。

魏晋南北朝时期，我国第一部外科专著《刘涓子鬼遗方》全书151首方中，外治膏方达69首，敷贴方也有6首。葛洪的《肘后备急方》记载了对不同原因引起的创伤及脓肿分别采用酒洗、醋洗、黄柏洗等不同清洗疮口的方法，体现了辨证论治思想。《肘后备急方》还首次记载了一些药物的外治作用，如生地黄或瓜蒌根捣烂外敷治伤，黄连浸浓汁渍拭治泪出不止。《名医别录》在前人基础上，对中药外治有所发展，如苦参"疗恶疮，下部"。《梅师集验方》治腹中癥瘕，将吴茱萸打碎，和酒煮熟，布裹热敷，即内病外治。中医妇科外治法逐渐丰富，增添了胎前产后疾病外治法的许多内容，针对交接出血、催生、产后胞衣不下、产后阴挺、产后小便不利等疾病采用熏洗、膏敷、冲洗、热熨、嗜鼻、纳入、穴位敷贴等方法治疗，其中在陈延之的《小品方》中所载用附子末、酒或醋调贴足心下胎，开后世穴位敷贴，内病外治之先河。另在皇甫谧的《针灸甲乙经》中，列举了妇科疾病常用腧穴留针时间及艾灸壮数，成为妇科针灸外治的最早临床经验总结。

二、发展期

隋唐时期，由于《诸病源候论》《备急千金要方》《外台秘要》等论著的相继问世，中医妇科理论体系已基本形成，妇科外治法也有了进一步的发展，除局部治疗外，脐疗已经开始受到重视和应用。《千金要方》《千金翼方》《外台秘要》等方书，大量记述了各种外治法的各科应用。《千金要方》仅熏洗法，就有烟熏法、气熏法、淋洗法、浴洗法、坐浴法、浸洗法、泡洗法等。这一时期，还创立了脐疗膏药，如紫金膏、太乙膏、阿魏化痞膏等。《药性论》对外治论述颇多，补充了苦参疗"赤癞屑脱"的作用；认为铅丹为外治之品，"煎膏用，止痛生肌"。至今，铅丹膏仍是常见的外用硬膏；该书还首载了冰片、蟾酥，为其外治的广泛应用打下了基础。晚唐时出现的我国第一本妇产科专著《经效产宝》建树颇丰，在外治方面记述了催生、下胞衣、产后便难、乳肿、乳痈、乳汁自出等病的治法，特别是外敷治乳病的内容十分详尽，具有很好的临床疗效，所载治疗产后血晕的"醋铁熏法"被后世医家作为应急措施广泛使用。

宋金元时期百家争鸣，大大推动了中医药学术的发展，也推动了中医药外治的前进步伐。《开宝本草》首述了五灵脂的内外治功用。《本草图经》首载拳参"捣末，淋渫肿气"。宋代政府设立"太医局"培养医学人才，妇产科作为设定的九科之一，始从内科中分出，成为世界上最早的独立分科。这一时期的妇产科专著问世较多，中医妇科有了长足发展。外治法方面，《南阳活人书》用葱白烘热敷脐，治"阴毒腹痛"。代表论著《妇人大全良方》中，广泛应用"下病上取"法，如塞鼻、吹药入鼻的方法治疗"宫冷不孕""倒经""产后衄血""胎衣不下"等妇科疾病，并记录了70首外治方药，所治病种达20余种，极大地丰富了外治法的内容，为妇科外治法的自成体系奠定了基础。其他论著也收集了大量外治法的内容，如《太平圣惠方》中记载治疗乳生结核用水膏、鸡蛋清药膏、生药汁敷贴，《普济本事方》中将伏龙干末水调涂脐下2寸[*]，或取井中泥涂心下治妊娠热病护胎法，《杨氏家藏方》中用吴茱萸汤先熏后洗治疗"下焦虚冷、脐腹疼痛，带下五色，月水崩漏、淋漓不尽"，《扁鹊心书》中强调了灸法的运用，列举出妇科各种疾病的选穴和灸量，灸药并用，均有独到之处。

金元时期，妇科方面见解和经验散见于刘完素、张子和、李东垣、朱丹溪等诸家论著中，外治法如《东垣试效方》载"坐药龙盐膏""胜阴丹""坐药回阳丹"以治痛经，许国祯《御药院方》之"麝香丸纳阴中以治疗阴冷、带下、不孕"，《丹溪心法》用附子末涂足心，引虚火下行等。

至明代，医家王化贞所著《产鉴》，记载的复方贴脐治转胞，椒澄茱萸汤熏淋外阴治疗冻产，同时所述冻产原因及预防措施，值得后世产科借鉴。还有张洁所辑《仁术便览》所载复方涂足心及局部外涂治杨梅疮，张时彻的《急救良方》记载用萆麻子研敷足心催生，贴百会穴配合贴足心矫正胎位等，李时珍的《本草纲目》记述了不少穴位敷药疗法，收载了数量众多的外治或内外并治单验方，并有涂、扑、擦、吹等数十种外治法，其范围涉及临床各科。其中记载"妇人阴痒。蛇床子一两，白矾二钱，煎汤频洗"。现代药理研究表明蛇床子能够抑制皮肤真菌、阴道滴虫。白矾解毒消肿，杀虫止痒，具有较强的收敛（使组织蛋白质凝固）、抗菌作用。《普济方》收录了诸如脐疗、熏洗、手足心疗法等众多方剂。《寿世保元》《万病回春》《古今医鉴》等著作，均有外治法的应用，

---

[*] 寸：指中医同身寸，全书同。

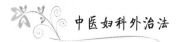

为丰富和完善妇科外治法做出了贡献。

三、成熟期

清代妇科名家辈出，著述颇多，在妇科外治法方面有新的阐发，病种涉及了妇科生殖器肿瘤、不孕症、妇女保健等方面，以两部外治专著《急救广生集》和《理瀹骈文》的问世为标志，中药外治理论体系初步形成，并逐步发展。书中对外治法的理论基础、作用机制、辨证施治、药物选择、使用方法、功效主治、适应病证及注意事项等，都做了较为系统的阐述。尤其在外治法专著《理瀹骈文》中精辟论述了外用药疗法的理论依据、应用原则，如"察其阴阳，审其虚实""外治之理即内治之理，外治之药亦即为内治之药，所异者，法耳""虽治在外，无殊治在内也"等，使外治法从经验上升到了理论层面，确定了"内病外治"这一方法在整个医疗实践中的地位。且补前人之未备，列出了治疗妇科各期病证的膏药19首，吴氏云："膏与药分为二，临证活变在此。有但用膏而不必药者，有竟用药而不必膏者，有膏与药兼用者。"又云："膏，纲也。药，目也""膏中用药味，必得通经走路，开窍透骨，拔毒外出之物为引"等。采用熏、熨、洗、敷等法10余种，所治病种达30多种，大大充实了妇科外治法的内容。另有《采艾编翼》等论著，论述了妊娠、临产等外治法，对临床影响颇深，如所提出的"生胎，右脚趾尖上灸三壮"等法沿用至今。同时，《本草经疏》《本草汇言》《景岳全书·本草正》等著作对外治机理也均有独到阐发。

四、汇通期

晚清至民国时期，西医大规模输入，出现了许多兼收并蓄，汇通中西的开明医家，这一时期中医治疗主要表现为内外合治，药物与手术并施，治疗手段丰富，外治法广泛渗透，扩大了外治的应用范围。在妇科理论和临证治疗方面的认识更为深入，出现了不少西学为用的外治方剂，代表医家为叶桔泉。他所著《近世妇科中药处方集》中，提出了妇科外治剂型的改革意见，建议把阴道坐药的绢袋、丸剂都改成栓剂，而且对前阴诸疾外治方的适应证提出了现代医学名词"阴道炎""子宫内膜炎"，对于外治法的革新和疗效观察具有重要意义。

五、新生期

中华人民共和国成立以来，由于国家中医政策的推动和中医院校的兴办，中医妇科学的发展十分迅速，外治法也受到了更多的关注和推广。在教材论著方面，从《中医妇科学》第一版教材到目前正在编撰的"十三五"规划教材，均将外治法分门别类，按疾病种类列出专门章节予以阐述。近年来也相继出版了《妇科炎症》《妇科病中医外治法》《妇科疾病外治法》《肿瘤中医外治法》等一大批关于外治法的书籍，从不同角度充实了中医妇科外治法的内容。在临床应用上，各地中医院及妇产科医院大量应用外治法治疗月经不调、卵巢早衰、不孕症等，关于妇科外治法的研究文献更是不胜枚举，并针对盆腔炎、不孕症、痛经、崩漏、阴道炎等疾病不断涌现新的外治药物，提高了中医妇科疾病的临床疗效，也为中医妇科外治法奠定了理论及实践基础。

（尹巧芝）

第二章

中医妇科外治法的机理与临床应用

传统理论认为，外治只是用药途径的变化，皆以中医基础理论为指导，辨证论治，与内治并无实质区别。如《理瀹骈文》谓："内外治殊途同归之旨，乃道之大原也""外治之理，即内治之理；外治之药，即内治之药；所异者法耳"。内治与外治其法不同，而理、方、药实际是相同的，治则是通过调整阴阳，促使机体恢复生理平衡而达到治病目的。传统理论认为中药外治的直接作用是指药物成分通过皮肤、孔窍、腧穴等部位直接吸收，进入经脉血络，输布全身以发挥其药理作用。内服外敷虽通过不同途径作用于机体的不同部位，但都能达到强身祛病之目的，为何外治法亦能治疗内病？皮肤隔而毛窍通，经络系统网络全身，沟通表里、上下、内外，经络系统使毛窍相互联系，药性能通过肌肤、孔窍等处深入肌理，由经络直达脏腑，从而发挥治疗作用。吴氏云："膏中用药味，必得通经走络，开窍透骨，拔病外出之品为引。"十二经内则属络脏腑，外在分布十二皮部相对应，故能不见脏腑恰直达脏腑。通过中药外治发挥疏通经脉、调和气血、宣痹散结、活血通络、祛寒除湿、益气养阴等作用，使血脉通畅、气血调和，内病外病康复痊愈。

和内治法比较，外治法具有明显的优点：避免口服药物的肝脏"首过效应"和胃肠道破坏，提高药物生物利用度；操作简单，禁忌证少，应用方便，容易推广；符合女性特殊生理病理特点，直达病所，改善局部和全身症状，血药浓度比口服药物高且处于稳定状态，降低药物的副作用；多途径给药，适应证广，适用于外阴、阴道、宫颈、乳房及盆腔等部位妇科疾病的治疗。近年来中医外治法的研究引起了广泛关注，尤其在中医妇科疾病的治疗应用方面更具有很高的价值。

近年来中医外治法在妇科临床应用广泛，已成为治疗妇科疾病的一大特色，中医妇科常用外治法包括：坐浴、熏洗、阴道或直肠纳药法、中药敷贴、中药保留灌肠、中药离子导入、穴位埋线、针灸等。

一、坐浴，外阴、阴道熏洗

常用清热解毒、杀虫止痒的中药如黄柏、苦参、蛇床子、地肤子、土茯苓煎取汤液，放置至药水温度适宜（与体温基本一致）时，熏洗外阴，或先熏后坐浸于药液中。药物直接作用于外阴、阴道，避免中药对胃肠的刺激，减轻肝脏的负担，减少药物胃肠吸收的环节，药力起效快，能尽快改善局部微环境。主要用于外阴、阴道及宫颈的病变，如外阴病变（瘙痒、湿疹、肿胀、溃疡等）、滴虫性阴道炎、霉菌性阴道炎、非特异性阴道炎、急慢性宫颈炎等。

二、阴道、直肠纳药

将中药制成栓剂、片剂、泡腾剂、胶囊剂等剂型，纳入阴道，直接作用于阴道、宫颈外口或盆腔周围组织，使药效迅速、持久。直肠纳药是基于女性生理解剖系统，直肠临近盆腔组织，药物经直肠黏膜吸收，迅速作用于盆腔组织，发挥疗效，此法简单易行，方便快捷，副作用小，临床疗效好，应用广泛。适用于阴道、宫颈、盆腔疾病等，如慢性子宫颈炎、子宫颈癌、滴虫性阴道炎、霉菌性阴道炎、非特异性阴道炎、老年性阴道炎、慢性盆腔疼痛症，此外还可用于月经不调、闭经、不孕疾患等。

三、贴敷法

贴敷疗法，即是用药粉与赋形剂调成膏、糊饼状等，贴敷于体表（主要是穴位），利用药物的直接和间接作用，通过皮肤吸收，经络传导至脏腑，以疏通气血，调整脏腑机能而达到治疗疾病的一种方法。贴敷法包括中药外敷、穴位贴敷、脐敷等，均是通过透皮吸收，使药物作用于病灶，发挥作用。在妇科疾病的治疗中，敷贴所选择的部位，既要不离任督二脉，又兼顾带脉和与气、血相关之穴位，如神阙、关元、气海、肾俞、命门等，而尤以神阙穴最为多用。其中中药外敷是将药物直接贴敷于少腹部，使药物渗透入病灶，改善局部血供，使气血通畅，提高局部组织器官功能；脐敷、穴位贴敷是一种融穴位、经络、药物于一体的治疗方法，通过刺激穴位，激发经络调节气血、阴阳功能，使气血调达通畅，阴平阳秘，治疗妇科疾病临床效果显著。主要适用于痛经、慢性盆腔疼痛症、乳腺疾病、月经不调、闭经、不孕等。

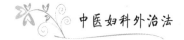

四、中药灌肠法

中药灌肠法是用导管自肛门经直肠插入结肠灌注中药液进行治疗的方法。由于药液的热度（一般温度为37~42℃为宜），刺激盆腔充血，改善局部血液循环，增强炎症消散，促使增生组织的软化和吸收。再者所用药物性能多为活血化瘀、清热解毒、燥湿止痛之品，直接在直肠及结肠吸收药物的作用，药物渗透到盆腔深部组织，加快盆腔腹膜血循和淋巴回流，能提高机体的非特异性免疫能力，起到抑菌、消炎作用，促进局部炎症吸收。

因女性盆腔器官静脉丛密集，血运丰富，血流缓慢，直肠黏膜与盆腔器官相邻且管壁薄。通过中药灌肠治疗，药物经齿状线上黏膜上皮细胞吸收，直接进入盆腔静脉丛，能很快发挥作用，既避免了中药对胃肠的刺激，减轻了肝脏的负担，又加快吸收时间，局部药物浓度高，治疗作用增强，生物利用度高，且药液局部热敷有利于炎症的消退。同时中医认为肺和大肠通过经脉的互为络属而构成表里关系，"肺朝百脉"，药物经肠道吸收后通过经脉上输于肺，运送到全身。亦可达到治疗全身疾病和症状之目的。主要适用于慢性盆腔炎、子宫内膜异位症、输卵管炎后期或附件炎性包块所致的不孕症、子宫肌瘤等疾患，也可用于月经不调、闭经等。

五、中药经皮渗透疗法

中药经皮渗透疗法包括中药封包热敷、中药熏蒸、中药离子导入治疗。通过持续的温热作用，皮肤通透性增加，药力和热力同时自体表毛窍透入经络，使局部及盆腔组织温度升高，促进炎性产物吸收，加速炎症致痛介质的清除，粘连的减轻或消散；盆腔瘀血状况得到改善；疼痛缓解，机体免疫功能增强；还可使毛孔疏松、腠理得开、邪气外泄，从而发挥疏通经络、行气活血、消肿散瘀、祛风除湿、温经散寒、除湿止痛、扶正祛邪之功效。

中药封包热敷：将中药放入大小适中的布袋，隔水蒸热后，将药袋置于患处，趁热敷于下腹部及两侧少腹两侧，亦可热敷于腰骶部，直至药袋由热变温后停止治疗。中药熏蒸：将中药装袋放进盛有热水的熏蒸煲中，加热出蒸汽，把温度调试至适宜自身耐受程度，根据熏蒸部位安排患者体位。中药离子导入：用空针抽取药液浸润无菌纱布，将纱布置于患者治疗部位，通过中药离子导入仪导入，使药物通过局部皮肤直接渗透和吸收。主要适用于盆腔炎（盆腔炎性疾病后遗症）、痛经（子宫内膜异位症、子宫腺肌病）、月经不调（月经后期、月经过少）、不孕症、产后身痛、阴痒（外阴营养不良）等妇科疾病。

六、穴位埋线法

穴位埋线疗法采用可吸收的羊肠线埋入穴位，对穴位产生持续有效的刺激，疏通经络气血，从整体上调节人体气血阴阳，而达到治疗疾病的目的。适用于痛经、盆腔炎、子宫内膜异位症、多囊卵巢综合征等。

七、针刺疗法

通过针刺直接刺激经络系统，疏通脏腑气机，改善局部气血，调节子宫微环境。适用于盆腔炎、痛经、子宫内膜异位症、闭经、不孕、月经不调等。

八、灸法

灸法包括艾条灸、隔药灸等，通过药物直接灸穴位或在皮肤上放置姜、蒜等介质再施灸法。通过药物对穴位的渗透和局部的温热作用，达到温经散寒、通络止痛、温化寒湿、调经助孕等作用。适用于月经不调、盆腔炎、子宫内膜异位症、子宫腺肌病、不孕症、痛经、围绝经期综合征等妇科疾病。

此外，还有发泡疗法，又称为"冷灸""自灸""天灸"，是用对皮肤具有刺激性的药物，捣烂或研末，敷贴在皮肤上，令其发生水泡而达到治疗疾病的一种治疗方法。常用药有：毛茛、白芥子、斑蝥、威灵仙、巴豆、大蒜等。使用时，应先清洗局部，常规消毒后，将药物置于胶布中心，贴于有关部位上，敷一定时间，患者局部有烧灼感或虫蚁走窜感时可揭去。发泡的大小与药量的多少成正比。水泡发起之后，应防止渗出物过多而致感染的发生。临床多用于治疗外阴白斑、痛经、带下、不孕等疾病。

九、足浴治疗

此法主要将中药煎汁，待温度适宜后浸泡双足，以药液泡过足踝为度。在浸泡过程中可进行足部按摩，药物作用于足部穴位，借助药液的热作用扩张局部毛细血管，促进血液循环，激发经气，达到调整冲任胞宫气血阴阳的目的。主要适用于月经不调、痛经、不孕、盆腔疼痛症等妇科疾患。

十、耳穴压豆治疗

耳廓上的神经、血管非常丰富，可选取双耳子宫、内分泌、皮质下、卵巢、心、肝、脾、肾等穴位压痛点，将王不留行籽用胶布贴敷于上。通过刺激耳穴，进行经络传导，疏经通络、活血止痛、调冲通任、调经助孕、宁心安神、调节情志。适用于盆腔炎性疾病后遗症、子宫内膜异位症、子宫腺肌病、月经不调、痛经、围绝经期综合征、经前期紧张综合征、产后抑郁、失眠等妇科疾病。

十一、推拿疗法

即运用推拿手法如按、摩、擦、点、推、揉等作用于身体局部，以疏通经络、活血化瘀等。适用于痛经、闭经、围绝经期综合征、非器质性原因引起的不孕症等。

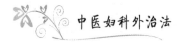

十二、涂撒疗法

用药物涂撒于病变的局部，利用药物的直接作用，使病变创口腐烂不收的病况得以愈合，达到去腐收涩、消炎生肌的作用。涂撒治疗宫颈糜烂，其疗效肯定，具有简、便、廉之优点，且患者容易接受，疗程短，又不致物理损伤，尤对宫颈糜烂不愈合者，更为适宜。

十三、物理疗法

用激光、电烙、冷冻、磁疗、离子导入等物理方法，治疗宫颈糜烂、不孕症、功能性子宫出血、慢性盆腔炎、尖锐湿疣等多种疾病。

综上，由于妇科的解剖生理特点，中医外治法为治疗妇科疾病提供了更多手段，已成为治疗妇科疾病的特色疗法。临床上应充分发挥中医药的优势，将传统中医与现代科技结合起来，促使医药方法进一步发展、完善，更好地服务于广大群众。但中医外治法在使用中须多加注意，例如，外用制剂（栓、膏、散等）在制备过程及使用中的消毒处理、如何减少药物的刺激性及毒性，尤其要注意结合整体与局部辨证论治。吴师机《理瀹骈文》云："外治之理，即内治之理，外治之药，亦即内治之药。所异者，法耳。"外治与内治在医理与药性上并没有区别，只是在方法上的不同，"外治必如内治者，先求其本……明阴阳，识脏腑也。"因此，应用中医外治法时必须首先"审阴阳，察四时五行，求病机，度病情，辨病形"，才能做到辨证无误，施治效捷。目前中医外治法仍存在一定局限性，对于外治法目前多数报道是以临床经验为主，缺少有效方药的实验对照组，缺乏可比性，将现代科学技术应用于外治法中的报道甚少，这些都直接影响了外治法的发展。相信在现代科技进步的今天，通过不断研究能使中医外治法与时俱进，与现代科技相结合，取得更好的临床疗效及应用前景。

（尹巧芝）

第三章

中医妇科常用外治法的操作技术

第一节　针刺疗法

针刺疗法是指在中医理论的指导下把针具（通常指毫针）按照一定的角度刺入患者体内，运用捻转与提插等针刺手法来对人体特定部位进行刺激从而达到治疗疾病的目的。

九针，针具名，为九种针具的总称，出自《黄帝内经》。九针即镵针、员针、鍉针、锋针、铍针、员利针、毫针、长针和大针。《灵枢·官针》："九针之宜，各有所为；长短大小，各有所施也，不得其用，病弗能移。"指出九针的形状、用途各异，据情选用，方可去病。

现代针具发展更是丰富。现在本章节介绍常见、易操作的针刺种类。

一、毫针

（一）操作程序

毫针刺法指利用毫针刺入或刺激腧穴经络以防治疾病的方法，包括持针法、进针法、行针法、补泻法、留针法、出针法等。

毫针刺法有严格的操作规程和明确的要求，其中针刺的术式、手法、量度、得气等尤为重要。

毫针刺法是诸多刺法中的主体，是针灸医生必须掌握的基本方法和操作技能。

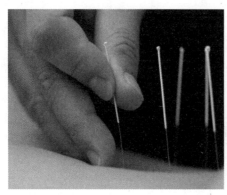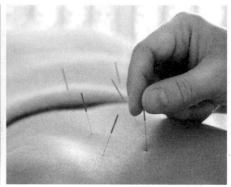

图 3-1　毫针

（二）注意事项

1.针刺感染的预防

医者要严格消毒针具、双手以及患者穴区。提倡使用一次性无菌针灸针，或专人专用，没有条件的地方，在针刺一些有传染性疾病患者后，要特别注意针具的消毒。避免在有感染、溃疡、瘢痕或疮疖的部位进行针刺治疗。针刺部位，避免在 2 小时内洗涤，或接触带有致病菌的污水等。出针后，若针孔较大或有出血现象，用消毒棉签按压以止血及闭合针孔。特别要指出的是杜绝隔衣进针，否则，感染极易发生。

2. 反应性损伤

反应性损伤是指在针灸过程中，由于受术者紧张、恐惧、心理状态不稳定等因素，或者饥饿、疲劳、虚弱、体质过敏等体质因素，或由于针灸刺激时间过长，刺激量过大等，从而引起患者一系列机体功能紊乱，常包括晕针、晕灸、晕罐、过敏性反应、瘾症样反应、穴位激光照射反应以及其他反应。另外，目前尚不清楚其本质的经络不良反应（循经出现的功能障碍、经络皮肤病或其他器质性变化等），也应归属此类。晕针在所有针灸意外事故中最为常见。

1）晕针

晕针是在针刺过程中病人发生的晕厥现象，这是可以避免的，医者应该注意防止。

①原因：患者体质虚弱，精神紧张，或疲劳、饥饿、大汗、大泻、大出血之后或体位不当，或医者在针刺时手法过重，而致针刺时或留针过程中发生此现象。

②症状：患者突然出现精神疲倦，头晕目眩，面色苍白，恶心欲吐，多汗，心慌，四肢发冷，血压下降，脉象沉细，或神志昏迷，扑倒在地，唇甲青紫，二便失禁，脉微细欲绝。

③处理：立即停止针刺，将针全部起出。使患者平卧，注意保暖，轻者仰卧片刻，给饮温开水或糖水后，即可恢复正常。重者在上述处理基础上，可按压人中、素髎、内关、足三里，灸百会、关元、气海等穴，即可恢复。若仍不省人事，呼吸细微，脉细弱

者，可考虑配合其他治疗或采用急救措施。

④预防：对于晕针应注重预防。如初次接受针刺治疗或精神过度紧张、身体虚弱者，应先做好解释，消除对针刺的顾虑，同时选择舒适持久的体位，最好采用卧位。选穴宜少，手法要轻。若饥饿、疲劳、大渴时，应令进食、休息、饮水后再予针刺。医者在针刺治疗过程中，要精神专一，随时注意观察病人的神色，询问病人的感觉。一旦有不适等晕针先兆，可配合其他治疗或采用急救措施。

2）过敏

近年来，也有报道单纯应用毫针或电针引起过敏反应的。

①原因：有些观点认为这可能与针刺强度过大与时间过长，激发并引起神经内分泌系统一系列反应，是抗组胺和乙酰胆碱能性物质增多，造成局部血管扩张、渗透性增加，而出现过敏症状。但确切原理还有待于探讨。

②症状：一般过敏以过敏性皮疹最为常见，表现为局限性（穴位周围区域）的红色小疹，或全身性的风团样丘疹，往往浑身发热，瘙痒难忍，重者可伴有胸闷，呼吸困难，甚至面色苍白，大汗淋漓，脉象细微。穴位注射一般常发生于注射即刻或不久，最短在留针后20分钟出现过敏，也有在取针后数小时发生。

③处理：停针观察，当表现为面色苍白，大汗淋漓，脉象细微时，除肌肉注射抗组胺药物外，可肌注或静注肾上腺素，必要时，注射肾上腺皮质激素等药物并通知急救。

④预防：针灸前，应仔细询问患者病史，了解患者有无过敏史。针刺过程中，如果有过敏反应先兆，要立刻停止。诊室应准备适量抗过敏药物，如果出现过敏反应，诊室既要有药品和器械准备，医者又要具备急救的技能。

3）经络不良反应

本节所述的经络不良反应，系指通过针灸刺激（包括各种穴位刺激）的激发，在循经感传中或气至病所后所出现的一系列损伤性反应，又称之为循经感传的劣性效应。

①原因：刺激量较强，多见于应用激发循经感传或气至病所的手法时。体质因素：针刺诱发的一些可见经络不良反应（如皮丘带、循经皮疹等），以循经感传显著而又有皮肤过敏史者多见。

②症状：功能性障碍，出现循经的抽痛、麻木、抽搐，并可呈现或伴有内脏功能失调，如上传至膀胱，有尿急；至腹部有腹痛；至胃区，有胃部灼热、恶心呕吐；至胸部，呼吸困难、胸闷、心悸、胸痛；至颈项，有咽干、吞咽困难；至眼时，视物不清、头晕目眩。在针刺麻醉时，循经感传到术区，疼痛加剧，出现有节律性跳痛；或感到循经感传通不过切口时，有强烈的冲击感。尚可出现局部或大片感觉缺失。器质性病变，目前以皮肤出现循经性病理改变最为多见，主要有以下几种：循经皮疹，包括扁平苔藓样皮疹、湿疹样皮疹、密集性小水疱样皮疹以及红色丘疹等。循经出血带，往往是先形成带状红斑，进而形成丘疹，最后循经血管脆性改变，红细胞渗出，而成循经出血带。亦可出现循经瘀血斑。循经皮丘带，即循经产生荨麻疹样改变。与此同时，

可伴全身发热，体温升高 0.5~1℃，多汗，脉快等。除上述外，尚表现为其他多种不同形式的症状和体征。

③处理：功能性障碍多为一过性的、可逆性的，当症状出现后，只要立即停止刺激，即可迅速或逐渐回复，不需特殊处理。器质性病变可采用病损的对侧本经穴位，或同名经交叉对应点进行针刺治疗。也可用其他中西医疗法。

④预防：因对其确切原因不明，目前尚无有效预防之法，可试采取以下措施。体质过敏者：对循经感传敏感且有体质过敏者，宜避免采用激发气至病所的针刺手法。有反应史者：经络不良反应可反复诱发。故有此反应史者，亦应慎用激发循经感传的方法或手法。

4）身体物理性损伤

（1）弯针是指进针时或将针刺入腧穴后，针身在体内形成弯曲，称为弯针。

①原因：医生进针手法不熟练，用力过猛、过速，以致针尖碰到坚硬组织器官或病人在针刺或留针时移动体位，或因针柄受到某种外力压迫、碰击等，均可造成弯针。

②现象：针柄改变了进针或刺入留针时的方向和角度，提插、捻转及出针均感困难，而患者感到疼痛。

③处理：出现弯针后，即不得再行提插、捻转等手法。如针柄轻微弯曲，应慢慢将针起出。若弯曲角度过大时，应顺着弯曲方向将针起出。若由病人移动体位所致，应使患者慢慢恢复原来体位，局部肌肉放松后，再将针缓缓起出，切忌强行拔针，以免针断。

④预防：医者进针手法要熟练，指力要均匀，并要避免进针过速、过猛。选择适当体位，在留针过程中，嘱患者不要随意变动体位，注意保护针刺部位，针柄不得受外物硬碰和压迫。

（2）断针或称折针是指针体折断在人体内。

①原因：针具质量欠佳，针身或针根有损伤剥蚀，进针前失于检查；针刺时将针身全部刺入腧穴；行针时强力提插、捻转，肌肉猛烈收缩；留针时患者随意变更体位，或弯针、滞针未能及时地正确处理等，均可造成断针。

②现象：行针时或出针后发现针身折断，其断端部分针身尚露于皮肤外，或断端全部没入皮肤之下。

③处理：医者态度必须从容镇静，嘱患者切勿变动原有体位，以防断针向肌肉深部陷入。若残端部分针身显露于体外时，可用手指或镊子将针起出。若断端与皮肤相平或稍凹陷于体内者，可用左手拇、食二指垂直向下挤压针孔两旁，使断针暴露体外，右手持镊子将针取出。若断针完全深入皮下或肌肉深层时，应在 X 线下定位，手术取出。

④预防：若能术前做好针具的检修和施术时加以应有的注意，是可以避免的。

（3）血肿是指针刺部位出现皮下出血而引起的肿痛，称为血肿。

①原因：针尖弯曲带钩，使皮肉受损，或刺伤血管所致。

②现象：出针后，针刺部位肿胀疼痛，继则皮肤呈现青紫色。

③处理：若微量的皮下出血而局部小块青紫时，一般不必处理，可以自行消退。若局部肿胀疼痛较剧，青紫面积大而且影响到活动功能时，可先做冷敷止血后，再做热敷或在局部轻轻揉按，以促使局部瘀血消散吸收。

④预防：仔细检查针具，熟悉人体解剖部位，避开血管针刺，出针时立即用消毒干棉球按压针孔。

5）各类器官系统损伤

①原因：穴位解剖掌握不全。

②现象：感觉器官损伤，人体有多种感觉器官，主要是眼、耳、鼻、舌、皮肤等。在感觉器官的损伤中以损伤眼睛最为常见。神经系统损伤：神经系统包括中枢神经和周围神经，前者即脑和脊髓，后者有脑神经和脊神经。中枢神经系统是神经组织最集中的部位。周围神经系统是中枢神经系统以外的神经组织的总称，包括各种神经、神经丛和神经节。人体功能的调节包括神经调节、体液调节和自身调节，其中神经调节是人体内最主要的调节方式，故神经系统是机体生理功能的主要调节系统。针灸可对各系统功能发挥调整效应，但相反，如果损伤了神经系统也会带来严重的后果甚至引起死亡。循环系统损伤：循环系统包括心脏和血管。血液循环是指血液在循环系统中按一定方向周而复始地流动，心脏是血液循环的动力器官，血管是血液运行的管道。血液循环的正常也是保证机体新陈代谢正常的前提。心脏损伤是最严重的一种。针刺心脏的损伤相对较少，但也不可掉以轻心。呼吸系统损伤：呼吸系统是由鼻、咽喉、气管、支气管、肺以及胸膜等组成。呼吸系统的主要功能是进行气体交换，生命活动能够正常进行，呼吸过程中任何一个环节发生障碍，都将影响细胞新陈代谢和其他生理功能。一旦呼吸停止，生命也将随之终止。在呼吸系统的损伤中以气胸最为常见，严重者伴有胸水后脓胸，甚至死亡，所以在针刺时要加以注意，特别是初学者。

③处理：轻度停针观察，重度外科急诊处理。

④预防：医者在进行针刺过程中精神必须高度集中，令患者选择适当的体位，严格掌握进针的深度、角度。

二、电针

电针疗法是用电针器输出脉冲电流，通过毫针作用于人体经络穴位以治疗疾病的一种方法，是毫针的刺激与电的生理效应的结合，这种方法不但提高了毫针的治疗效果，而且扩大了针灸的治疗范围。

电针的适应范围和毫针刺法基本相同，可广泛应用于内、外、妇、儿、五官、骨伤等各种疾病，并可用于针刺麻醉，尤常用于各类痛证、骨关节病变、肢体瘫痪、脏腑疾患、五官疾患、神经官能症、预防保健等。

（一）操作程序

电针的选穴与毫针相同，通电选穴的基本原则有二：一是按经络选穴，二是结合神经的分布，选取有神经干通过的定位及肌肉神经运动点。

先把电针仪器的强度调节旋钮调至零位（无输出），关闭电源，再将电针器上每对输出的两个电极分别连接在两根毫针上。一般将同一对输出电极连接在身体的同侧，尤其在胸背部的穴位上使用电针时，更不可将两个电极跨接在身体两侧。然后接通电源，再调节强度旋钮，逐渐加大，以免给病人造成突然的刺激。临床治疗，一般持续通电 20 分钟左右，根据病情选择不同频率，使病人出现酸、胀、热等感觉为度。通电较长时间后，病人会逐渐产生适应性，即感到刺激渐渐变弱，此时可适当增加刺激强度，治疗结束后，把强度调节旋钮逐渐减小，调至零位，再关闭电源。单穴电针时，可选取有主要神经干通过的穴位将针刺入，同时将用水浸湿的纱布或酒精棉球，固定在同侧经络的皮肤上，然后将电针器上一对输出的两个电极分别接在毫针和无关电极上。相邻近的一对定位进行电针时，毫针间要以干棉球相隔，以免短路，影响疗效，损坏机器。

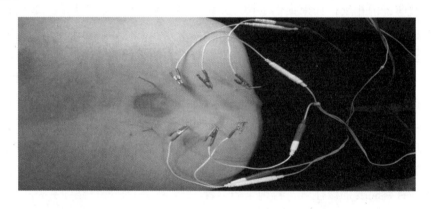

图 3-2　电针

（二）注意事项

（1）电针器使用前必须检查其性能是否良好，输出是否正常。电针仪的输出导线很容易在插头柄附近或近针夹处发生折断，影响治疗，故临床时应定期检修后使用或调换新导线。

（2）调节电流量应细心缓慢，开机时应逐渐由小到大，切勿突然增大，应根据患者病情需要、体质状况及通电后反应等不断调节电流量，不要仅根据患者要求盲目加大电量而造成不良后果。

（3）一般不在胸背部行电针治疗，以防通电后针刺深度变化而伤及内脏；心脏附近也应避免使用电针，对患有严重心脏病者尤需注意；靠近延髓、脊髓等部位使用电针时，电流量宜小，不可过强刺激，且不横跨脊髓通电，以防损伤脊髓甚至发生脊髓休克。

（4）针刺时可比一般体针时的深度略浅一些，以免通电后由于肌肉收缩致针刺深度发生变化而致意外事故。

（5）接受电针治疗时，要求体位舒适。年老、体弱、醉酒、饥饿、过饱、过劳等，不宜电针。精神病患者在使用电针时应固定其体位，并随时注意其表情和反应，以防发生意外。

（6）颈周注意不可进针太深或电刺激量过大，否则可引起迷走神经反应或颈动脉窦综合征，患者可出现脉率和血压下降，心脏出现期外收缩，面色苍白，出冷汗等一系列症状。如出现这种现象，须立即将针退出或减轻刺激量。

三、头针

头针是指在头皮特定部位针刺的治疗方法。

操作手法为毫针平刺法。

（一）标准头穴线的定位和主治

标准头穴线均位于头皮部位，按颅骨的解剖名称额区、顶区、颞区、枕区4个区，14条标准线（左侧、右侧、中央共25条）。兹将定位及主治分述如下：

1.额中线

【部位】在额部正中，前发际上下各0.5寸，即从督脉神庭穴向下针1寸。

【主治】癫痫、精神失常、鼻病等。

2.额旁1线

【部位】在额部，额中线外侧直对目内眦角，发际上下各半寸，即从膀胱经眉冲穴向下刺长1寸。

【主治】冠心病、心绞痛、支气管哮喘、支气管炎等上焦病证。

3.额旁2线

【部位】在额部，额旁1线的外侧，直对瞳孔，发际上下各半寸，即从膀胱经头临泣穴向下刺长1寸。

【主治】急慢性胃炎、胃和十二指脂溃疡、肝胆疾病等中焦病证。

4.额旁3线

【部位】在额部，额旁2线的外侧，自胃经头维穴内侧0.75寸，发际上下各半寸，共1寸，属足少阳胆经与足阳明胃经之间。

【主治】功能性子宫出血、阳痿、遗精、子宫脱垂、尿频、尿急等下焦病证。

5.顶中线

【部位】在头顶正中线上，从督脉百会穴向前1.5寸至前顶穴之段。

【主治】腰腿足病，如瘫痪、麻木、疼痛，以及皮质性多尿、脱肛、小儿夜尿、高血压、头顶痛等。

6.顶颞前斜线

【部位】在头侧部，从前顶穴至颞部胆经悬厘穴引斜线。

【主治】全线分5等份，上1/5治疗对侧下肢和躯干瘫痪，中2/5治疗上肢瘫痪，下2/5治中枢性面瘫、运动性失语、流涎、脑动脉粥样硬化等。

7.顶颞后斜线

【部位】在头侧部，顶颞前斜线之后1寸，与其平行的线。从督脉百会至颞部胆经曲鬓穴引一斜线。

【主治】全线分5等份，上1/5治疗对侧下肢和躯干感觉异常，中2/5治疗上肢感觉异常，下2/5治疗头面部感觉异常。

8.顶旁1线

【部位】在头顶部，顶中线左右各旁开1.5寸的两条平行线，从膀胱经承光穴向后引一直线，长1.5寸。

【主治】腰腿病证，如瘫痪、麻木、疼痛等。

9.顶旁2线

【部位】在头顶部，顶旁1线的外侧，距正中线2.25寸，从胆经正营穴向后引一直线，长1.5寸到承灵穴。

【主治】肩、臂、手等部位的病证，如瘫痪、麻木、疼痛等。

10.颞前线

【部位】在头的颞部，从胆经颔厌穴至悬厘穴连一直线。

【主治】偏头痛、运动性失语、周围性面经神麻痹和口腔疾病。

11.颞后线

【部位】在头的颞部，从胆经率谷穴向下至曲鬓穴连一直线。

【主治】偏头痛、耳鸣、耳聋、眩晕等。

12.枕上正中线

【部位】在后头部，即督脉强间穴至脑户穴一段，长1.5寸。

【主治】眼病、足癣等。

13.枕上旁线

【部位】在后头部，由枕外粗隆督脉脑户穴旁开0.5寸起，向上引一直线，长1.5寸。

【主治】皮层性视力障碍、白内障、近视等。

14.枕下旁线

【部位】在后头部，从膀胱经玉枕穴向下引一直线，长2寸。

【主治】小脑疾病引起的平衡障碍、后头痛等。

（二）注意事项

留针应注意安全，针体应稍露出头皮，不宜触碰留置在头皮下的毫针，以免折针、弯针。如局部不适，可稍稍退出 0.1~0.2 寸。

对有严重心脑血管疾病而需要长期留针者，应加强监护，以免发生意外。

对精神紧张、过饱、过饥者应慎用，不宜采取强刺激手段。

头发较密部位常易遗忘所刺入的毫针，起针时需反复检查。

头针长时间留针，并不影响肢体活动，在留针期间可嘱患者配合运动，有提高临床疗效的作用。

禁止使用：颅脑外伤引起颅骨裂缝或不全，囟门未闭合的婴儿。

四、耳穴疗法

耳穴疗法是指用针或其他方法刺激耳廓上的穴位，以防治疾病的一种方法。

20 世纪 30 年代，耳针得到了迅速发展，遍及内、外、妇、儿、皮肤、五官等各科。临床已经证明，耳针不仅可以治疗功能性疾病，对许多器质性疾病以及疑难杂症也较好疗效。由于耳针止痛效果好，在全国还广泛开展了耳针麻醉。

耳并不是一个孤立的听觉器官，它和经络之间存在着极为密切的联系。长沙马王堆汉墓出土的帛书《阴阳十一脉灸经》中就提到了与上肢、眼、颊、咽喉相联系的"耳脉"。到了《内经》成书年代，不仅将"耳脉"发展成了手少阳三焦经，而且对耳与经脉、经别、经筋的关系都作了比较详细的记载。在十二经脉循行中，有的经脉直接入耳中，有的分布在耳廓周围。如手太阳小肠经、手少阳三焦经、足少阳胆经、手阳明大肠经等经脉的支脉、经别都入耳中。足阳明胃经、足太阳膀胱经则分别上耳前，至耳上角。六条阴经虽不直接入耳或分布于耳廓周围，却通过经别和阳经相合。因此，十二经都直接或间接上达于耳。所以《灵枢·口问》有如下记载："耳者，宗脉之所聚也。"《灵枢·邪气脏腑病形》亦说："十二经脉，三百六十五络，其血气皆上于面而走空窍。其精阳气上走于目而为睛。其别气一走于耳而为听。"

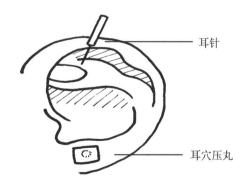

图 3-3　耳穴疗法

（一）操作程序

耳针法，只要严格遵循操作规程，多不会出现意外。最常见的事故是因消毒不严所引起的耳廓感染。首先对针具必须严格消毒，皮内针最好用一次性针；耳穴压丸时，禁止揉搓，这也可以损伤表皮而发炎。其次，耳穴穴区消毒要坚持，由于耳廓血液循环差，一旦感染，如处理不及时，即可以波及耳软骨，严重的会出现耳廓肿胀、软骨坏死而造成耳廓萎缩、畸形，要引起高度警惕。为了预防这一事故，先用碘酒再用酒精的二步消毒法。

（二）注意事项

耳廓感染，早期多为浅表感染，表现为局部皮肤红肿，伴有少量渗出，疼痛较轻。可用 2.5% 碘酒局部涂擦，每日 2~3 次，或敷以消炎软膏，多可在 4~5 日内获痊愈。如发展为耳软骨（膜）炎，局部有明显的红、肿、热、痛，重者整个耳廓发红肿胀，最后形成脓肿。此时若伴有较显著的全身症状，如发热、头痛、食欲不振及白细胞计数增高等，应立即转外科进行手术治疗。

五、三棱针法

三棱针法是用三棱针为主要工具刺破血络或腧穴，放出适量血液，或挤出少量液体，或挑断皮下纤维组织以治疗疾病的方法，其中放出适量血液以治疗疾病的方法属刺络法或刺血法，又称放血疗法。施术方法有点刺法、散刺法、挑刺法和刺络法。所主治病症异中有同，都以急、热、实、瘀、痛证为主，具有通经活络、开窍泻热、消肿止痛、祛风止痒、泻火解毒等作用。其治病机制都遵循《内经》"血实宜决之""宛陈则除之，去血脉也"。临床中既可辨证取穴又可直接作用于病患局部，因势利导，将体内的实邪直接祛除，有立竿见影的效果。

三棱针由古代九针中的锋针发展而来。锋针，在古代主要是用于泻血排脓，或治疗难治性病症。近年来对三棱针法的运用既有继承，更有创新，拓宽了治疗范围，扩大了适应证，其主治病症包括了内、外、妇、儿、五官等临床各科，且疗效卓著。妇科主见乳腺炎、盆腔炎性疾病、慢性盆腔疼痛等。

（一）操作程序

一般以右手持针，用拇、食两指捏住针柄中段，中指指腹紧靠针身的侧面，露出针尖 3~5 mm。三棱针的操作方法一般分为点刺法、刺络法、散刺法和挑刺法四种。针具和针刺部位消毒后，可按疾病的需要，选用不同的刺法。

1.点刺法

点刺前，可在被刺部位或其周围用推、揉、挤、捋等方法，使局部充血。点刺时，用一手固定被刺部位，另一手持针，露出针尖 3~5 mm，对准所刺部位快速刺入并迅速出针，进出针时针体应保持在同一轴线上。点刺后可放出适量血液或黏液，也可辅以推挤方法增加出血量或出液量。

2.刺络法

刺络前，可在被刺部位或其周围用推、揉、挤、捋等方法，四肢部位可在被刺部位的近心端以止血带结扎，使局部充血。刺络时，用一手固定被刺部位，另一手持针，露出针尖 3~5 mm 对准所刺部位快速刺入后出针，放出适量血液，松开止血带。

注意刺络时，下手不可过猛，恰当掌握出血量，防止伤及其他组织。关于出血量多少问题，古籍记载不一，有多有少。而《内经》也有记载："见血变而止"，意为血色由紫变红，血量显然较前为多。临床中，应该因病而异，灵活掌握刺血量，提高疗效。

3.散刺法

散刺法是在病变局部及其周围进行连续点刺以治疗疾病的方法。用一手固定被刺部位，另一手持针在施术部位点刺多点。根据病变部位大小的不同，由病变外缘环形向中心点刺，可针 10~20 针，以促使瘀血或水肿的消除。此法多用于局部瘀血、血肿或水肿、顽癣等。

4.挑刺法

挑刺法是以三棱针挑断穴位皮下纤维组织以治疗疾病的方法。用一手固定被刺部位，另一手持针以 15°~30° 刺入一定深度后，上挑针尖，挑破皮肤，并挑断皮下部分纤维组织，然后出针，覆盖敷料。

此法多用于阳性反应点或阿是穴，以治疗肩周炎、失眠、胃脘痛、颈椎病、支气管哮喘、血管神经性头痛等。

（二）注意事项

（1）对患者要做必要的解释工作，以消除思想顾虑，尤其是对放血量较大者。

（2）针具和刺血部位必须严格消毒，防止感染。刺血的穴位，消毒应严格。

（3）操作时手法宜轻、宜稳、宜准、宜快，不可用力过猛，防止刺入过深、创伤过大，损害其他组织，更不可伤及动脉。

（4）体弱、贫血、低血压、低血糖、妇女怀孕和产后等，均要慎重使用。凡有出血倾向或血管病及肝肾或心脏有严重疾患者禁用本法。重度下肢静脉曲张、血管瘤处也应禁用三棱针法。

六、皮肤针

皮肤针属丛针浅刺法，是由多支不锈钢短针集成一束，浅刺人体体表一定部位，以防治疾病的一种方法。皮肤针刺法是在古代"半刺""浮刺""毛刺"的基础上发展而来的。《素问·皮部论》说："凡十一经络脉者，皮之部也。是故百病之始生也，必先于皮毛"，十二皮部与人体经络、脏腑联系密切，运用皮肤针叩刺皮部，可以调节脏腑虚实，调和气血，疏通经络，促进机体恢复正常，从而达到防治疾病的目的。多见针具为梅花针和滚刺筒。

（一）操作程序

1.针具的检查

皮肤针为一次性针具，在使用前，应先检查针具，可用脱脂干棉球轻沾针尖，如果针尖有钩或有缺损时，则有棉絮丝被带动。

2.梅花针针刺方法

（1）叩刺

①持针方式：硬柄和软柄两种皮肤针持针方式略有不同。硬柄皮肤针的持针是用右手握住针柄，以拇指、中指挟持针柄，食指置于针柄中段上面，无名指和小指将针柄固定在小鱼际处；软柄皮肤针的持针式是将针柄末端固定在掌心，拇指在上，食指在下，其余手指呈握拳状握住针柄。

②叩刺要求：第一，运用腕部弹力，使针尖刺到皮肤后，由于作用力而使针弹起，这样可减轻针刺部位的疼痛。第二，针尖起落要呈垂直方向，即将针垂直地向下刺，垂直地提起，防止针尖斜着刺入和向后拖拉着起针，以免增加病人的疼痛。第三，叩刺的速度和力度要求均匀，防止快慢不一，用力不匀地乱刺，根据临床需要，可按一定路线成行叩击，也可以在一定范围内环形叩击，或在一个点上进行重点叩击。

③叩刺部位：可分为三种。

局部叩刺：即在病变局部按经脉循行叩刺，或在病变局部由外转向中心叩刺，如皮肤病、脱发、网球肘等均可采用。

按经脉辨证循经取穴：如头痛，可根据疼痛部位循经取穴叩刺。

整体叩刺：即先刺脊柱两旁，由背至骶，后刺项部及病变局部，类风湿性关节炎患者常采用此法叩刺。对某些病变在脊柱附近及其他有关部位上所出现的一些特殊所见，如条索状物、结节等，均为重点叩刺部位。

上述三种方法既可单独应用，也可结合应用。

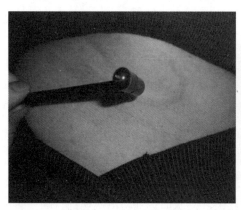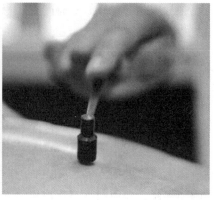

图 3-4　梅花针叩刺

3.滚刺操作方法

手持滚刺筒的筒柄，将针筒在需要滚刺的部位皮肤上来回滚动，滚动时的压力和速度力求均衡，并避免在骨骼突起处来回滚动，使刺激范围成为一个狭长的面或扩展一片广泛的区域。

（二）注意事项

（1）对患者要做必要的解释工作，以消除思想顾虑。
（2）针具和刺血部位必须严格消毒，防止感染。刺血的穴位，消毒应严格。
（3）操作时手法宜轻、宜稳、宜准、宜快。

七、火针法

火针疗法是将特制的无毒的钨钢粗针，用火烧白后刺入腧穴或特定部位以治疗疾病的方法。《内经》称为"燔针""焠刺"，《伤寒论》称"烧针"，《小品方》称"火针"，《资生经》称"白针"，民间蜀人称为"煨针"。明代以来《针灸大成》《针灸聚英》《针灸集成》等均相沿称"火针"。此法始见于《灵枢·官针》："焠刺者，刺燔针则取痹也"，

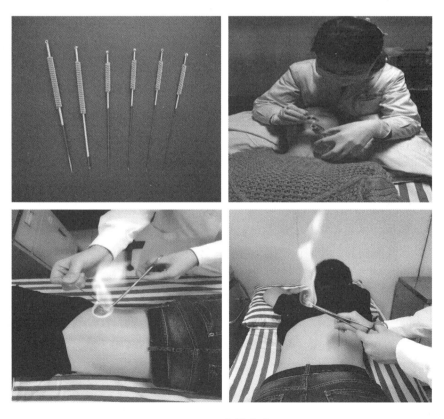

图 3-5　火针疗法

"焠"乃火灼之意，"燔针"即火针，是沿用烧红的针以治痹证的方法。

火针的治疗作用可分为几方面：扶正助阳，温通经络。祛风除湿、活血化瘀。软坚散结、消肿止痛。去腐排脓，生肌敛疮。祛邪引热，泻火解毒。现代医学认为，火针直接刺激病灶及反射点，能迅速消除或改善局部组织水肿、充血、渗出、粘连、挛缩、缺血等病理变化，从而加速局部体液和血液循环，增强代谢，使受损组织加快修复。

当今，火针的治疗范围日益广泛，可治疗内、外、骨伤、妇、儿、皮肤科等多种疾病，特别是对内科、妇科某种疾病的治疗，效果尤为显著。

（一）操作方法

1.选穴与消毒

火针选穴与毫针选穴基本相同，根据不同病症取穴，或以"以痛为腧"的局部取穴法选穴。选穴后要采取合适体位，一般以卧位最佳，还须防止患者体位改变，影响取穴的准确性。针刺前注意消毒。

2.烧针

治疗前注意针具检查，发现针具剥蚀或缺损时，则不宜使用，以防意外。

烧针是使用火针的关键步骤，《针灸大成》说："灯上烧，令通红，用方有功。若不红，不能去病，反损于人。"因此在使用前必须把针烧红，才能使用。火针烧灼的程度有三种，根据治疗需要，可将针烧至白亮、通红或微红。若针刺较深者，需烧至白亮，速进疾出，否则不易刺入，也不易拔出，而且剧痛。如属较浅的点刺法，可以烧至通红，速入疾出，轻浅点刺。如属浅表皮肤的烙熨法，则将针烧至微红，在表皮部位轻而稍慢地烙熨。

烧针用的灯火以酒精灯比较方便，一般左手持灯，右手持针，靠近施术部位，针烧红后迅速针刺。烧针先烧针身至白，再烧针尖，待针尖烧白，然后针刺，针身加热更能稳定温度，若针身发红而针尖变冷者则不宜进针。

3.针刺的深度

应根据病情、体质、年龄，以及针刺部位的肌肉厚薄、血管的深浅情况正确掌握针刺深度，要求既能祛邪，又不伤皮肉为佳。《针灸大成》中说："切忌太深，恐伤经络，太浅不能去病，惟消息取中耳。"一般四肢及腰腹部可稍深，刺至 0.2~0.5 寸深；胸背部穴位针刺宜浅，可刺 0.1~0.2 寸深。主要应以病变深浅为准，以针芒达到或接近为度；浅刺时，力量不能太猛，须均匀、稀疏，以免造成表皮剥脱。针孔的处理，视针刺深浅而定，如果针刺 0.1~0.3 寸深，可不作特殊处理，若针刺 0.4~0.5 寸深，可用消毒纱布敷贴，胶布固定 1~2 天，以防感染。

4.火针使用的时间间隔

火针的使用周期不同于一般针刺，火针一般间隔 3~6 日治疗 1 次，病程按病情、体质而定。它有使用次数少，间隔时间长，每次操作时间短，疗效较迅速的特点。

（二）注意事项

（1）火针务在猛热：使用火针时，将针体烧得发亮发白是治病的关键。同时为避免操作时术者手被灼伤，《针灸大成》中还提出了解决办法，即"烧时令针头低下，恐热伤""先令他人烧针，医者临时用之，以免致手热"。

（2）对于血管及主要神经分布部位不宜针刺，其他部位要严格掌握进针深度，切忌深刺。

（3）出针及出针后的反应和处理：出针之后，应"寻即以左手速按针孔上，则疼止，不按则痛甚"。火针刺后应注意保护针孔，防止着水，局部发痒，不能用手抓，以防感染。嘱患者术后忌食或少食辛发之物，禁食冷物。宜食清淡，并注意休息。

（4）对于初次接受火针治疗者要做好患者的思想工作，消除恐惧心理，积极配合。

（5）火针刺激强烈，体质虚弱者、幼儿及孕妇应慎用或不用；对于某些易发生意外事故的部位如胸背部、颈项部应慎用；糖尿病患者禁用火针治疗。

八、穴位埋线

穴位埋线是指将可吸收性外科缝线置入穴位内，利用线对穴位产生的持续刺激作用以防治疾病的方法。

（一）工具选择

根据病情需要和操作部位选择不同种类和型号的埋线工具和医用线，其中套管针一般可由一次性使用无菌注射针配适当粗细的磨平针尖的针灸针改造而成，或用适当型号的腰椎穿刺针代替，也可以选用一次性成品注射埋线针，或其他合适的替代物。一次性使用无菌注射针应符合 YY/T91148 的要求；医用缝合针应符合 YY0043 的要求；可吸收性外科缝线应符合 YY1116 的要求（参照中华人民共和国国家标准《针灸技术操作规范·穴位埋线》）。

（二）消毒

（1）环境要求：应注意环境清洁卫生，避免污染。

（2）器械消毒：根据材料选择适当的消毒或灭菌方法，应达到国家规定的医疗用品卫生标准以及消毒与灭菌标准，参见 GB15981。一次性使用的医疗用品还应符合 GB15980 的有关规定。

（3）部位消毒：在施术部位由中心向外环形消毒。

（4）术者消毒：医生双手应用七部洗手法，再消毒。

（5）疼痛敏感者使用利多卡因凝胶局部麻醉。

（三）施术方法

1.套管针埋线法

对拟操作的穴位以及穴周皮肤消毒后，取一段适当长度的可吸收性外科缝线，放入套管针的前端，后接针芯，用一手拇指和食指固定拟进针穴位，另一只手持针刺入穴位，达到所需的深度，施以适当的提插捻转手法，当出现针感后，边推针芯，边退针管，将可吸收性外科缝线埋线埋植在穴位的肌层或皮下组织内。拔针后用无菌干棉球（签）按压针孔止血。

2.埋线针埋线法

在穴位旁开一定距离处选择进针点，局部皮肤消毒后施行局部麻醉，取适当长度的可吸收性外科缝线，一手持镊将线中央置于麻醉点上，另一手持埋线针，以15°~45°角刺入，将线推入皮内（或将线套在埋线针尖后的缺口上，两端用血管钳夹住，一手持针，另一手持钳，针尖缺口向下以15°~45°角刺入皮内）。当针头的缺口进入皮内后，持续进针直至线头完全埋入穴位的皮下，再适当进针后，把针退出，用无菌干棉球（签）按压针孔止血，宜用无菌敷料包扎，保护创口3~5天。

3.医用缝合针埋线法

在拟埋线穴位的两侧1~2 cm处，皮肤消毒后，施行局部麻醉，一手用持针器夹住穿有可吸收性外科缝线的皮肤缝合针，另一手捏起两局麻点之间的皮肤，将针从一侧局麻点刺入，穿过肌层或皮下组织，从对侧局麻点穿出，紧贴皮肤剪短两端线头，放松皮肤，轻揉局部，使线头完全进入皮下，用无菌干棉球（签）按压针孔止血，宜用无菌敷料包扎，保护创口3~5天。

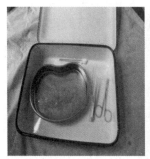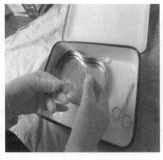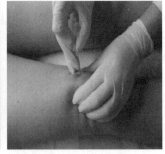

图3-6　穴位埋线

（四）注意事项

（1）线在使用前可用适当的药液、生理盐水或75%乙醇浸泡一定时间，应保证溶液的安全无毒和清洁无菌。

（2）操作过程应保持无菌操作，埋线后创面应保持干燥、清洁，防止感染。

（3）若发生晕针应立即停止治疗，按照晕针处理。

（4）穴位埋线后，拟留置体内的可吸收性外科缝线线头不应露出体外，若暴露体外应给予相应处理。如果采用的是套管针埋线，可将线头抽出重新作。如果采用的是缝合针埋线，有一端线头暴露，可用持针器将暴露的线头适度向外牵拉，用剪刀紧贴皮肤剪断暴露的部分，再用一手手指按住未暴露的一端的线头部位，另一手提起剪断线头处的皮肤，可使线头置于皮下。如果两端线头均暴露在外，可先用持针器将一端暴露的线头适度向外牵拉，使另一端线头进入皮下后，再按照上述方法操作，使两端线头均进入皮下。埋线后应该进行定期随访，并及时处理术后反应。

①在术后 1~5 天内，由于损伤及线的刺激，埋线局部出现红、肿、热、痛等无菌性炎症反应，少数病人反应较重，伤口处有少量渗出液，此为正常现象，一般不需要处理。若渗液较多，可按疖肿化脓处理，进行局部的排脓、消毒、换药，直至愈合。

②局部出现血肿一般先予以冷敷止血，再行热敷消瘀。

③少数病人可有全身反应，表现为埋线后 4~24 小时内体温上升，一般约在 38℃，局部无感染现象，持续 2~4 天后体温可恢复正常。如出现高热不退，应酌情给予消炎、退热药物治疗。由于埋线疗法间隔较长，宜对埋线患者进行不定期随访，了解患者埋线后的反应，及时给出处理方案。如病人过敏，治疗后出现局部红肿、瘙痒、发热等反应较为严重，甚至切口处脂肪液化，线体溢出，应适当作抗过敏处理，必要时切开取线。

（5）孕妇的小腹部和腰骶部，以及其他一些慎用针灸的穴位慎用埋线疗法。

（6）患者精神紧张、大汗、劳累后或饥饿时慎用埋线疗法。

（7）有出血倾向的患者慎用埋线疗法。

（五）禁忌

（1）埋线时应根据不同穴位选择适当的深度和角度，埋线的部位不应妨碍机体的正常功能和活动，应避免伤及内脏、脊髓、大血管和神经干，不应埋入关节腔内。

（2）不应在皮肤局部有皮肤病、炎症或溃疡、破损处埋线。

（3）有糖尿病及其他各种疾病导致皮肤和皮下组织吸收和修复功能障碍者不应使用埋线疗法。

九、穴位注射

穴位注射疗法又称为水针，是针刺和药物相结合的一种穴位刺激法，即根据所患疾病，按照穴位的治疗作用和药物的药理性能，选用恰当的穴位和药物，并将药注入穴位内，以充分发挥经穴和药物对疾病的双重治疗作用，从而调整和改善机体的机能状态，恢复机体的正常机能，达到治愈疾病的目的。其所用药物从最初局部封闭的常用药物普鲁卡因为主，逐渐使用生理盐水、葡萄糖注射液、蒸馏水、抗生素等，进而将中西药物中适宜肌内注射的大部分注射液，甚至于气体、自身静脉血等也扩充进去；注射的部位从单纯的局部反应点或阿是穴，逐步发展至从中医的整体观念出发，应用经络学说等中医理论来指导临床穴位，所用腧穴遍及全身，并扩展到耳穴等；临床治疗的病症也日益增多，适用范围涉及内、外、妇、儿、五官等临床各科。

（一）水针疗法特点

（1）既有针刺对穴位的机械性刺激，又有药物等化学性刺激，二者发生协同作用，更有利于调整机体的功能，达到治疗的目的。

（2）穴位注射操作方法虽较一般注射稍复杂，但与针刺术的手法比较，则易于掌握。

（3）一般患者穴位注射后即可随意活动。

（4）药物吸收过程也能产生持续疗效。

（二）操作程序

1.根据病情选择药物，询问既往史，排除过敏药物，必要时提前药敏试验。

2.注射部位的选择：穴位注射疗法部位一般应选择肌肉丰满处。可根据以下几个原则。

（1）直接在病变部位注射。软组织损伤选择最明显的压痛点或肌肉的起止两端；脊椎病变多选择督脉和夹脊穴，将药液注入神经根附近。

（2）按常见病症的针灸配穴方法局部选穴、循经选穴或辨证选穴。一般选3~5穴为宜。

（3）结合经络、腧穴压诊，在病变部位寻找压痛点或其他阳性反应点（如皮下松软凹陷处、隆起、结节、条索状物等）作为注射目标。这些阳性反应点多出现在特定穴处，如原穴、背俞、腹募、郄穴、下合穴等。

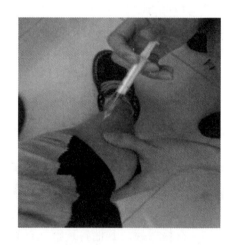

图3-7　穴位注射

（4）耳穴注射同耳针疗法选穴。

3.穴位注射疗法的操作方法同一般肌肉注射大同小异，从消毒、进针、抽回血到推药、出针这五个环节与肌肉注射完全相同。不同之处有两点：一是要求选取一定的腧穴或相应的病变部位；二是进针后要求有得气感。

（1）根据注射部位和注射药量选择不同规格的注射器和针头。

（2）根据病情选用不同的药物。药物即可以单用，在没有配伍禁忌的情况下也可以混合应用（如中药制剂加中药制剂，西药制剂加西药制剂，或中药制剂加西药制剂）。

抽好药液，排除空气，保护好针头。

（3）注射部位常规消毒后，手持注射器将针头按照毫针刺法所要求的角度和方向，快速刺入皮下或肌层的一定深度，并作上下提插，当出现酸、麻、胀、重等"得气"感后将注射器的内芯回抽一下，若无回血即可将药物推入。若有回血出现，则将针头上提，改变一下进针的角度、方向或深度，直至无回血出现时再将药物推入。

（4）刺激强度和推药的速度视病情而定，一般情况下采用中等刺激和中等速度推药；身强体壮者和实热证刺激可强，推药宜快；体质虚弱者和虚寒证刺激宜轻，推药宜慢。

（5）当一个穴位注入药物较多时，可将针头由深部慢慢提至浅层，边退针边推药（有误伤血管之弊，故仅适于无大、中血管分布的部位）。也可将针头朝几个不同的方向注射，但与所选穴位偏差不宜太大。

（6）拔出针头，用棉球按压针孔，防止针孔溢液或出血。

（三）疗次与疗程

急性病症 1 日可注射 2 次，一般病症或慢性病症每日或隔日 1 次，反映强烈者宜 3 日 1 次，10 次左右为 1 个疗程，1 个疗程结束，应适当休息 5~7 天，然后再进行第 2 个疗程。

（四）注意事项

（1）检查注射器有无破裂、松漏或堵塞情况；针头有无堵塞、弯曲和毛糙带钩现象。

（2）严格无菌操作，防止感染。如因消毒不严而引起局部红肿或全身发热时，应及时予以抗菌消炎处理。

（3）注意药物的性能、药理作用、浓度、常用剂量、有效期、副作用、过敏反应和配伍禁忌。对副作用大的药物应慎用，并告之患者注射后的正常反应和可能会出现的不良反应；有沉淀的变质药物以及配伍后出现浑浊的药物不能使用；少数能引起过敏反应的药物如青霉素、链霉素、卡那霉素、庆大霉素、普鲁卡因注射液等应先做皮肤过敏试验，若出现阳性反应者绝对不用，对于阳性不明显者在注射药物后应观察 15 分钟左右再离开。当注入氯丙嗪等镇静剂后应由家人陪同回家，或休息几个小时后再从事有关活动（如上课、算账、上街、骑车、开车等），防止出错或发生意外事故。

（4）避开血管注射，特别是那些不能作静脉注射的药物更应谨慎。

（5）胸背部以及上腹部穴位注射时，应严格遵守毫针刺法的操作规程，掌握好进针的角度、方向或深度，以防伤及内脏，引发不良后果。

（6）关节腔内不宜作穴位注射，否则，因药物难以吸收容易引起关节红肿疼痛等不良反应。

（7）后项部注射时，应严格掌握好进针的角度、方向或深度，以防刺伤延脑；脊髓腔内不宜作穴位注射，以免对脊髓造成损害，严重者可导致肢体瘫痪。

（8）在有神经干通过的部位进针时，应避开神经干或浅刺不达神经干的深度为宜。如果在神经干较浅的部位注射，可适当深刺超过神经干的深度以避开神经干。当进针中针尖触及神经干时，患者会出现强烈触电感，此时应立即退针行浅部注射，或改变方向注射，切不可将这种强烈触电感视为好的针感而盲目地反复提插，以免损伤神经。万一出现轻微损伤，可在局部进行热敷、理疗，或穴位注射维生素 B_6、B_{12} 等营养神经的药物。

（9）孕妇的下腹部、腰骶部以及容易引起子宫收缩的腧穴如合谷、肩井、昆仑、三阴交等也不宜作穴位注射，防止导致流产或早产。

（10）肌肉浅薄处如头面部穴位注射后应及时用热毛巾敷头面部，以减少注药后的疼痛，并帮助药物的吸收和消散。

（11）因穴位注射要求有得气感，所以针感比一般肌肉注射要强。有时注射后局部出现的酸胀感还会持续一段时间，称之为"后遗感"，属于正常现象，有助于疗效的提高。倘若在注射局部出现轻微不适，可适当热敷或轻柔地按摩，但不可拔罐。

（12）初次接受穴位注射治疗而心情紧张者以及老人、小儿、体质虚弱者注射部位不宜过多，针刺不宜深，刺激不要过强，药物剂量也应酌情减少，以防出现晕针现象。如在注射过程中患者出现头晕、心慌、恶心、出冷汗、面色苍白等晕针现象时应立即出针，并按毫针晕针现象予以及时处理。

（五）意外处置及预防

1.意外的种类

（1）感染。

（2）神经损伤：针尖直接刺伤神经干或因药物作用致使神经麻痹。

（3）药物过敏：轻者局部或全身出现药疹，甚者可出现过敏性休克。

（4）血肿：多由于进针不当刺破血管或针尖尖端带钩损伤组织所致。

2.处置办法

（1）一旦发生意外，应以积极的态度迅速进行有效的治疗，以防止继续发展、恶化。

（2）对于感染者应做到早期发现、早期治疗，防止化脓，如已化脓应予以外科处理。

（3）神经麻痹的治疗，营养神经，中药内服或熏洗以及针灸、理疗、功能锻炼等。轻者经过治疗尚可恢复，重者建议神经科处理。

（4）发生过敏反应时，应立即停止注射，应用脱敏药物进行治疗。如遇过敏性休克者需要迅速抢救。科室备用急救箱，医师掌握急救知识，并能熟练操作。

（5）发生血肿时，若局部小块瘀血，一般不必处理，可自行消退；若出血过多，瘀肿较大，疼痛较剧者，先冷敷止血，再热敷促进瘀血消散吸收。

3.预防措施

（1）必须按操作规程进行操作，熟悉各条注意事项，操作细心认真。

（2）严密消毒，必须有严格的无菌观念。

（3）进针探找感觉，不可猛刺、乱刺，如遇强烈触电感并沿神经走形放散，多为刺中较大神经干，需要将针头退出少许，再注入药液。

（4）选穴进针时，应避开血管，进针后提插幅度不能过大。

（5）穴位注射一般药液不宜注入关节腔、脊髓腔和血管内。

十、杵针

（一）杵针工具

杵针的结构分为针身、针柄、针尖三个部分。

一套杵针共有四件，分别为七曜混元杵（长约 10.5 cm）、五星三台杵（长约 11.5 cm）、金刚杵（长约 10.5 cm）和奎星笔（长约 8 cm）。这些杵针工具依据临床辨证、选穴的不同各有其不同的特殊用途，如金刚杵常用于肌肉丰厚处，如环跳、承扶、风市等的开阖、升降、运转的手法治疗；奎星笔则多用于五俞、八廓（眼、耳部八廓穴）等肌腠薄少处。

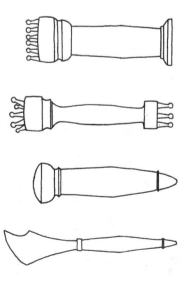

1.基本手法

（1）点扣法：行杵时，杵针尖向施术部位反复叩或叩击，如雀啄食，点叩叩击频率快，压力小，触及浅者，刺激量小；点叩叩击频率慢，压力大，触及深者，刺激量大。以叩击皮肤潮红为度。面积小的部位用奎星笔点叩，面积大的部位用七曜混元杵或五星三台杵叩击。

（2）升降手法：行杵时，杵针尖接触施术部位，然后一上一下，上推下退，上推为升，下退为降。推者气血向上，退者气血向下。

图 3-8　杵针

此法一般用全刚杵或奎星笔操作。

（3）开阖手法：行杵时，杵针尖接触施术部位，医者逐渐贯力达到杵针尖，向下行杵，则为开，进杵深度以患者能忍受为度，达到使气血向四周分散的目的，随之医者慢慢将杵针向上提，但杵针针尖不能离开施术部位，此为阖，能达到气血还原的目的。此法一般用金刚杵、奎星笔操作。行杵时，用杵针的针柄紧贴施术部位，从内向外，再从外向内，作太极运转为开。临床上根据施术部位的不同而作不同的运转手法。八阵穴多作太极运转手法，河车路多作上下左右的运转手法。

（4）分理手法：行杵时，杵针柄或针尖紧贴施术部位，作左右分推则为分；上下推退则为理，该法又称分筋理气法。此法一般用于八阵穴和河车路穴位以及其他面积较大的部位施术。

2.补泻手法

杵针疗法的补泻手法，以补虚泻实、祛邪扶正、调理气机、平衡阴阳、防病治病为目的，与针刺补泻手法有异曲同工之妙。常用杵针补泻手法如下：

（1）升降补泻法：杵针针尖点压腧穴后，向上推则为补法。杵针针尖点压腧穴后，向下推则为泻法。

（2）迎随补泻法：随经络气血循行或河车路气血的循行，按太极运行方向行杵者为补法。逆经络气血循行或河车路气血的循行，按太极运行方向行杵者为泻法。

（3）开阖补泻法：杵针针尖点压腧穴后，由浅入深，渐进用力，向下行杵为补法。杵针针尖点压腧穴后，由深入浅，迅速减力，向上提杵为泻法。也可以用针刺的"烧山火""透天凉"的补泻说法体现杵针的开阖补泻法。

（4）轻重补泻法：凡清浅行杵，则为补法。凡重深行杵，则为泻法。

（5）徐疾补泻法：凡快而轻的手法，则为补法。凡重而慢的手法，则为泻法。

（6）平补平泻法：行杵时轻重、快慢适中或迎随、升降、开阖均匀者，则为平补平泻法。

（二）注意事项

杵针治疗，一般是用杵针工具在经络腧穴的皮肤上进行不同手法治疗，针具不刺入皮肤之内，因此无晕针、滞针、弯针、断针及刺伤内脏的异常情况发生，但在临床施行杵针时应注意以下事项：

（1）患者过于饥饿、疲劳时不宜作杵针治疗。

（2）妇女怀孕三个月以上者，腰腹、骶部一般禁止治疗。

（3）小儿囟门未合者禁止治疗。

（4）皮肤有感染疮疖、溃疡、瘢痕或有肿瘤的部位一般禁止治疗。

（5）杵针治疗时要防止损伤皮肤，挫伤脏器。如胸肋、腰背、头枕部等行杵针时不宜过重，以免挫伤肺、肝、肾等脏器。

（6）杵针手法过重，引起局部皮肤青紫者，一般不做处理，可以自行消散。

第二节 艾 灸

一、常用艾灸分类

（一）艾灸

用艾绒或以艾绒为主要成分制成的灸材，点燃后悬置或放置在穴位或病变部位，进行烧灼、温熨，借灸火的热力以及药物的作用，达到治病、防病和保健目的的一种外治方法。

（二）艾绒

艾叶经加工制成的淡黄色细软绒状物。

（三）艾条

用艾绒为主要成分卷成的圆柱形长条。根据内含药物的有无，分为药艾条和清艾条。

（四）艾炷

用手工或器具将艾绒制成小圆锥形，称作艾炷。每燃1个艾炷，称灸1壮。

（五）温针灸

毫针留针时在针柄上置以艾绒（艾团或艾条段）施灸，是针刺与艾灸结合应用的方法。

（六）直接灸

将艾炷直接置放在穴位皮肤上施灸的一种方法。根据对皮肤刺激程度不用，又分为化脓灸法和非化脓灸法。

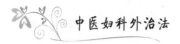

（七）间接灸

在艾炷和皮肤之间隔适当的中药材后施灸的一种方法。根据选用中药材的不同又分为不同的间接灸，如隔姜灸、隔蒜灸。

（八）温灸器

温灸器指专门用于施灸的器具。目前临床常用的温灸器有灸架、灸筒和灸盒等。

二、操作步骤

（一）施术前准备

1.穴位的选择

穴位的选择依据各疾病的诊疗标准，根据病症选取适当的穴位或治疗部位。

2.体位的选择

选择患者舒适，医生便于操作的治疗体位。

3.环境要求

应注意环境清洁卫生，避免污染。

4.消毒

（1）针具消毒：应用温针灸时所使用的针可选择高压消毒法。可选用一次性针具。

（2）部位消毒：应用温针灸时所采用的针刺部位可用含75% 乙醇或0.5%~1% 碘伏的棉球在施术部位由中心向外做环形擦拭，强刺激部位宜用含0.5%~1% 碘伏的棉球消毒。

（3）术者消毒：术者双手应用肥皂水清洗干净，再用含75% 乙醇棉球擦拭。

（二）施术方法

1.艾条灸法

（1）悬灸法：悬灸按其操作方法分为温和灸、回旋灸、雀啄灸。术者手持艾条，将艾条的一端点燃，直接悬于施灸部位之上，与之保持一定距离，使热力较为温和地作用于施灸部位。其中将艾条燃着端悬于施灸部位上距皮肤 2~3 cm 处，灸至病人有温热舒适无灼热的感觉，皮肤稍有红晕者为温和灸；将艾条燃着端悬于施灸部位上距皮肤 2~3 cm 处，平行往复回旋熏灸，使皮肤有温热感而不至于灼痛者为回旋灸；将艾条燃着端悬于施灸部位上距皮肤 2~3 cm 处，对准穴位，上下移动，使之像鸟雀啄食样，一起一落，忽近忽远的施灸为雀啄灸。

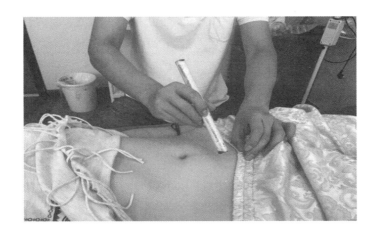

图 3-9　悬灸法

（2）实按灸法：在施灸部位上铺设 6~8 层棉纸、纱布、绸布或棉布；术者手持艾条，将艾条的一端点燃，艾条燃着端对住施灸部位直按其上，停 1~2 秒，使热力透达深部。待病人感到按灸局部灼烫、疼痛即拿开艾条。每次每穴可按 3~7 次，移去艾条和铺设的纸或布，见皮肤红晕为度。

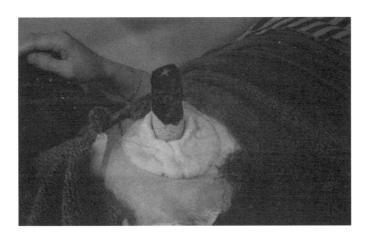

图 3-10　实按灸法

（3）温针灸法：首先在选定的腧穴上针刺，毫针刺入穴位得气并施行适当的补泻手法后，在留针时将 2~3 g 艾绒包裹于毫针针柄顶端捏紧成团状，或将 1~3 cm 长短的艾条段直接插在针柄上，点燃施灸，待艾绒或艾条燃尽无热度后除去灰烬。艾灸结束，将针取出。

2.艾炷灸法

（1）直接灸法：首先在穴位皮肤局部可以先涂增加黏附或刺激作用的液汁，如大蒜汁、凡士林、甘油等，然后将艾炷放置其上，自艾炷尖端点燃艾炷。在艾炷燃烧过半，局部皮肤潮红、灼痛时，术者即用镊子移去艾炷，更换另一艾炷，连续灸足应灸的壮数。因此法刺激量轻且灸后不引起化脓、不留瘢痕，故称为非化脓灸法（无瘢痕灸）。在艾炷燃烧过半，局部皮肤潮红、灼痛时术者用手在施灸穴位的周围轻轻拍打或抓挠，以分散患者注意力，减轻施灸时的痛苦，待艾炷燃毕，即可以另一艾炷置上，继续燃烧，直至灸足应灸的壮数。因此刺激量重，局部组织经灸灼后产生无菌性化脓现象（灸疮）并留有瘢痕，故称为化脓灸法（瘢痕灸）。

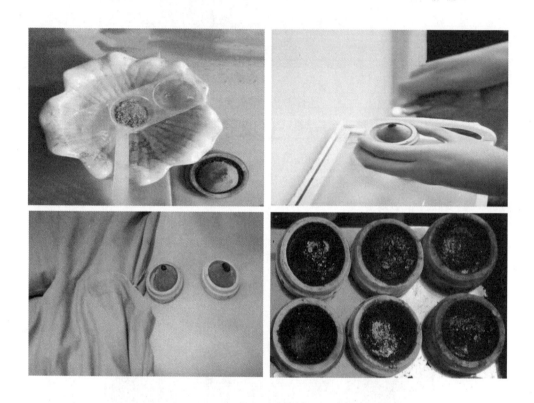

图 3-11 艾炷灸法

（2）间接灸法：将选定备好的中药材置放灸处，再把艾炷放在药物上，自艾炷尖端点燃艾炷；艾炷燃烧至局部皮肤潮红，患者有痛觉时，可将间隔药物稍稍上提，使之离开皮肤片刻，旋即放下，再行灸治，反复进行。需刺激量轻者，在艾炷燃至 2/3 时移去艾炷，或更换另一艾炷续灸，直至灸足应灸的壮数；需刺激量重时，在艾炷燃至 2/3 时术者可用手在施灸穴位的周围轻轻拍打或抓挠，以分散患者的注意力，减轻施灸时的痛苦，待艾炷燃毕，再更换另一艾炷续灸，直至灸足应灸的壮数。

3.温灸器灸法

（1）灸架灸法：将艾条点燃后插入灸架顶孔，对准穴位固定好灸架，医者或患者可通过上下调节插入艾条的高度以调节艾灸温度，以患者感到温热略烫可耐受为宜；灸毕移去灸架，取出艾条并熄灭。

（2）灸筒灸法：首先取出灸筒的内筒，装入艾绒后安上外筒，点燃内筒中央部的艾绒，放置室外，待灸筒外面热烫而艾烟较少时，盖上顶盖取回。医生在施灸

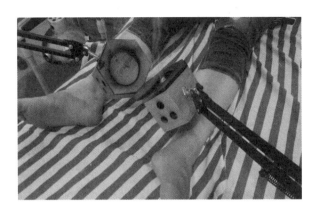

图3-12　灸架灸法

部位上隔8~10层棉布或纱布，将灸筒放置其上，以患者感到舒适，热力足而不烫伤皮肤为宜；灸毕移去灸筒，取出艾灸并熄灭灰烬。

（3）灸盒灸法：将灸盒安放于施灸部位的中央，点燃艾灸段或艾绒后，置放于灸盒内中下部的铁纱上，盖上灸盖。灸至患者有温热舒适无灼热的感觉、皮肤稍有红晕为度。如患者感到灼烫，可略掀开灸盖或抬起灸盒，使之离开皮肤片刻，旋即放下，再行灸治，反复进行，直至灸足应灸量；灸毕移去灸盒，取出灸艾并熄灭灰烬。

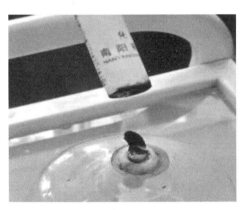
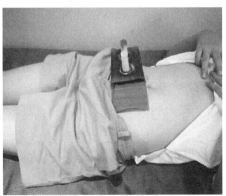

图3-13　灸盒灸法

（三）注意事项

（1）艾灸火力应先小后大，灸量先少后多，程度先轻后重，使患者逐渐适应。

（2）需采用瘢痕灸时，应先征得患者同意。

（3）直接灸操作部位应注意预防感染。

（4）注意晕灸的发生。

（5）患者在精神紧张、大汗后、劳累后或饥饿时不适宜应用本疗法。

（6）注意防止艾灰脱落或艾炷倾倒而烫伤皮肤或烧坏衣被。尤其幼儿患者更应认真守护观察，以免发生烫伤。艾灸灸毕后，应将剩下的艾条套入灭火管内或将燃头浸入水中，以彻底熄灭，防止再燃。如有绒灰脱落床上，应清扫干净，以免复燃烧坏被褥等物品。

（四）防护措施

（1）施灸后，皮肤多有红晕烧灼感，不需处理，可自行消失。

（2）灸后如对表皮基底层以上的皮肤组织造成灼伤可发生水肿或水疱。如水泡直径在1 cm左右，一般不需任何处理，待其自行吸收即可；如水疱较大，可用消毒针刺破或剪开疱皮放出水疱内容物，并剪去疱皮，暴露被破坏的基底层，涂擦消炎膏药以防止感染，创面的无菌脓液不必清理，直至结痂自愈。灸疱皮肤可以在一周左右结痂并自行脱落，愈后一般不留瘢痕。

（3）灸后有时会破坏皮肤基底层或真皮组织，发生水肿、溃烂、体液渗出，甚至形成无菌性化脓。轻者仅破坏皮肤基底层，受损伤的皮肤在7~20天内结痂并自动脱落，留有永久性浅在瘢痕；重者真皮组织被破坏，创面在20~50天结厚痂自动脱落，愈后留有永久性瘢痕，即古代医著所记载的灸疮。在灸疮化脓期间，不宜从事体力劳动，要注意休息，严防感染。若感染发生，轻度发红或红肿，可在局部作消炎处理，一般短时间内可消失；如出现红肿灼痛且范围较大，在上述处理的同时口服或外用消炎药物；化脓部位较深，则应请外科医生协助处理。

（五）特殊灸法

1.脐灸疗法

（1）脐灸的历史沿革。殷商：熏脐治法，蒸脐法疗；晋代：药物填脐；晚清：鼎盛时期。

（2）治疗原理：在肚脐上隔药灸，利用肚脐皮肤薄、敏感度高、吸收快的特点，借助艾火的纯阳热力，透入组织，刺激组织，以调和气血，疏通经络。穴位的刺激与调节作用：脐名神阙，为经络之总枢，精气之汇海，通过任、督、冲、带四脉统属全身经络，联系五脏六腑。药物吸收后直接作用：神阙是身体最后关闭的地方，也是身体吸收药物最好的地方。

（3）脐灸作用：健脾和胃，生清降浊；通调三焦，利水消肿；调理冲任，行气止痛；敛汗固表，涩精补虚，防病驻颜，养生延年。

2.督灸疗法

（1）治疗原理：督脉的脊柱段铺以特制的中药药粉，加上生姜、特制的艾绒，施以"隔药灸"的中医特色外治技术。督脉为阳脉之海，总督人身诸阳；通过督灸温补督脉，强壮真元，调和阴阳，温通气血，激发全身阳气，疏通经络。

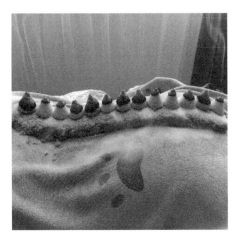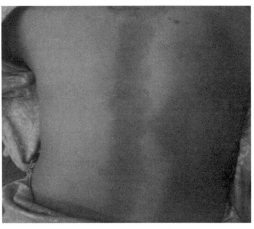

图 3-14　督灸

（2）督灸作用：对宫寒不孕、慢性盆腔炎、痛经、卵巢早衰、性冷淡、男子少精弱精畸精症、肾虚腰痛、失眠、脾胃功能失调、风湿颈肩腰腿痛等有显著疗效。

（六）灸感

灸感是灸法的一种治疗有效的表现。

1.透热

灸热从施灸点皮肤表面直接向深部组织穿透，直至到达胸腹腔脏器的感觉。

2.扩热

灸热以施灸点为中心向周围扩散的感觉。

3.传热

灸热以施灸点开始循经络向远部传导，甚至直达病灶的感觉。施灸部位或远离施灸部位产生酸、麻、胀、痛、热、冷等。

第三节　拔　罐

一、操作步骤

（一）施术前准备

1.环境

应注意环境清洁卫生，避免污染，环境温度应适宜。

2.消毒

（1）罐具：对不同材质、用途的罐具可用不同的消毒方法。罐具未使用，应每周消毒一次。玻璃罐用 2 000 mg/L 的 84 消毒药液浸泡半小时或 75% 乙醇棉球反复擦拭。使用时，一人一用，常规消毒；对用于刺络拔罐或有血液、脓液污染的玻璃罐，用 2 000 mg/L 的 84 消毒药液浸泡 2 小时（疑有乙肝病毒者浸泡 10 小时）。塑料罐具可用 75% 乙醇棉球反复擦拭。竹制罐具可用煮沸消毒。

（2）部位：一般拔罐的部位不需要消毒。应用针罐法时用 75% 乙醇或 0.5%~1% 碘伏棉球在针刺部位消毒。

（3）医者：医者双手可用肥皂水清洗干净。应用针罐法时应再用 75% 乙醇棉球擦拭。

（二）施术方法

1.闪罐法

用闪火法将罐收于应拔部位，随即取下，再吸拔、再取下，反复吸拔至局部皮肤潮红，或罐体底部发热为度。动作要迅速而准确。必要时也可在闪罐后留罐。

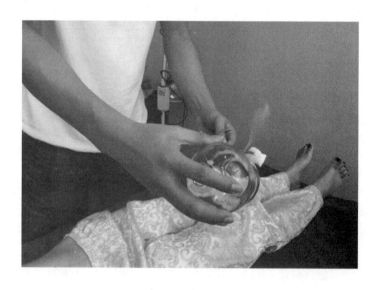

图 3-15　闪罐法

2.留罐法

将吸收在皮肤上的罐具留置一定时间，使局部皮肤潮红，甚或皮下瘀血呈紫黑色后再将罐具取下。

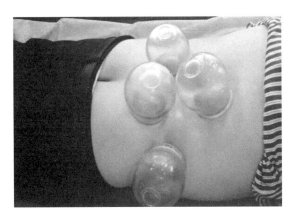

图 3-16　留罐法

3.走罐法

先于施罐部位涂上润滑剂（常用凡士林、医用甘油、液体石蜡或润肤霜等），也可用温水或药液，同时还可将罐口涂上油脂。用罐吸拔后，一手握住罐体，略用力将罐沿着一定路线反复推拉，至走罐部位皮肤紫红为度，推罐时应用力均匀，以防止火罐漏气脱落。

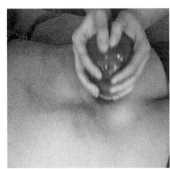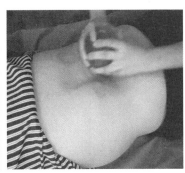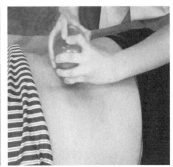

图 3-17　走罐法

4.排罐法

沿某一经脉或某一肌束的体表位置顺序成行排列吸拔多个罐具。

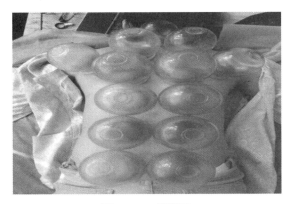

图 3-18　排罐法

5.留针拔罐

在毫针针刺留针时，以针为中心拔罐，留置后起罐、起针。

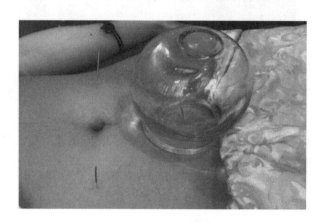

图 3-19　留针拔罐

6.出针拔罐

在出针后，立即于该部位拔罐，留置后起罐，起罐后再用消毒棉球将拔罐处擦净。

7.刺络拔罐

在用皮肤针或三棱针、粗毫针等点刺出血，或三棱针调治后，再行拔罐、留罐。起罐后用消毒棉球擦净血迹。挑刺部位用消毒一句话敷料或创可贴贴护。

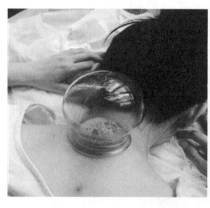 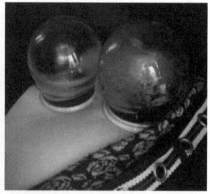

图 3-20　刺络拔罐

（三）注意事项

（1）拔罐前充分暴露应拔部位，剃去毛发，操作部位应注意防止感染。

（2）选好体位，嘱患者体位应舒适，局部宜舒展、松弛，勿移动体位，以防罐具脱落。

（3）老年、儿童、体质虚弱及初次接受拔罐者，拔罐数量宜少，留罐时间宜短。妊娠妇女及婴幼儿慎用拔罐方法。

（4）若留针拔罐，选择罐具宜大，毫针针柄宜短，以免吸拔时罐具碰触针柄而造成损伤。

（5）使用电罐、磁罐时，应注意询问病人是否带有心脏起搏器等金属物体，有佩戴者应禁用。

（6）起罐操作时不可硬拉或旋转罐具，否则会引起疼痛，甚至损伤皮肤。

（7）拔罐手法要熟练，动作要轻、快、稳、准。用于燃火的乙醇棉球，不可吸含乙醇过多，以免拔罐时滴落到患者皮肤上而造成烧烫伤。若不慎出现烧烫伤，按外科烧烫伤常规处理。

（8）燃火伸入罐内的位置，以罐口与罐底的外 1/3 与内 2/3 处为宜。

（9）拔罐过程中如果出现拔罐局部疼痛，处理方法有减压放气，立即起罐等。

（10）拔罐过程中若出现头晕、胸闷、恶心呕吐、肢体发软、冷汗淋漓，甚至瞬间意识丧失等晕罐现象，处理方法是立即起罐，使患者呈头低脚高卧位，必要时可饮用温开水或温糖水，或掐水沟穴等。密切注意血压、心率变化，严重时按晕厥处理。

（四）防护措施

（1）在拔罐处若出现点片状紫红色瘀点、瘀斑，或兼微热痛感，或局部发红，片刻后消失，恢复正常皮色，皆是拔罐的正常反应，一般不予处理。

（2）起罐后应用消毒棉球轻轻拭去拔罐部位紫红色罐斑上的小水珠，若罐斑处微觉痛痒，不可搔抓，数日内自可消退，起罐后如果出现水疱，只要不擦破，可任其自然吸收。若水疱过大，可用一次性消毒针从疱底刺破，放出水液后，再用消毒敷料覆盖。若出血应用消毒棉球擦拭。若皮肤破损，应常规消毒，并用无菌敷料覆盖其上。若用拔罐治疗疮痈，起罐后应拭净脓血，并常规处理疮口。

第四节　穴位敷贴

穴位贴敷指在穴位上贴敷某种药物的治疗方法。

一、操作程序

（一）贴法

将已制备好的药物直接贴压于穴位上，然后外覆医用胶布固定；或先将药物置于医用胶布粘面正中，再对准穴位粘贴。硬膏剂可直接或温化后将硬膏剂中心对准穴位贴牢。

（二）敷法

将已制备好的药物直接涂抹于穴位上，外覆医用防水敷贴，再以医用胶布固定。使用膜剂者可将膜剂固定于穴位上或直接涂于穴位上成膜。使用水（酒）浸渍剂时，可用棉垫或纱布浸蘸，然后敷于穴位上，外覆医用防渗水敷料贴，再以医用胶布固定。

（三）填法

将药膏或药物粉填于脐中，外覆纱布，再以医用胶布固定。

（四）熨帖法

将熨帖剂加热，趁热外敷于穴位，或先将熨帖剂贴敷穴位上，再用艾火或其他热源在药物上温熨。

二、施术后处理

（一）换药

贴敷部位无水疱和破溃者，可用消毒干棉球或棉签蘸温水、植物油或石蜡油清洁皮肤上的药物，擦干并消毒后再贴敷。贴敷部位起水疱或破溃者，应在皮肤愈后再贴敷。

（二）水疱处理

小的水疱一般不必特殊处理，让其自然吸收。大的水疱应以消毒针具挑破其底部，排尽液体，消毒以防感染。破溃的水疱应做消毒处理后，外用无菌纱布包扎，以防感染。

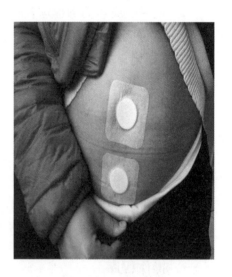

图 3-21　穴位敷贴

三、注意事项

（1）久病、体弱、消瘦以及有严重心、肝、肾功能障碍者慎用。

（2）孕妇、幼儿慎用。

（3）颜面部慎用。

（4）糖尿病患者慎用。

（5）对于所贴敷之药，应将其固定牢稳，以免移位或脱落。

（6）凡用溶剂调敷药物时，需随临时调配临时敷用，以防挥发。

（7）若用膏剂贴敷，膏剂温度不用超过45℃，以免烫伤。

（8）对胶布过敏者，可选用低过敏胶布或用绷带固定贴敷药物。

（9）对于残留在皮肤上的药膏，不宜用刺激性物质擦洗。

（10）贴敷药物后注意局部防水。

（11）贴敷后若出现范围较大、程度较重的皮肤红斑、水泡、瘙痒现象，应立即停药，出现全身性皮肤过敏症状者，应及时到医院就诊。

四、禁忌

（1）贴敷部位有创伤、溃疡者禁用。

（2）对药物或敷料成分过敏者禁用。

第五节　刮　痧

刮痧是用一些光滑的硬质器具在体表进行连续刮拭，使皮下显现出一道道痧痕，用以治疗疾病的方法。刮痧是我国最古老的民间传统疗法之一；其起源可追溯到旧石器时代。

一、刮痧疗法的特点

刮痧疗法就其渊源和理论、实践基础而言，既与针灸疗法和推拿疗法有异曲同工之妙，也有其自身的特点。

（一）简便易行

刮痧疗法从使用工具到操作方法都比较简单，取穴（刮痧部位）也比针灸疗法和推拿法简便得多。临床实践中，只要略加了解和指导，一看就懂，一学就会，入门十分容易。

（二）适应证广

刮痧疗法最早仅用于治疗中暑（即"痧证"），随着科学的发展以及对刮痧疗法的不断开发和研究，刮痧疗法的适应证也不断扩大。既能治疗急性病，又能治疗慢性病。病种涉及内、儿、妇、外、五官各科。除治疗常见病、多发病外，也可治疗一些疑难病症。

（三）疗效快捷

刮痧疗法对许多病症有着较好的疗效，常常可 1 次或 2~3 次而愈。对一些久治不愈的病症，有时会收到意想不到的效果。若能结合中医脏腑、经络理论指导治疗则疗效更佳。

（四）经济价廉

刮痧可以说是一种不花钱或少花钱就能治好病的方法，可以大大减轻经济负担，在缺医少药的地区尤为适用。

（五）安全可靠

由于刮痧疗法治在体表，故不会有伤及内脏之虑。在家庭自疗或互疗，可以放心大胆实施。绝对安全可靠，无任何毒副作用产生。

由于刮痧疗法具有上述简、便、廉、广、验、安全等优点，又不受时间、地点的限制，适用于在广大城乡家庭及缺医少药的边远地区普及推广。

二、刮痧疗法的原理

刮痧疗法的原理与针灸和推拿相同，是建立在经络学说的基础之上。

（一）疏通经络

中医学认为："不通则痛。"刮痧疗法能使局部皮肤充血，血液循环加快，局部组织温度升高，使紧张或痉挛的肌肉舒展，从而解除痉挛疼痛。这是经络疏通的结果，即"通则不痛"。

（二）活血化瘀

刮痧可调节肌肉的收缩和舒张，使组织间的压力得到调整，以促进刮拭部位组织周围的血液循环，增加组织血流量，起到"活血化瘀""祛瘀生新"的作用。

（三）调和气血

人体气血瘀滞或经络空虚时，刮痧刺激可畅达气血，引导营卫之气运行输布，促使血液和淋巴液的循环加强，气血调和，改善机体营养状态，促进新陈代谢。

（四）平衡阴阳

刮痧对内脏功能有明显的调整阴阳平衡的作用，如肠蠕动亢进者，在腹部和背部等处刮痧，可使亢进的肠蠕动受到抑制而恢复正常。反之，肠蠕动减弱者，刮痧又可使肠蠕动加强。这说明刮痧可以调整和改善脏腑功能，使脏腑阴阳得以平衡。

三、刮痧疗法的适应证

刮痧疗法集防治疾病、康复保健于一体，刮后会感到全身轻松、舒畅。对头痛、肢体疼痛、麻木、劳损、关节炎、颈椎病、腰椎间盘突出、坐骨神经痛、高热、中暑、恶心呕吐、胃肠痉挛、多种皮肤病等有明显疗效；对心绞痛、高血压、哮喘也有较好效果。同时，还可用于防病保健、美容、减肥等。对于妇女腹部、腰部和臀部的妊娠纹，坚持刮2~3个月，也能消除。

病有轻重，证有虚实。在上述适应证中，有的可单独使用刮痧疗法；有的可以刮痧为主，配合其他疗法；有的则仅起辅助作用。千万不可视刮痧为万能之法。在刮痧无效时，应及时调整治疗方案，或改用其他疗法，以免贻误病情。

四、操作程序

（一）术前准备

刮痧前应对刮具进行认真检查，查看边缘是否光滑，是否有裂口，是否清洁。刮具应事先用肥皂水或消毒液（1% 新洁尔灭溶液）清洗干净，然后用毛巾擦干。也可用高压、煮沸或酒精浸泡消毒。原则上每个人用自己的刮具，以避免交叉感染。刮痧局部皮肤也应清洗消毒，先用热毛巾擦洗干净，再进行常规消毒。

（二）选择体位

刮痧一般采用以下几种体位。

1.普通坐位和俯伏坐位

适用于头面、颈项、肩背、上肢、下肢等部位。

2.仰靠坐位

适用于前颈部、胸腹部、上肢、下肢等。

3.仰卧位

适用于头面、颈部、胸腹部、上肢、下肢等。

4.俯卧位

适用于头项部、腰背部、下肢后面等。

（三）选择部位

根据治疗方案，确定刮痧部位，选定穴位。因刮痧涉及面积较宽，所以，取穴没有针灸疗法那么严格，但也不能偏差太大。颈项部刮正中凹陷处及两侧；腰背部刮脊柱及其两侧，上中背还可沿肋间隙向外斜刮（如果病人太瘦，脊椎骨突起，则只刮两侧）；胸部由胸骨向外在第2~4肋骨刮（乳房不刮）；四肢主要刮肘弯、膝弯和关节。

（四）涂抹介质

在选好的部位上，涂抹润滑油或中草药制剂等介质。

（五）刮拭方向

刮痧必须顺着一个方向刮，从上而下，由内向外，从左到右刮拭。头部、肩胛区、腰背部和腹部均从上到下直刮，或由内向外横刮；面部、胸胁部由内向外斜刮；四肢部由上而下直刮（下肢浮肿和静脉曲张者，以轻手法从下往上刮）。反复按同一方向刮拭，不要来回刮动。

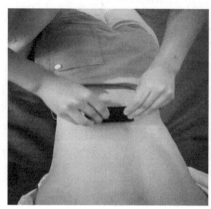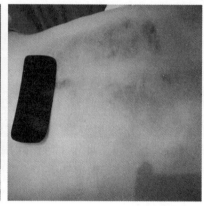

图 3-22　刮痧

（六）刮痧的注意事项

1. 刮痧前，病人应先休息5~10分钟，使情绪放松，消除紧张和疲劳。不可在病人疲劳、紧张的状态下刮拭。

2. 刮痧用具和刮痧部位应严格消毒，施术者的双手也要保持清洁、干净。刮具每用一次之后，要经过消毒之后方可再用，切不可带菌操作（自用保健和间接刮治者除外），防止交叉感染。

3. 刮痧时，应让病人体位自然、舒适，又要有利于操作。刮痧过程中可适当变换体位，以避免疲劳。

4. 刮痧时应注意保持室内空气流通和恒温，冬天应避风寒，刮的时间可长一些；夏天不能直接吹电扇，刮的时间应短一些。

5. 颈部、腋下、腹股沟等处有浅表淋巴结，刮治时手法要轻柔、松散，切不可强力猛刮。

6. 刮痧过程中，如果小腿出现筋膜挛急疼痛时，除加刮双膝弯之外，还可以用药棉蘸高粱酒或度数较高的米酒，擦疼痛部位。或用温热水泡一下脚，可减轻病人疼痛。

7. 刮痧结束后，病人应休息片刻，饮少许温开水、姜糖水或淡盐水；1小时之内不得洗冷水澡。当天最好不要做重体力劳动，禁食生冷、酸辣和油腻食品。

8. 上一次刮痧部位的痧痕尚未完全消退之前，不宜在原处再次刮拭，两次之间一般应间隔3~6天，以皮肤痧痕完全消退为度。

9. 明确刮痧的禁忌：

（1）年老体弱、久病体虚者，慎用刮痧之法；过饥、过饱、过度疲劳、过于紧张及醉酒之人，忌用刮痧之法。

（2）五官、前后二阴、乳房、肚脐以及孕妇的腹部、腰骶部，囟门未闭合的小儿头顶部，忌用刮痧之法。

（3）小便不通患者的小腹部不可重力刮痧，以轻力按揉为佳。

（4）传染性皮肤病、疮疡痈疔、外伤骨折处、未愈合的伤口、溃疡、瘢痕以及不明原因的皮肤包块等，均不宜直接在病灶部位刮拭。

（5）有出血倾向的疾病如血小板减少、白血病、血友病、再生障碍性贫血等，忌用刮痧疗法。如果使用，也只能用轻手法刮拭，且不要求出痧。

（6）有皮肤过敏史的病人，忌用能引起过敏的刮具。

（7）危重病症如急性传染病、心肺肝肾功能衰竭、肝硬化腹水、全身重度水肿、恶性肿瘤中晚期、破伤风、狂犬病、精神病及其发作期，均忌用刮痧疗法。

（七）异常情况的处理和预防

1. 在刮痧过程中，如果不慎刮伤皮肤，应停止刮治，及时消毒，予以包扎，防止感染。

2. 在刮痧过程中，如果病人出现心慌、头晕、眼花、恶心欲呕、面色苍白、出冷汗、四肢发凉甚至神昏仆倒等现象，称之为"晕刮"。遇到这种情况，应立即停止操作，迅速让病人平卧，取头低足高位，给饮少许温糖开水，一般就会很快好转。若不能好转者，可用刮痧板刮其人中、百会、内关、涌泉、足三里急救。人中用棱角轻刮，其他穴重刮。

3. 晕刮异常情况重在预防。在刮痧过程中，手法要柔和、适中，切忌过猛、过重，以免给病人增加不必要的痛苦。对于初次接受刮痧治疗、精神紧张、身体虚弱者，在治疗前向他们做好解释工作，消除对刮痧的顾虑。对过饥、过饱、过度疲劳、过于紧张及醉酒之人，不急于用刮痧之法。在为年老体弱、少年儿童和怕痛紧张的病人刮痧时，手法要轻，并经常询问他们的感觉，随时观察病人的面部表情和全身情况，以便及时发现和处理意外情况，防患于未然。

第六节　中药灌肠

中药灌肠疗法是以中药药液或掺入散剂灌肠，以治疗疾病的一种方法。灌肠疗法起源较早。早在汉代张仲景《伤寒论》中就有用猪胆汁灌肠治疗便秘的记载。至近代，灌肠疗法发展比较迅速，应用于很多局部及全身性疾病取得较好疗效，通过实践证实，本疗法不仅可以治疗结肠、直肠的局部病变，而且可以通过肠黏膜吸收治疗全身性疾病。其方法简便，吸收迅速，作用较快，还可以避免某些药物对胃黏膜的不良刺激。近年来有很多医院用来治疗输卵管不通，轻度粘连引起的不孕。

现代医学研究：直肠黏膜血液循环旺盛，吸收能力强。药物通过直肠吸收后，一是通过直肠中静脉、下静脉和肛管静脉，绕过肝脏直接进入大循环，既防止和减少药物在肝脏中发生变化，又避免了胃和小肠对药物的影响；二是通过直肠上静脉，经门静脉进入肝脏代谢后，再循环至全身；三是通过直肠淋巴系统吸收后，通过乳糜池、胸导管进入血液循环。

一、操作程序

药物准备：处方详见各治疗章节。

1. 医院的煎药师傅提前 1 天在医院的中药房取灌肠治疗的中药，将中药置于医院的煎药机熬制（烧沸后熬 40 分钟—续水—继续熬 20 分钟）成 100 ml/ 袋，冷却至常温，运送灌肠中药至灌肠室，交与护士，护士将灌肠中药放置冰箱 20℃以下储存，备用。如使用免煎颗粒剂，使用 100 ml 开水冲匀。

2. 治疗室环境要求：保持通风良好，每日使用紫外线灯消毒。

3. 中药灌肠治疗前，嘱患者排空大小便，或先使用 400 ml 清水灌肠再排空。

4. 操作者清洁洗手。

5. 灌肠中药温度为 39~41℃。

6. 患者采取左侧卧位斜躺在治疗床的臀垫上，屈膝屈髋，暴露出操作部位。把中药倒入一次性灌肠袋，悬挂在高出，高于肛门高度小于 30 cm，排尽灌肠袋中的空气，右手执石蜡油棉签润滑肛门管前端，另执一石蜡油棉签润滑肛周，左手拇食指稍用力撑开肛周皮肤，右手执肛门管顺势徐徐进入直肠 15~20 cm，灌肠时间：5~10 分钟，待药液缓缓流入直肠完毕，右手执臀垫包裹肛门管轻轻退出直肠，并擦拭干净操作部位。

7. 嘱患者尽量保留 1 小时，再如厕。或者睡前保留灌肠，有利于药物吸收。

二、注意事项

1. 常规询问患者有无中药过敏史。

2. 讲清楚中药灌肠治疗过程，以消除其恐惧心理并取得合作，并嘱患者治疗过程中如身体不适，请及时告知，做适当调整。

3. 如患者中药灌肠治疗后出现肠易激综合征，嘱患者卧床安静休息，观察 20 分钟，症状缓解，平安离开灌肠室。

4. 如患者中药灌肠治疗后出现皮肤红疹、瘙痒、呼吸急促、嘴唇发绀、意识丧失等休克症状（系中药过敏反应），应立即抗过敏治疗，肌注地塞米松，异丙嗪，肾上腺素，建立静脉双通道，吸氧，同时大声呼救，请求抢救小组进一步抢救治疗。

5.中药灌肠治疗禁忌：中药过敏、痔疮、腹泻、局部皮肤过敏、皮肤溃疡、高热抽搐等全身性疾病，盆腹腔手术后一月内，月经期及 ET 后的患者禁用中药灌肠治疗。

第七节　中药足浴

祖国医学关于足部的养生研究已有悠久的历史，《内经》早在两千年前已有记载。足掌，这个狭小的空间汇集了身体 6 条正经（脉）。足为三阴经（肝、脾、肾）之始，三阳经（胃、胆、膀胱）之终。足踝以下分布着 66 个穴位，占全身穴位的 1/10，是五脏六腑精气输注、会聚之处。

中药足浴是根据中药辨证论治原则、藏象学说、经络传导学说以及现代足部反射区理论为指导，选配适当的中草药煎煮成中药药液，利用汽化热溶于水的特性，加之药物的强力崩解和渗透功能，使双足经络得到疏通，使足部反射区得到良性刺激以及中草药成分通过足部皮肤表层黏膜、

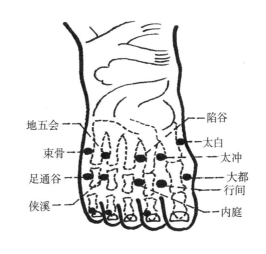

图 3-23　足掌常用穴位

穴位、反射区的吸收所引起的机体整体和病灶局部的药理效应，从而使机体各组织器官、部位的气血运行通畅，功能增强。肝肾无负担。同时能强力杀灭皮肤表层及深层真菌，治疗、保健合二为一，达到"内病外治，上病下治，外病熏洗"的目的，发挥作用相当大。它集防病、治病、保健、养生于一体，对慢性病、多发病、疑难杂症有独特疗效。

一、中药足浴具有多种功效

1.促进血液循环

双足处于人体最低位置，离心脏距离最远，双足末梢血液循环相对较差，保暖功能差，"寒从脚下起"说明了双足的这一生理特征。通过中药药液的温热刺激和透皮吸收，

可以促使足部血管扩张，降低血流阻力，提高血液的流速和流量，从而改善全身的血液循环。对心脑血管病，肢体关节疼痛及肠胃疾病均有显著疗效。

2.促进新陈代谢

随着全身血液循环的改善，进而促使机体各内分泌腺体分泌激素功能加强，促进人体的新陈代谢，调节内外环境稳定，增强机体健康。

3.促进血压稳定

中药足浴使全身血液循环得到改善后，机体大小循环畅通，小静脉回流功能加强，可有效地降低血压。若改变足浴药方，对慢性低血压也能有效调节。

4.提高免疫功能

中药足浴在促进全身血液循环的同时，也改善淋巴液的循环。淋巴液循环加快，可使淋巴细胞不断产生抗体，提高人体的免疫功能。实践证明，中药足浴对反复感冒等多种免疫功能低下的疾病有显著的疗效。

5.改善睡眠，消除疲劳

足浴的温热刺激通过皮肤的感受器作用于中枢神经的兴奋和抑制得到有序的控制，使人容易入睡，提高睡眠质量，消除疲劳，蓄养体力。故有"睡前泡泡脚，胜似吃补药"的说法。

6.舒筋活络，祛寒除湿

人在日常生活中常常会受到风、寒、湿气的侵袭。人若被侵袭，风、寒、湿滞留于经脉、肌肉、关节，会造成经脉闭塞、气血瘀滞。中药足浴时的温热刺激和药透效应，可使人毛孔疏通，腠理开泄，气血通畅，瘀者得疏，滞者得行，起到祛寒除湿，舒筋通络，活血化瘀，消肿止痛的作用。

7.配合女性生殖健康调理

（1）围绝经期、辅助生殖降调期间：滋补肾阴，缓解潮热盗汗、心烦失眠。

（2）青春期、育龄期、辅助生殖促排及复苏期间：温肾散寒，养血暖宫，改善卵子质量，增加内膜厚度及血供。

（3）月经期：消癥散结，祛瘀生新。

二、操作程序

1.足浴器皿多样，较深为佳，水量浸泡到三阴交上部为好（足内踝上四横指）。

2.足浴时间，可因人因需而异。水温适中、皮肤舒适为佳，冬季足浴时间可长些。用于保健养生，足浴一天一次或两天一次皆可；用于治疗疾病，每天可足浴两次。睡前足浴，是提高睡眠质量消除疲劳的有效措施，一般微汗为度。

3.水温40℃左右为宜。

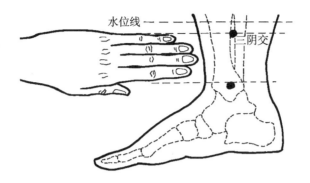

图 3-24　足浴水位图

（郑崇勇、钟静、张霖欣）

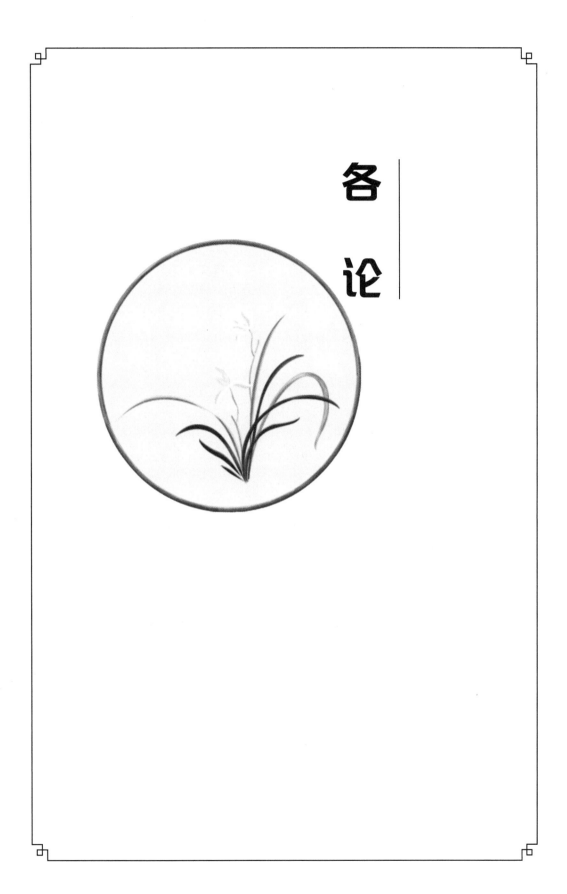

各论

第四章

月 经 病

第一节 痛 经

一、概要

女性正值经期或经行前后，出现周期性小腹疼痛，或痛引腰骶，甚则剧痛昏厥者，称为"痛经"，亦称"经行腹痛"。痛经的记载最早见于《金匮要略·妇人杂病脉证并治》："带下，经水不利，少腹满痛，经一月再见者。"西医学将痛经分为原发性和继发性。原发性又称功能性痛经，无盆腔器质性病变，常见于年轻女性；继发性痛经指盆腔器质性病变导致的痛经，如：盆腔炎、子宫内膜异位症、宫腔粘连、宫颈狭窄等所致，多发于育龄期女性。

二、中医外治法的优势

本病病因复杂，中医运用辨证论治的原则采用外治法疗效显著。外治法简便，对原发和继发性痛经均有效。外治法可以避免口服药物的毒副作用及胃肠道刺激，患者乐于接受。不仅可以快速止痛治其标，而且可以调养体质治其本，值得临床推广应用。

三、诊断要点

1.病史
反复经行腹痛，可伴月经不调、不孕、盆腔炎或宫腔手术史。

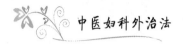

2.临床表现

腹痛多发生于经期第1~2天或经前1~2天，可呈阵发性、痉挛性或胀痛下坠感，痛引腰骶或全腹，或外阴、肛门坠痛，严重者面色苍白，出冷汗，手足不温，甚至晕厥。疼痛程度虽有轻有重，但一般无腹肌紧张或反跳痛。偶有经行腹痛延至经净，或在经将净时发生隐隐作痛。

四、辨证分型

1.气滞血瘀证

素多抑郁，或喜怒伤肝，肝郁气滞，气滞血瘀，瘀阻胞宫、冲任。经期气血下注冲任，胞宫气血更加壅滞；或复伤于情志，肝气更为郁结，气血壅滞更甚，经血运行不畅，不通则痛。

2.寒湿凝滞证

多因经期冒雨、涉水，或经水临行贪凉饮冷，寒邪内侵，或久居阴湿之地，风冷寒湿客于冲任胞宫，以致气血凝滞。经前、经期气血下注冲任，胞宫气血更加壅滞不畅，则发为痛经。

3.阳虚内寒证

素禀阳虚，阴寒内盛，冲任胞宫失于温煦，经期气血下注冲任，机体阳气益虚，寒凝血脉，冲任阻滞，则痛经。

4.湿热瘀阻证

宿有湿热内蕴，或于经期、产后摄生不慎而感湿热之邪，湿热与血相搏结，流注冲任，蕴结于胞宫，阻滞气血，经前、经期气血下注冲任，胞宫气血滞甚，热壅血瘀，则为痛经。

5.气血虚弱证

脾胃虚弱，化源不足，或大病久病，或手术失血后，气血俱虚，冲任气血虚少，经期、经后血海气血更加空虚，冲任、胞宫失于濡养，兼之气虚血滞，无力流通，则"不荣则痛"。

6.肝肾亏损证

多因禀赋虚弱，肝肾本虚，或因多产房劳，损及肝肾，精亏血少，冲任不足，胞宫失养，经期、经后血海更加空虚，冲任、胞宫失于濡养，则痛经。

五、中医外治法

（一）针刺法

1.普通针刺

主穴：合谷、三阴交、关元、气海、中极、子宫、归来、十七椎等。

配穴（根据辨证灵活选取）：气滞血瘀配肝俞、膈俞、阴交、血海、太冲；寒凝血瘀配血海、命门；阳虚内寒配腰阳关、次髎等；湿热配中极、膀胱俞、带脉、曲池、委中、阴陵泉、三阴交、蠡沟；气血虚弱配血海、关元俞、中脘、天枢、足三里、脾俞、胃俞；肝肾亏虚配肝俞、肾俞、命门。

操作要点：①合谷、三阴交、太冲均用捻转泻法，余穴根据辨证采用虚补实泻。②针刺关元，宜用连续捻转手法，使针感向会阴部传导。③背俞穴采用平刺或透刺的方法，不宜直刺，进针不宜过深。④月经来潮前3~5天开始治疗，直到月经期结束。每日1次，每次20~30分钟，10次为1个疗程，连续治疗2~3个月经周期。

2.电针

选穴：同普通针刺。

操作要点：各穴位常规针刺得气后，关元穴与一侧三阴交穴为一组电极，中极穴与另一侧足三里为一组电极（穴位灵活选配），予以连续波或疏密波，施以中等强度电流刺激，以患者耐受为度。电针治疗每次20~30分钟，每日1次，于经前3~5天开始治疗，直到月经期结束，10次为1个疗程，连续治疗2~3个月经周期。

3.温针灸

穴位：子宫、关元、气海、中极、归来、三阴交、肾俞、地机、次髎等。

操作要点：患者平卧或俯卧位，针刺穴位得气后，于针柄上放置艾团（艾炷），点燃并留针20~30分钟。

4.穴位埋线

主穴及配穴：参照普通针刺。

操作要点：取一次性注射针头接一次性平头针灸针芯，穴位局部消毒；取一段适当长度（1 cm左右）的可吸收性外科缝线，放入一次性注射针头的前端，线头勿超出注射针头；用一手拇指和食指固定拟进针穴位，另一只手持针刺入；选择适当方向刺入，达到所需的深度后，边推针芯边退针管，将线体埋在穴位的肌层或皮下组织内；拔针后用无菌干棉球按压针孔止血，再敷以无菌敷贴。

注意事项：①选穴的部位及数量根据病程长短和辨证选取，一般选择8~10穴。②尽量选择肌肉丰厚的穴位，三阴交等穴位慎重选用以避免形成血肿。③操作时应根据不同穴位选择埋入深度及方向。④糖尿病、蛋白质过敏及其他可能影响吸收等情况禁止埋线。⑤埋线时出现晕针，立即停止治疗。⑥埋线后3日内针孔不沾水，饮食清淡，避免剧烈活动。⑦重复埋线时，局部有硬结则该部位不能再次操作，注意无菌操作。⑧穴位埋线一

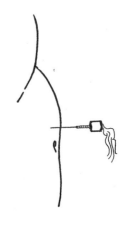

图4-1　温针灸

般非经期进行，半月埋线1次，连续3~5次为1个疗程。

（二）耳针或耳穴压豆或耳部掀针

穴位：子宫、肾、屏尖、卵巢、脑垂体、下焦、盆腔、内分泌等。

操作要点：对上述穴位常规消毒后，毫针进针时以左手固定耳廓，右手进针，进针深度以穿破软骨但不透过对侧皮肤为度，捻转后留针30~60分钟，出针后用消毒干棉球压迫针孔。或在上述穴位进行耳穴压豆或耳部掀针（掀针可以直接埋入耳穴内）。

注意事项：①耳针治疗对气滞血瘀、寒凝血瘀型痛经疗效较好。②耳针注意消毒严格，取针后压迫止血彻底。③耳针以2~3天1次为1个疗程，经前一周至经期进行，2~3个月经周期为1个疗程。④耳穴压豆每日自行按压30~60秒，3~7天更换1次，双耳交替进行，3~5次为1个疗程。耳部掀针埋入后，每天定时刺激，3天后患者自行取下，3~5次为1个疗程。

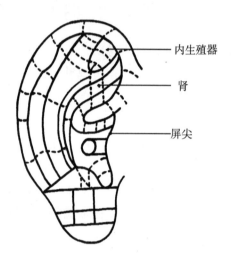

内生殖器

肾

屏尖

图4-2　痛经耳穴示意图

（三）灸法

1.直接灸或隔物灸

穴位：关元、气海、中极、地机、次髎、足三里、三阴交、阳池、三焦俞等。

操作要点：选穴以辨证及经验为主，选取5~8穴。可用灸条悬灸或灸盒施灸。对下焦虚寒较重患者，可采用隔物灸。隔物灸有隔姜灸、隔盐灸等。

隔姜灸：将艾炷放置姜片上，从顶端点燃艾炷，待快燃尽时在旁边接续一个艾炷。灰烬过多时及时清理。注意艾灸过程中要不断地移动姜片，以局部出现大片红晕潮湿，患者觉热为度。每穴灸5~7壮小艾炷。

隔盐灸：一般用于神阙穴施灸，干净纱布覆盖在脐孔上，在脐孔内填满盐，盐上放姜片，姜片上放置小艾炷后施灸，以患者感觉腹腔温热为度。

注意事项：灸法对各种证型的痛经均有效，对虚证和寒证的痛经效果尤其突出。

灸法可在经前2~3天开始施灸，每天1次，5次为1个疗程，共治疗3个疗程。

2.热敏灸

穴位：关元、中极、子宫、气冲、次髎、三阴交等。

操作要点：取穴时要对穴位热敏高发穴位关元、中极、子宫、气冲、次髎、三阴交等穴进行热敏探查（热敏穴位对艾热异常敏感，易产生经气传感，故治疗前要用艾条悬灸探查热敏穴位，热敏穴位会出现透热、传热、扩热等现象），标记热敏穴位。

灸感：①关元、中极单点温和灸，患者可自觉热感透至腹腔并扩散至整个腹部，灸至热感消失；②子宫穴位双点温和灸，患者可自觉热感透至腹腔并扩散至整个腹部，灸至热感消失；③气冲、三阴交穴位双点温和灸，患者可自觉热感透至会阴及向下肢传导，灸至热感消失；④次髎穴双点温和灸，患者可自觉热感深透至腹腔或扩散至腰骶部或向下肢传导，灸至热感消失。热敏灸可每日或隔日1次，经前3~5天开始治疗，连续治疗7次为1个疗程。

3.雷火灸

雷火灸是多种药物按比例组成的植物炷，力量强于灸条。

穴位：关元、气海、曲骨、三阴交、血海等。

治疗部位：小腹、骶髂关节。

雷火灸可以购成品，也可以配制。乳香30 g，没药30 g，川乌30 g，草乌30 g，穿山甲*20 g，细辛20 g，肉桂20 g，桃仁20 g，川芎20 g，樟脑40 g，冰片40 g，硫磺40 g等，上药研细为末，紧卷成圆柱形备用，选择合适的灸盒。

操作要点：①气滞血瘀及寒凝血瘀证。点燃2支雷火灸条，装在两头灸具上，距离小腹与骶髂关节部2~3 cm，灸至皮肤发红，深部组织发热，每处不能少于15分钟；灸关元、气海、曲骨、三阴交等穴位，用雀啄法，每雀啄8次为1壮，两壮之间用手按压1次，每穴各8壮；月经期可灸，每天1灸，灸1~3天，月经后1周再灸10天，共治疗两个月经周期。②气血虚弱。点燃2支药，灸小腹、骶髂关节，距离皮肤2~3 cm，灸至皮肤发红，深部组织发热，每部位灸疗时间不能少于25分钟；灸肾腧、关元、三阴交、足三里等穴位，距离穴位2 cm，用小回旋灸法，每回旋8次为1壮，每穴各灸8壮；月经期可灸，每天1次，灸1~3天，月经后1周再灸10天。③湿热蕴结。点燃灸条，灸曲骨、三阴交、足十趾冲，距离皮肤1~2 cm，每雀啄8次为1壮，两壮之间用手轻压1次，每穴各灸10壮；经期疼痛时灸，每天灸1次，灸1~3次，或经前3天灸。施灸时，火头应与皮肤保持用灸距离，切忌火头接触皮肤，以免烫伤。治疗时随时注意患者表情，以患者能忍受为度。

（四）推拿

主穴：气海、关元、中极、肾俞、膈俞、八髎等。

配穴或配合经络：气滞血瘀配肝俞、膈俞、血海、三阴交、太冲；寒凝血瘀配血海、三阴交、命门；湿热蕴结配中极、膀胱俞、委中、阴陵泉、三阴交、蠡沟；气血虚弱配中脘、天枢、足三里、脾俞、胃俞、督脉；肝肾亏虚配肝俞、命门、膀胱经第一侧

＊：穿山甲是国家保护动物，可用地龙或土鳖虫。

线、涌泉。

操作要点：①用掌摩法或掌揉法顺时针方向揉摩小腹，时间5~10分钟；②用一指禅推、按、揉气海、关元等腹部穴位，以酸胀为度，每穴2分钟；③按揉腰骶部，10~15分钟；④按揉肝俞、肾俞、命门、八髎等背部穴位，每穴2分钟；⑤用擦法擦八髎穴，以透热为度。⑥点按三阴交、足三里、涌泉等穴位。经前1周治疗3次，连续治疗3个月。

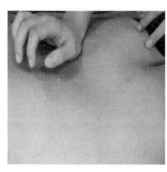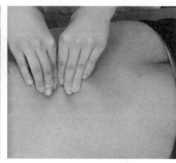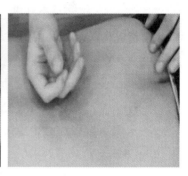

图 4-3　推拿

（五）穴位贴敷

1.辨证穴位贴敷

主穴：神阙、关元、气海、中极、三阴交、子宫、次髎、足三里、十七椎等。

配穴：脾肾阳虚加腰阳关、肾俞；湿热型加膀胱俞、带脉等；气滞血瘀加水道、地机、血海等。

主要方药：当归、川芎、白芍、延胡索、乳香、蒲黄、五灵脂、大黄、肉桂。

暖宫止痛贴（适合寒凝血瘀、气滞血瘀证）：加入桂枝、艾叶、三七、姜黄、香附、乌药、白芥子。

健脾温肾贴（适合脾肾气虚、阳虚体弱证）：加入仙灵脾、蛇床子、川乌。

清热利湿贴（适合湿热证）：加入银花藤、大血藤、赤芍、栀子。

补肾活血贴（肾虚血瘀证）：加入桑寄生、续断、三棱、透骨草。

操作要点：以上药物各等份，研细为末备用。以黄酒或姜汁或蜂蜜调和成糊状。取适量药膏（每穴取2~3 g），敷贴于患者穴位（每次选取4~6穴），胶布固定。于经前7天贴敷以上穴位，每天1次，每次4~6小时，连贴5~7天。连续3个月经周期。病程顽固或体质较差者，可以增加三伏贴与三九贴。贴药时间每年三伏天与三九天各贴敷1次，连续3次为1个疗程。需要强化治疗者，可增加敷贴1~2次。一般连续治疗3个疗程（3年）。

2.简易穴位贴敷

（1）白芥子贴敷：白芥子15 g，研细为末，加入面粉，以白酒或米醋调为稀糊状，外敷涌泉、关元、气海等穴位，胶布固定，每日1次，经前连用3~5天。

（2）川乌、草乌、白芷贴敷：川乌、草乌、白芷各5 g，加葱汁、蜂蜜调匀，贴敷于关元、气海、中极、子宫、腹部痛点处等。以胶布或纱布固定，每日1次，每次敷贴2~3小时，经前开始连用3~5天。

（六）中药热熨

1.中药辨证热熨

中药热熨分为虚寒瘀证和湿热证。

（1）虚寒瘀证（适合气滞血瘀证、寒湿凝滞证、气血虚弱证、肝肾亏虚证）：益母草40 g，鸡血藤40 g，桃仁40 g，红花40 g，艾叶40 g，川椒40 g，木通10 g，吴茱萸60 g，黄芪30 g，当归6 g，川芎60 g，木香60 g，小茴香60 g，淮山药30 g，山萸肉30 g。

（2）湿热瘀证：蛇舌草30 g，红藤30 g，败酱草30 g，黄柏20 g，毛冬青30 g，薏苡仁30 g，苦参30 g。

操作要点：①将事先调配好的中草药研成粉末和匀，取药粉300 g装入自制无纺布药袋（规格20 cm×30 cm）并封口，制成药物封包；②将食盐500 g装入自制的普通布袋（规格20 cm×30 cm）内封包制成盐包；③将盐包放入恒温箱中加热至60℃；④治疗时将药物封包放置于患者治疗部位，取出加热后的盐包装入自制无纺布袋（规格25 cm×40 cm）内，放置于药物封包上，通过盐包加热药物封包，熨烫治疗部位。每日1~2次，每次20~30分钟，5~7天更换一个药袋，14天为1个疗程，治疗3个疗程，经期停用。盐包温度不宜过高，避免灼烧皮肤。也可将药包高温蒸热后，隔毛巾放置于腰腹部热熨。⑤如有局部皮肤刺激或过敏，立即停用。

2.简易中药热熨

生姜120 g，花椒60 g，共研细末，铁锅内炒热，分为4份，包于布袋或毛巾内，轮换热敷下腹部，可反复使用，疼痛时可反复熨烫。经前3~5天，用1~2次，连用5天。

（七）中药熏蒸

中药熏蒸根据痛经辨证不同，分为以下证型。

（1）寒湿瘀滞证（适合气滞血瘀、寒凝血瘀证）：桂枝、没药、透骨草、细辛、川芎、大血藤、三棱、苍术、白芷、艾叶、小茴香、干姜。

（2）肾虚血瘀证（适合脾肾阳虚、肾虚血瘀证）：川续断、桑寄生、川芎、苏木、大血藤、川牛膝、独活、乳香、没药、透骨草、苍术、白芷。

（3）湿热瘀结证（适合湿热证）：败酱草、大血藤、丹参、赤芍、乳香、没药、透骨草、苍术、白芷、三棱、莪术、连翘。

操作要点：①将中药装入罐中，加清水1 000~1 500 ml，煮沸5~10分钟后用于熏蒸；②患者俯卧于熏蒸床上，趁热熏蒸下腹部，并以文火维持药液沸腾，使蒸汽持续而均匀。亦可采用现代"气雾透皮"设备进行熏蒸，较为安全。熏蒸后注意保暖。每次熏30~40分钟，每日1次，10日为1个疗程，行经前10日开始治疗。每个月经周期连续治疗1个疗程，经期停用，连续3个疗程。

（八）其他疗法

1.中药泡足

药物：益母草15 g，桃仁15 g，延胡索15 g，香附15 g，小茴香15 g，艾叶15 g。

操作要点：将中药水煎去渣取液1 000 ml左右，加清水3 000 ml左右，倒入深度为60~80 cm的药浴袋中，双小腿伸入袋内后，一起放入装满40℃的温水泡洗桶内，袋内药液浸润至足三里附近。中药泡脚适合于虚证及寒证的痛经。每次泡洗30分钟左右，每天1次，经前1周开始，连续7天。行经时停止泡洗，连续治疗3个月，周期为1个疗程。泡洗以全身微汗出为度，泡洗后避免风寒，注意清淡饮食。

2.脐疗

方药：①气滞血瘀证，香附 、乌药 、川芎 、桃仁 、红花 、五灵脂 、延胡索 、冰片各等份。②寒凝血瘀证，吴茱萸 、小茴香 、乳香 、没药 、赤芍 、五灵脂、延胡索等各等份。

操作要点：将上述药物粉碎密封备用，治疗时将药粉填于脐内，灸条熏灸脐部至腹腔温热。每次操作约30分钟，月经前7天左右开始实施，隔3天1次，直至月经来潮停止施用，3个月经周期为1个疗程。饭后半小时内不宜操作。保持室内空气流通。结束后饮温热水，治疗期间禁服冷饮。

3.砭石治疗术

主穴及操作部位：小腹及腰背部；气海、关元、膈俞、肝俞、肾俞、八髎、章门、期门、血海、地机等。

操作要点：①经前3天内每天用加热砭板在患者小腹及腰骶部做温法30分钟；②将砭具压于小腹正中，做顺时针旋转揉摩10分钟，同时从小腹至脐部反推30~50次，然后在气海、关元各按揉2分钟；③用砭具点按膈俞、肝俞、胃俞、肾俞、八髎等穴位，每穴各半分钟，再于腰骶处横擦，以透热为度；④按揉章门、期门、血海、地机等穴位，每穴半分钟。砭石治疗适合痛经虚证及

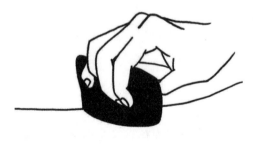

图4-4　砭石疗法

寒证为主的痛经。每次于经前连续治疗3天左右，3个月经周期为1个疗程。治疗过程中应认真观察患者的反应，及时调整手法。操作中以患者耐受为度，着力点要浅，次数勿多，以防止软组织损伤。

4.鼻嗅法

方药：川乌、草乌、荜茇、良姜等分研为极细末入瓶。

操作要点：经期少许药粉吸入，诱发喷嚏，每日3次。或极小单层纱布包裹药粉少许，塞入鼻孔，两侧交替，每次15~30分钟，每日3次，经期用。

5.阴道塞药法

方药：蛇床子、五倍子、艾叶各15 g，公丁香、雄黄、枯矾各9 g，麝香0.3 g。

操作要点：以上药物共研细末，炼蜜为丸，每丸重3 g，经前每天2天塞1丸阴道深处，连用3丸。此方法适宜于服药或一般外治疗效不佳的中重度包括痛经患者。

痛经外治法种类繁多，在此只列举了临床常用的一些方法。临床应用时可以根据病情和治疗条件选取2~3种方法联合治疗。如针灸配合穴位贴敷及耳穴压豆；艾灸配合中药熨烫或中药熏蒸及耳穴压豆；推拿配合砭石治疗及脐疗等。

六、中医预防与调护

（1）调情志，保持心情舒畅。

（2）在月经来潮前及经期要注意防寒保暖，不食生冷辛辣食物，不参加过重的劳动和剧烈运动。

（3）尽量避免人流等各种宫腔手术、禁经期同房等，预防继发性痛经的发生。

（4）平时适当地进行体育锻炼，增强体质，少食生冷。

（5）劳逸结合，生活有规律。

（刘艺、韩久利、宵海燕）

第二节 闭 经

一、概要

月经来潮是下丘脑—垂体—卵巢轴及子宫生殖道之间精细的相互调节作用的结果。这个相互作用中任何一步出现问题都会造成闭经。闭经是妇科疾病中最常见的症状之一，并非疾病名称，而是病理生理变化的临床表现，其病因众多，不仅涉及内分泌系统，而且涉及多系统多学科，使病情复杂化，常给诊断和治疗带来困难。

中医学将闭经称之为"经闭""不月""月事不来""经水不通"等。历代医著对闭经论述颇多，《灵枢·邪气脏腑病形》指出："肾脉……微涩为不月。"《素问·评热病论》指出："有病肾风者……月事不来""月事不来者，胞脉闭也。"《素问·阴阳别论》有"二阳之病发心脾，有不得隐曲，女子不月"；尤在《素问·腹中论》创妇科第一首方"四乌贼骨一芦茹丸"，治疗血枯经闭，至今常用。

二、中医外治法的优势

闭经病因复杂，治疗难度大，药物治疗联合中医外治法可相互配合提高疗效，加之外治法方法简便，疗效可靠，无副作用，且无药物之苦，所以，值得提倡和推广。

三、诊断要点

目前广泛为人所接受的闭经的定义为：①已达到14岁尚无月经来潮，第二性征不发育者。②已达16岁尚无月经来潮，不论第二性征发育生长是否正常者。③已有月经来潮，但月经闭止3个周期（按本人的月经周期长短计算）或超过6个月不来潮者。

四、辨证分型

1.气血虚弱证

月经周期延迟、经量少、色淡红、质薄，渐至月经不行；神疲肢倦，头晕眼花，心悸气短，面色萎黄；舌淡、苔薄、脉沉缓或细弱。

2.肾气亏损证

年逾16岁尚未行经，或月经初潮偏迟，时有月经停闭，或月经周期建立后，由月经周期延后、月经减少渐至月经停闭；或体质虚弱，全身发育欠佳，第二性征发育不良，或腰酸腿软，头晕耳鸣，倦怠乏力，夜尿频多；舌淡黯，苔薄白，脉沉细。

3.阴虚血燥证

月经周期延后、经量少、色红质稠，渐至月经停闭不行；五心烦热，颧红唇干，盗汗甚至骨蒸劳热，干咳或咳嗽唾血；舌红，少苔，脉细数。

4.气滞血瘀证

月经停闭不行，胸胁、乳房胀痛，精神抑郁，少腹胀痛拒按，烦躁易怒；舌紫黯，有瘀点，脉沉弦而涩。

5.痰湿阻滞证

月经延后，经量少，色淡质黏腻，渐至月经停闭；伴形体肥胖，胸闷泛恶，神疲倦怠，纳少痰多或带下量多，色白；苔腻，脉滑。

五、中医外治法

（一）针刺法

1.普通针刺法

主穴：关元、归来、肾俞、气冲、子宫、三阴交、天枢、阴交、地机、八髎、十七椎、公孙、次髎等；病情重者可选长强。

配穴：肝肾亏虚加肝俞、太溪；气血不足加气海、血海、脾俞、足三里；气滞血瘀加太冲、期门、膈俞；阴虚血燥加血海、阴交；痰湿阻滞加带脉、丰隆、水道；肾气亏虚加命门、腰阳关、大椎、阳维；病程长者加百会、神门、志室、肓俞、复溜、气门等。

操作要点：①主穴为主，据不同证型酌加配穴。每次取6~8穴。针刺手法虚补实泻为原则。针刺关元，宜用连续捻转手法，使针感向会阴部传导。膈俞、脾俞等背俞穴向下或朝脊柱方向斜刺，不宜直刺、深刺。长强穴宜浅刺、强刺激。②气血不足、寒湿凝滞者可在背部穴或腹部穴加灸。③气滞血瘀者或痰湿内凝的可配合刺络拔罐。④本病病情重，病程长，治疗每日或隔日1次，10次为1个疗程，连续治疗8~10次，经期停用。

2.电针

选穴原则：同普通针刺法。

操作要点：归来配三阴交、中极配地机。接电针治疗仪，用疏密波，施以中等强度电流刺激。可任选一对穴位或各对穴位交替使用。每日或隔日治疗1次，每次20~30分钟，每日或隔日1次，10次为1个疗程，连续治疗3~6个月。

3.温针灸

选穴原则：同普通针刺法。

操作要点：患者平卧或俯卧位，针刺穴位得气后，于针柄上放置艾团（艾炷），点燃并留针20~30分钟。温针灸疗程同普通针刺。温针灸适合寒凝血瘀或气血亏虚等寒证或虚证。辨证选穴，一般选择肌肉丰满的穴位为好，选穴可轮流选取以避免对皮肤的刺激。

4.穴位埋线

主穴及配穴：参照普通针刺法。

操作要点：见总论及痛经章节。穴位埋线一般非经期进行，半月埋线1次，连续5~8次为1个疗程。

（二）耳针或耳穴压豆或耳部掀针

主穴：内生殖器、内分泌、皮质下。

配穴：肝、肾、心。

操作要点：主穴为主，酌加配穴。每次取2~3穴，双耳均选。毫针中度刺激，留针15~30分钟，注意严格消毒，耳针每日或隔日1次，连续5~7次为1个疗程，治疗5~8个疗程；可行埋针或压丸法。以王不留行籽贴压或掀针贴压，敷贴好后宜用拇、食指反复按压至耳廓潮红充血。并嘱患者每日自行按压3~4次。3~5天换贴1次。月经来潮后宜再贴压1个疗程，以巩固效果。一般3~5次为1个疗程，治疗3~5个疗程。

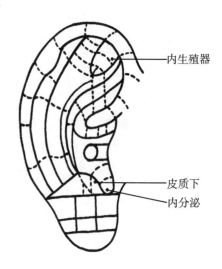

图4-5 闭经耳穴示意图

（三）灸法

1.直接灸或隔物灸

穴位：关元、气海、中极、地机、次髎、足三里、三阴交、阳池、三焦俞。

操作要点：灸法对各种证型的闭经均有效，对虚证的闭经效果尤其突出。选穴按辨证及个人经验为主，选取5~8穴。可以用灸条悬灸或灸盒施灸。

对于下焦虚寒较重患者，可以采用隔物灸。隔物灸有隔姜灸、隔盐灸等。

隔姜灸将艾炷放置姜片上，从顶端点燃艾炷，待快燃尽时在旁边接续一个艾炷。灰烬过多时及时清理。注意艾灸过程中要不断地移动姜片，以局部出现大片红晕潮湿，患者觉热为度。每穴灸5~7壮小艾炷。

隔盐灸：一般用于神阙穴施灸，干净纱布覆盖在脐孔上，在脐孔内填满盐，盐上放姜片，姜片上放置小艾炷后施灸，以患者感觉腹腔温热为度。

灸法每天1次，5~7次为1个疗程，共治疗3~5个疗程。

2.热敏灸

穴位：关元、子宫、次髎、三阴交。

操作要点：①取穴，对穴位热敏高发穴位关元、子宫、次髎等穴进行热敏探查（热敏穴位对艾热异常敏感，易产生经气传感，故治疗前要用艾条悬灸探查热敏穴位，热敏穴位会出现透热、传热、扩热等现象），标记热敏穴位。②灸感，a.关元单点温和灸：患者可自觉热感透至腹腔并扩散至整个腹部，灸至热敏灸感消失。b.子宫穴位双点温和灸：患者可自觉热感透至腹腔并扩散至整个腹部，灸至热敏灸感消失。c.次髎穴双点温和灸：患者可自觉热感深透至腹腔或扩散至腰骶部或向下肢传导，灸至热敏灸感消失。

3.温督灸

部位：取督脉大椎至腰俞的脊柱部位。

督灸粉：麝香、斑蝥、肉桂、丁香、川芎、冰片、附子、桂枝、细辛、当归、没药、透骨草按2:1.5:1:1:1:1:1:1:1:1:1:1的比例研为极细粉。

操作要点：①令患者裸背俯卧于床上。常规消毒后在治疗部位涂抹生姜汁，再在治疗部位上撒上督灸粉，之后在其上覆盖桑皮纸，然后再在桑皮纸上铺生姜泥如梯状，最后在姜泥上面最顶端、中间点、最

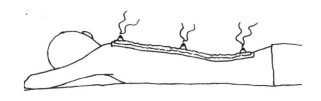

图4-6 温督灸

末端放置三角锥形艾炷。②点燃艾炷上中下三点，任其发热至自然熄灭，连续灸治1~3次后把姜泥和艾灰去除。③用湿热毛巾把治疗部位擦干净。④灸疗后局部皮肤红润，4~6小时后慢慢起小泡。第二天放掉水泡中的液体。灸痂一般3~7天脱落。10~15天治疗1次，3次为1个疗程。病情顽固者，在三伏天温督灸更为合适。

4.雷火灸

穴位：关元、气海、曲骨、三阴交、肾俞、八髎、腰阳关等。

治疗部位：小腹、腰背。

雷火灸可以购成品，也可以配制。乳香30 g，没药30 g，川乌30 g，草乌30 g，穿山甲20 g，细辛20 g，肉桂20 g，桃仁20 g，川芎20 g，樟脑40 g，冰片40 g，硫磺40 g，上药研细为末，紧卷成圆柱形备用。

操作要点：①气滞血瘀及寒凝血瘀证，点燃2支雷火灸条，装在两头灸具上，距离小腹与骶髂关节部2~3 cm，灸至皮肤发红，深部组织发热，每处不能少于15分钟；灸关元、气海、曲骨、三阴交等穴位，用雀啄法，每雀啄8次为1壮，两壮之间用手按压1次，每穴各8壮。②气血虚弱、肾气亏虚，小腹、腰背部，灸至皮肤发红，深部组织发热，每部位灸疗时间不能少于25分钟；灸肾俞、八髎、三阴交、足三里等穴位，距离穴位2 cm，用小回旋灸法，每回旋8次为1壮，每穴各灸8壮。每日或隔日1次，3~5次为1个疗程，治疗3~4个疗程，疗程之间休息1周。③雷火灸对虚寒性闭经适合。

（四）推拿

主穴及经络：气海、关元、肾俞、八髎；肾俞、脾俞、膈俞；三阴交、血海、足三里；任脉、督脉、膀胱经第一侧线。

操作要点：①揉摩小腹，虚证方向以逆时针为主，实证以顺时针为主，手法要求深沉缓慢，时间10~15分钟；②用一指禅推、按、揉气海、关元等腹部穴位，以酸胀为度；③辨证手法：气滞血瘀，配按揉章门、期门、血海，以病人感觉酸胀为度；斜擦两胁，以微热为度。寒凝血瘀，直擦背部督脉，横擦骶部，以小腹透热为度。按揉八髎，以局部温热为度。肾气亏虚、肝肾亏虚、气血不足，点按中脘、天枢、足三里、脾俞、胃俞；横擦左侧背部脾胃区，腰部肾俞、命门，以透热为度；直擦背部督脉，斜擦小腹两侧，均以透热为度。痰湿阻滞，点按丰隆、带脉、大横，按揉八髎，以酸胀为度，横

擦背部及腰骶部，以透热为度。具体操作时间及手法根据病情而定，整体操作时间每次以40分钟左右为宜。疗程：每日或隔日1次，每次40分钟，10次为1个疗程。

（五）穴位贴敷

主穴：神阙、关元、气海、中极、三阴交、子宫、次髎、足三里、肾俞、归来。

配穴（根据辨证灵活选取）：气滞血瘀配肝俞、膈俞、阴交、血海、太冲；寒凝血瘀配血海、命门；阳虚内寒配腰阳关、次髎等；痰湿配中极、膀胱俞、带脉、曲池、委中、阴陵泉、三阴交、蠡沟；气血虚弱配血海、关元俞、中脘、天枢、足三里、脾俞、胃俞；肝肾亏虚配肝俞、肾俞、命门。

方药：当归、川芎、白芍、延胡索、乳香、蒲黄、五灵脂、大黄、肉桂。

暖宫止痛贴（适合于寒凝血瘀、气滞血瘀证）：加桂枝、艾叶、三七、姜黄、香附、乌药、白芥子。

健脾温肾贴（适合于脾肾气虚、阳虚体弱证）：加仙灵脾、蛇床子、川乌、草乌。

清热利湿贴（适合于痰热证）：加银花藤、大血藤、赤芍、栀子

补肾活血贴（肾虚血瘀证）：加桑寄生、续断、三棱、透骨草、穿山甲、细辛。

操作要点：以上药物各等份，研细为末备用。以黄酒或姜汁或蜂蜜调和成糊状。取适量药膏（每穴取2~3 g），敷贴于患者穴位（每次选取4~6穴），胶布固定。敷贴时间以患者能够耐受为度，时间4~6小时。每天1次，每次4~6小时，连贴5~7天为1个疗程，连续3个疗程。病程顽固或体质较差者，可以增加三伏贴与三九贴。贴药时间每年三伏天与三九天各贴敷1次，连续3次为1个疗程。需要强化治疗者，可增加敷贴1~2次。一般连续治疗3个疗程（3年）。

（六）其他疗法

1.皮肤针

操作要点：重点叩刺腰骶两侧，任脉、肾经、脾经循行的部位，重点扣刺气海、关元、肝俞、肾俞、三阴交等。2~3日1次，治疗3次为1个疗程，连续治疗5~6个疗程。

2.穴位注射

穴位：肝俞、脾俞、肾俞、气海、关元、归来、气冲、三阴交。

操作要点：每次选2~3穴，用黄芪、当归、红花注射液等中药制剂或胎盘组织液、维生素B_{12}注射液，注射液可以换用选取，每穴注入1~2 ml。注射穴位不宜过多。注意严格无菌操作。隔日1次，6~10次为1个疗程。

3.刮痧法

部位：下腹部、腰背部、下肢。

操作要点：①背部，用直线刮法刮拭脊柱两侧膀胱经第一侧线，每侧刮拭10~20次为宜，重点刮拭肝俞、脾俞、胃俞、肾俞、三焦俞穴。②腹部：a.用边刮法、重刮法刮拭腹部正中任脉，从气海穴向下刮至中极穴，重点刮拭关元、气海穴，也可用摩擦法、按揉法。b.用轻刮法短距离刮拭奇穴子宫穴区，也可点压按揉。各部位刮拭20~30次为宜。③下肢：a.以膝关节为界分上下两段分别刮拭，由上向下依次刮拭肝经循行区域，主要从血海穴至三阴交穴，三阴交、血海穴可采用点压法、按揉法。b.用轻刮法刮拭小腿内侧肾经循行区域，重点点压、按揉内踝下照海穴区，也可用角刮法短距离直线刮拭。每一部位刮拭10~20次为宜。每周刮痧1~2次，治疗2~3周。

4.中药热熨

（1）虚寒瘀证（适合于气滞血瘀、寒湿凝滞、气血虚弱证）：益母草40 g，丹参40 g，桃仁40 g，红花40 g，艾叶40 g，川椒40 g，木通10 g，吴茱萸60 g，黄芪30 g，当归6 g，川芎60 g，木香60 g，小茴香60 g，淮山药30 g，山萸肉30 g。

（2）痰湿瘀阻证：苍术30 g，生半夏30 g，胆南星30 g，艾叶40 g，红花40 g，王不留行40 g，大黄30 g，海桐皮30 g。

操作要点：①将事先调配好的中草药研成粉末和匀，取药粉300 g装入自制无纺布药袋（规格20 cm×30 cm）并封口，制成药物封包；②将食盐500 g装入自制的普通布袋（规格20 cm×30 cm）内封包制成盐包；③将盐包放入恒温箱中加热至60℃；④治疗时将药物

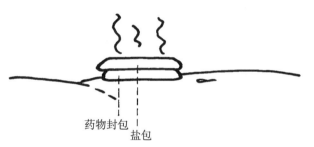

药物封包　盐包

图4-7　中药热熨

封包放置于患者治疗部位，取出加热后的盐包装入自制无纺布袋（规格25 cm×40 cm）内，放置于药物封包上，通过盐包加热药物封包，熨烫治疗部位。每日1~2次，每次20~30分钟，5~7天更换1个药袋，14天为1个疗程，治疗3个疗程，经期停用。也可将药包高温蒸热后，隔毛巾放置于腰腹部热熨。

5.中药熏蒸

中药熏蒸根据闭经辨证不同，分为以下证型。

（1）寒湿瘀滞证（适合于气滞血瘀、寒凝血瘀证）：桂枝、没药、透骨草、细辛、川芎、大血藤、三棱、苍术、白芷、艾叶、小茴香、干姜。

（2）肾虚血瘀证（适合于脾肾阳虚、肾虚血瘀证）：川续断、桑寄生、川芎、苏木、大血藤、川牛膝、独活、乳香、没药、透骨草、苍术、白芷。

（3）痰湿、湿热瘀结证（适合于湿热证）：败酱草、大血藤、丹参、赤芍、乳香、没药、透骨草、苍术、白芷、三棱、莪术、连翘。

操作要点：①将中药装入罐中，加清水1 000~1 500 ml，煮沸5~10分钟后用于熏蒸；②患者俯卧于熏蒸床上，趁热熏蒸下腹部，并以文火维持药液沸腾，使蒸汽持续而均匀。亦可采用现代"气雾透皮"设备进行熏蒸，较为安全。闭经中药熏蒸治疗部位为下腹部、腰部为主。每次熏30~40分钟，每日1次，10日为1个疗程，行经前10日开始治疗。每个月经周期连续治疗1个疗程，经期停用，连续3个疗程。

6.中药泡足

药物：益母草15 g，桃仁15 g，延胡索15 g，香附15 g，小茴香15 g，艾叶15 g。

操作要点：将中药水煎去渣取液1 000 ml左右，再加清水3 000 ml左右，倒入深度为60~80 cm的药浴袋中，双小腿伸入袋内后，一起放入装满40℃的温水泡洗桶内，袋内药液浸润至足三里附近。中药泡脚适合于虚证及寒证的闭经。每次泡洗30分钟左右，每天1次，经前1周开始，连续7天。行经时停止泡洗，连续治疗3个月周期为1个疗程。

闭经因病因复杂，病程较长，外治法一般建议三联至四联联合应用：如普通针刺法配合耳穴加推拿，或针灸推拿配合穴位注射机中药热熨等。穴位埋线配合耳穴压豆及穴位贴敷多种方法联合应用对改善病情、缩短疗程有一定的帮助。

六、中医预防与调护

（1）注意精神调摄，保持乐观，情绪稳定，避免暴怒、过度紧张和压力过大。
（2）采取严格合理的避孕措施，避免多次人流或刮宫。
（3）饮食适宜，注意营养均衡，少食辛辣、油炸、油腻之品。
（4）行经之时，注意防寒保暖，避免冒雨涉水，忌食生冷。
（5）适当运动，但避免剧烈运动。
（6）少服或不服紧急避孕药、长效避孕药、减肥药等。
（7）及时治疗某些慢性疾病，消除可能导致闭经的因素。

附：多囊卵巢综合征

一、概要

多囊卵巢综合征是一种生殖功能障碍与糖代谢异常并存的内分泌紊乱综合征，是最常见的妇女内分泌紊乱的疾病之一。以持续性排卵功能障碍、高雄激素血症或胰岛素抵抗、卵巢多囊样改变及闭经、多毛、肥胖、不孕为主要特征。其发病因素多并具有高度异质性，且临床表现多样，其中因排卵障碍而致不孕是多囊卵巢综合征的主要

临床表现。

二、中医外治法的优势

多囊卵巢综合征病因复杂，治疗难度大，药物治疗联合中医外治法可相互配合提高疗效。中医外治法治疗通过对于多囊卵巢综合征患者的整体调节，注重气血的关系，改善机体对内外环境变化、有害刺激的适应能力，以达到阴平阳秘状态，从而防止疾病的加重及恶化，疗效确切、副作用小、应用方便、操作简单等多种优势，成为该病治疗不可缺少的一种方法，值得提倡和推广。

三、诊断要点

1.病史
初潮后月经稀发或稀少，甚或闭经，或月经频发，淋漓不净，不孕等。

2.临床表现
月经失调、不孕、多毛、痤疮、肥胖、黑棘皮病等。

3.检查
B超检查发现卵巢多囊改变，基础体温单相波动等。

四、辨证分型

1.肾虚证
月经初潮迟至，月经后期，经量多，色淡质稀，渐至闭经，偶有崩漏不止，或月经延期；面色无华，头晕耳鸣，腰膝酸软，乏力畏寒，大便溏薄，带下量少，阴中干涩，苔淡苔薄，脉沉细。

2.脾虚痰湿证
月经后期，量少，甚则闭经，形体肥胖，多毛，头晕胸闷，喉间多痰，四肢倦怠，疲乏无力，带下量多，婚久不孕，舌体胖大，色淡，苔厚腻，脉沉滑。

3.气滞血瘀证
月经后期，量少，经行有块，甚则经闭不孕，精神抑郁，心烦易怒，小腹胀满拒按，或胸胁满痛，乳房胀痛，舌体暗红有瘀点瘀斑，脉沉弦涩。

4.肝经郁火证
月经稀发，量少，甚则经闭不行，或月经紊乱，崩漏淋漓，毛发浓密，面部痤疮，经前胸胁乳房胀痛，肢体肿胀，大便秘结，小便黄，带下量多，外阴时痒，舌红苔黄腻，脉沉涩或弦数。

五、中医外治法

（一）针刺法

1.普通针刺法

主穴：膈俞、脾俞、肝俞、肾俞、中脘、气海、关元、子宫、大赫、归来、血海、足三里、三阴交。

配穴：肾虚者配太溪，血虚者配血海，痰湿者配内关、丰隆，肝虚者配肝俞、期门、内关、太冲。

操作要点：①关元、子宫穴加灸。②穴位采用虚补实泻或平补平泻。③每日1次，6次为1个疗程。同时每个疗程之间休息一天再进行下一个疗程。

2.电针刺法

主穴：关元、大赫、中极、阴陵泉、三阴交。

配穴：随症加减。

操作要点：实证者用泻法，虚证者用补法，得气后，使用连续波或疏密波治疗，强度则以患者能忍受为宜。每天1次，15天为1个疗程，共5个疗程。

3.温针灸

具体方法及形式见总论及闭经相关内容。

4.穴位埋线

穴位：中极、合谷、地机、丰隆、太冲。

操作要点：见总论及痛经、闭经相关内容。经期停用，15日操作1次，3次为1个疗程，治疗2~3个疗程。对于病情顽固、需促排卵、需减肥的患者有较好的疗程疗效。

（二）灸法

艾灸的具体方法及形式见总论及闭经相关内容。

（三）耳针或耳穴压豆或耳部掀针

主穴：内生殖器、内分泌、皮质下、子宫、卵巢。

配穴：肝、肾、脾、心。

操作及注意事项：参见痛经、闭经。

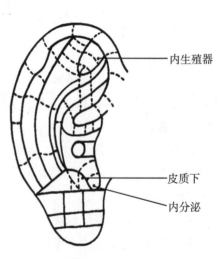

内生殖器

皮质下

内分泌

图4-8　多囊卵巢综合征耳穴示意图

（四）推拿

取穴及操作参见闭经相关内容。

操作要点：每星期进行2~3次，10次1个疗程，共3个疗程。月经期间不需停止治疗，但对腹部进行循按时，力度需适当减轻。

（五）穴位贴敷

参见痛经及闭经相关内容。

（六）其他疗法

1.挑刺法

穴位：大椎旁点（棘突旁开1.5~2寸）、骶丛神经点（髂后上棘外下1寸处）、L_2旁点（同肾俞穴）、归来。

配穴：气冲穴、L_1旁点（同三焦俞）。

操作要点：将钢针刺入皮下，并有节律地牵拉运针，频率为80~120次/分，强度因人而异，在滤泡期手法宜轻，黄体期可加重，排卵期就要平补平泻以期使受精卵更加容易着床。治疗周期以滤泡期第1天开始针挑，3~5天治疗1次，排卵期则需隔天1次，8~10次为1个疗程，3个月经周期为限。

2.穴位注射

穴位：关元、中极、子宫（双侧）、三阴交、气海。

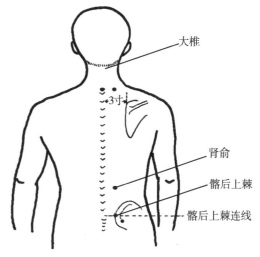

图 4-9　挑刺法穴位示意图

操作要点：促排卵从月经周期的第4天开始治疗，每日选择2个穴位，75U尿促性素用生理盐水稀释至25 ml，每穴注射2 ml，隔日1次，连续用7~8次。调经可用当归、红花注射液等，操作及注意事项参见闭经。

3.中药外用熏蒸、热熨、泡洗

中药外用熏蒸、热熨、泡洗等参见闭经。

多囊卵巢综合征患者的外治法有以下几个重点：①对于育龄期有生育要求的患者，中医外治法的重点是促排卵，可以2~3联应用以促排卵，如耳穴压豆配合针刺及艾灸，或中药热熨配合埋线、穴位注射等方案。②对于多囊卵巢综合征出血的患者，外治法参见崩漏。③对于肥胖患者，以耳针配合穴位埋线、穴位贴敷等为主。④对于无生育

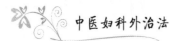

要求的患者，外治法以调理改善脏腑功能为主，外治法可以灵活组合。

六、中医预防与调护

（1）饮食防护。提倡健康饮食、营养均衡、科学饮食，忌发物、忌零食、忌甜食，限主食。

（2）加强运动，合理控制体重。

（3）注意精神调摄，保持乐观，情绪稳定，避免暴怒、过度紧张和压力过大。

（4）生活作息有规律。

（刘艺、韩久利、段晓玲）

第三节 崩 漏

一、概要

西医的异常子宫出血是指正常月经的周期频率、规律性、经期长度和经期出血量任何一项不符的，源自子宫腔的异常出血，需排除妊娠和产褥期相关出血。异常子宫出血的主要特征是月经周期、经期、经量的异常，如月经周期长短不一、经期延长、经量过多或是阴道不规则流血。

异常子宫出血相当于祖国医学"崩漏"的范畴，崩漏是指经血非时而下，或阴道突然大量出血，或淋漓下血不断者，前者谓之"崩中"或"经崩"，后者谓之"漏下"或"经漏"。中医关于崩漏的论述很多，历代医家对此都深有研究。崩，始见于《内经》："阴虚阳搏谓之崩"；漏，始见于《金匮要略》："妇人有漏下者，有半产后因续下血都不绝者，有妊娠下血者。"对于证治，宋代陈自明《妇人大全良方》认为"由心脾血虚"。金代李杲《兰室秘藏》主张脾肾之虚，治法重在温补。王肯堂主张"不问虚实……止血药止之"，开创治崩先止血的先例。明代方约之提出塞流、澄源、复旧的治崩大法。

二、中医外治法的优势

中医外治法在崩漏的治疗中，不仅可以帮助止血，而且可以在出血干净后起到调理建立月经周期、调理改善脏腑功能等作用，故具有良好的临床应用价值。

三、诊断要点

崩漏的临床主症是阴道出血，其特点是月经的周期、经期、经量严重紊乱。表现为月经不按周期而妄行，出血量多，势急症重如山之崩，或淋漓量少如屋之漏；或崩中漏下交替，也可崩闭交替，伴见经色、经质的异常。

四、辨证分型

功血以无周期性的阴道出血为辨证要点，临证时结合出血的量、色、质变化和全身症状辨明寒、热、虚、实，辨证不外乎虚、热、瘀。临床上脾气虚、肾虚、血热、血瘀、肝肾阴虚、脾肾不足是功血的常见证型。

1.肾阴虚证

经血非时而下，出血量少或多，淋漓不断，血色鲜红，质稠，头晕耳鸣，腰膝酸软，手足心热，颧赤唇红，舌红，苔少，脉细数。

2.肾阳虚证

经血非时而下，出血量多，淋漓不尽，色淡质稀，腰痛如折，畏寒肢冷，小便清长，大便溏薄，面色晦暗，舌淡暗，苔薄白，脉沉弱。

3.脾虚证

经血非时而下，量多如崩，或淋漓不断，色淡质稀，神疲体倦，气短懒言，不思饮食，四肢不温，或面浮肢肿，面色淡黄，舌淡胖，苔薄白，脉缓弱。

4.血热证

经血非时而下，量多如崩，或淋漓不断，血色深红，质稠，心烦少寐，渴喜冷饮，头晕面赤，舌红，苔黄，脉滑数。

5.血瘀证

经血非时而下，出血量少或多，淋漓不断，血色紫黯有块，小腹疼痛拒按，舌紫黯，或有瘀点，脉涩或弦涩有力。

五、中医外治法

（一）针刺法

1.普通针刺

主穴：三阴交、中极是治疗崩漏的主穴，局部取穴应以任脉、膀胱经为主，主要穴位有肾俞、气海、关元、石门、子宫、三阴交、太溪。

配穴：虚证者取关元、三阴交、肾俞、交信；气虚者配气海、脾俞、膏肓俞、足三里；阳虚者配气海、命门、复溜；阴虚者配然谷、阴谷；实证者取气海、三阴交、隐白；血热者配血海、水泉；血瘀者配地机、气冲、冲门；血热者配血海；肝郁气滞者配中极、行间。

操作要点：①根据所选穴位用不同的手法进行针刺治疗，缓慢进针，采用平补平泻法，每日针刺1次，5天为1个疗程。治疗3~5个疗程。②崩漏血止后调理周期，针刺促排卵治疗，月经周期第12~16天开始针刺治疗，取穴双侧三阴交、双侧子宫、关元、中极，每日1次，每次留针30分钟，连续治疗3~5天，同时配合中药人工周期治疗，治疗3个疗程。

皮内针法原理同普通针刺，但更简单便捷，皮内针法选气海、地机、三阴交、中极、隐白等。消毒穴位后，取揿钉型或麦粒型皮内针刺入，外用胶布固定，埋入2天后取出。皮内针操作简便，可以治疗4~7次。

2.温针灸

主穴：梁丘、承山、肾俞、气海、关元、石门、子宫、三阴交、太溪。

配穴：阴虚者加内关、太冲；气虚者加脾俞、足三里、交信、归来、大赫；血瘀者加肝俞、血海、地机、太冲；虚脱者加百会、气海。

操作要点：①温针灸对于虚寒性的崩漏治疗效果好。②按补虚泻实原则对上述穴位施以不同的补泻手法。③每穴灸2壮后起针。④每天1次，10次为1个疗程，治疗2个疗程。

（二）灸法

1.普通灸

主穴：三阴交、关元、百会、血海、大敦、隐白、断红、石门、关元。

悬灸或灸盒施灸，具体操作见总论及痛经。

2.隔物灸

穴位：肾俞、腰阳关、气海、归来。

操作要点：隔姜灸或隔附子饼灸。参见痛经，适合于虚寒性的崩漏。

3.热敏灸

穴位：关元、隐白。

操作要点：①取穴，对穴位热敏度高发部位关元、隐白穴区进行穴位热敏探查，标记热敏穴位。②灸感，a.关元穴单点温和灸，患者可自觉热感透至腹腔并扩散至整个腹部，灸至热敏感消失。b.隐白穴双点温和灸，部分患者的热感可直接到达腹部，如热感仍不能上至腹部者，再取一支点燃的艾条悬灸感传所达部位的近心端点，进行温和灸，依次接力使热感到达腹部，最后将两支艾条分别固定于隐白穴和腹部进行温和灸，灸至热敏

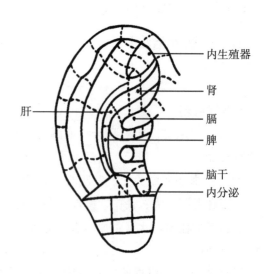

内生殖器
肾
肝
膈
脾
脑干
内分泌

图4-10　崩漏耳穴示意图

感消失。每次选取上述穴位，每天1次，连续10天为1个疗程，共治疗3个疗程。

（三）耳针或耳穴压豆或耳部掀针

穴位：肝、脾、肾、膈、内分泌、脑干、子宫。

操作要点：耳针一般刺入2~3 mm即可达软骨，其深度以毫针能稳定而不摇摆为宜，用毫针施以中度刺激，留针15~20分钟，每日或隔日1次，10次为1个疗程，治疗2个疗程。耳穴压豆或掀针每于行经前半个月开始贴压，至月经来潮为1个疗程，共治疗3个疗程。

（四）其他疗法

1.穴位注射

穴位：子宫（耳穴）、内分泌（耳穴）、关元、肾俞、三阴交。

操作要点：抽取酚磺乙胺注射液及参麦注射液各4 ml，共得复合注射液8 ml。于子宫（双侧）、内分泌（双侧）各注射0.1 ml，三阴交（双侧）注射0.3 ml，关元穴注射1 ml，肾俞（双侧）各注射3 ml。隔日1次，7次为1个疗程，共疗2个疗程。

2.皮肤针

选用拔毛状的皮肤针，选下腹部任脉、肾经、胃经、脾经、腰骶部督脉、膀胱经、夹脊穴，消毒后，腹部从肚脐向下叩刺到耻骨联合，腰骶部从腰椎到骶椎，先上后下，先中央后两旁，以所叩部位出现潮红为度，每次叩刺10~15分钟，以腹部舒适为度。

操作要点：2~3日1次，治疗3次为1个疗程。叩刺局部皮肤有出血或破损，应及时消毒。

3.脐疗法

（1）肾阴虚损：益智仁、沙苑子各30 g，生地黄、牡丹皮各15 g，艾叶6 g。共研细末，取药末适量，用醋调为糊状。敷肚脐，固定。6小时换药1次。

（3）肾阳虚衰证：白芷、小茴香、红花各40 g，肉桂、细辛各30 g，延胡索35 g，当归50 g，益母草60 g，樟脑、乳香、没药各适量。先将乳香、没药浸入95%乙醇溶液中，再将前8味药共水煎2次，煎液浓缩成稠膏状，溶于适量的95%乙醇的乳香、没药液中，将药液加热烘干后研细末，加入樟脑封存。用时取药末9 g，黄酒数滴，拌成糊状。敷肚脐，固定。药干后则换1次，连用3~6

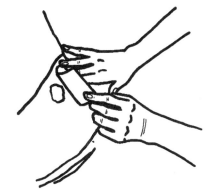

图 4-11　脐疗

次。

（3）脾虚失摄证：党参、白术、黑炮姜、乌贼骨各15 g，甘草6 g，共研细末。用时取药末适量，用醋调成糊状，敷肚脐，固定，每日换药1次。

（4）血热证：生地黄、地骨皮各15 g，黄芩、黑栀子、炙龟板、煅牡蛎各12 g，牡丹皮10 g。共研细末，用时取药末适量，加醋调为糊状。敷肚脐，固定。每6小时换药1次。

（5）血瘀证：当归、川芎、肉桂、炙甘草各15 g，蒲黄、乳香、没药、五灵脂各7.5 g，赤芍3 g，益母草10 g，血竭1.5 g。除血竭外，共研细末。取药末适量（20~30 g）与血竭（另研）0.5 g混合拌匀，加入热酒调和成厚糊状。敷肚脐，固定。每日换药1次，至出血干净方可停药。

（6）脾肾亏虚证：黄芪、杜仲、蚕沙、炮姜炭、赤石脂、禹余粮各10 g，灶心土30 g。将前6味药研细末。灶心土煎水调药末成糊状。敷肚脐，上盖塑料薄膜，胶布固定。每日换药1次。血净后停用。

六、中医预防与调护

（1）本病反复发作，治疗周期长，患者烦躁、忧郁者多，故生活中，调节情志，保持心情舒畅，避免情绪波动。

（2）清淡、营养饮食，忌食辛辣、刺激、生冷食物。

（3）出血期间，避免重体力劳动或剧烈活动或过于劳累疲倦。

（4）尽量减少服用长效避孕药、紧急避孕药及抗凝药物等。

（5）积极治疗内科疾病，避免异常出血的发生。

崩漏的外治法，优势在出血期间，可以帮助快速止血。血止后可根据月经周期等情况，参照月经不调的外治法调理及复旧。出血期间，可以普通针刺配合艾灸，也可以温针灸配合耳穴压豆，出血重者，可加用灸法或穴位注射等。各种方法，均可辨证配合脐疗，二至三联联合应用以止血。

（刘艺、韩久利、佘雪立）

第四节　月经前后诸证

月经前后诸证是指每于行经前后或行经期间，周期性的出现明显不适的全身或局部症状者，以经前2~7天和经期多见，古代医籍根据不同的主证，分别称之为"经行乳房胀痛""经行头痛""经行身痛""经行感冒""经行发热""经行眩晕""经行口糜""经行吐衄""经行泄泻""经行肿胀""经行风疹块""经行情志异常"等。本病多见于中年妇女，可出现单一主证，也可两三证同时并见，常影响工作和生活。西医所称的"经前期综合征"可参考本病辨证论治。现对诸证分别进行讨论。

一、经行乳房胀痛

（一）概要

每于行经前后或正值经期，出现乳房胀痛或乳头胀痒疼痛，甚至不能触衣者，称经行乳房胀痛。

（二）中医外治法的优势

西医认为经行乳房胀痛由内分泌失调，雌激素分泌增多导致，中医认为该病是由易躁易怒易忧、思想压力大、多愁善感、焦虑上火、肝火太盛、肝脾之气瘀结而成，中医外治法能双向调节下丘脑—垂体—性腺轴，具有调节生理功能和内分泌的作用；可逐步调节雌孕激素水平，渐至生理平衡状态，从根本上纠正引起经行乳房胀痛的病理机制，具有安全、方便、无副作用的优点。

（三）诊断要点

1.病史
有七情内伤或久病史。

2.临床表现
经前或经期出现乳房胀痛，乳头胀痒疼痛，甚则痛不可触，经净后逐渐消失，随月经周期发作，两个月经周期以上。

3.检查
经行前后或经行体格检查时双侧乳房胀痛，或有触痛，但无肿块，皮色不变，经后消失；妇科检查盆腔器官无异常；辅助检查可作乳腺B超或红外线扫描排除乳房器质性病变。

（四）辨证分型

1.肝气郁结证
经前或经行乳房胀痛，或乳头痒痛，甚者痛不可触衣，胸闷胁胀，善叹息，经行不畅，血色暗红，小腹胀痛，苔薄白，脉弦。

2.肝肾阴虚证
经行或经后两乳作胀作痛，乳房按之柔软无块，两目干涩，咽干口燥，五心烦热，月经量少、色淡，舌淡或舌红少苔，脉细数。

（五）中医外治法

1.普通针刺

主穴：肝俞、太冲、期门、膻中、肩井。

配穴：肝郁化火者加行间、合谷，针用泻法；肝肾亏虚者加肾俞、太溪以补益肝肾，针用补法。

操作要点：肝俞斜刺，期门、肩井向下或沿肋间隙向外平刺，膻中穴向患乳方向平刺，针用泻法。

2.耳穴压豆

穴位：脾、肾、大肠、内分泌、内生殖器。

操作要点：一般每周2次，左右耳轮流贴压，每日按压耳穴6次，每次按压20下；于月经前20天开始耳压，至月经来潮为1个疗程，可连续用3个疗程。

3.热敏灸

穴位：膻中、天池、中脘、膈俞、肝俞、肩贞。

操作要点：①取穴，对穴位热敏高发部位膻中、天池、中脘、膈俞、肝俞、肩贞等穴区进行穴位热敏探查，标记热敏部位。②灸感：a.膻中、天池（患侧）穴双点温和灸，患者自觉热感透入深部，或热感扩至整个乳房，或出现表面不热深部热

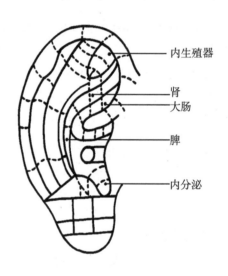

内生殖器
肾
大肠
脾
内分泌

图4-12 经行乳房胀痛耳穴示意图

现象，灸至热敏灸感消失。b.中脘穴单点温和灸，患者自觉热感透入上腹深部，或出现表面不热深部热现象，灸至热敏灸感消失。c.膈俞穴双点温和灸，患者自觉热感深透或热感扩散至两侧胸部，灸至热敏灸感消失。d.肝俞穴双点温和灸，患者自觉热感深透至腹腔或扩散至背腰部，灸至热敏灸感消失。e.肩贞穴双点温和灸，患者可出现深部热或酸胀或热流向上肢传导等现象，灸至热敏灸感消失。③疗程：每次选取上述2组穴位，每天1次，连续10天为1个疗程，共治疗3个疗程。

4.刮痧

部位：乳房部位、胸胁部位、肩背部、下肢部。

操作要点：①乳房部位：患者取坐位，暴露双乳，首先在乳房上涂上刮痧乳，从乳房四周边缘沿乳腺管轻轻向乳头方向，用轻刮法以均匀力度刮拭，手法宜轻且柔和，每一部位刮拭10~20次为宜，乳头处禁刮。②胸胁部：患者取坐位；采用轻刮法

刮拭胸部正中任脉，重点刮拭膻中穴；用刮痧板边缘，采用轻刮法、角刮法沿肋间隙由内向外刮拭屋翳、乳根穴，每一部位刮拭10~20次。③肩背部：患者取俯卧位，用弧线泻刮法刮拭肩部胆经循行区，肩井穴可采用点压法、按揉法；用点压法、按揉法或轻刮拭肩胛部天宗穴；刮拭脊柱两侧膀胱经，从肝俞刮至肾俞，重点是刮拭肝俞、脾俞、肾俞，每一部位刮拭10~20次为宜。④下肢：患者取坐位，用直线刮法刮拭小腿外侧胃经和内侧脾经循行区，重点刮拭足三里和三阴交穴区，每侧刮拭10~20次。每隔3~6天刮1次，7~10次为1个疗程。

5.中药熏洗

材料：葱白100~150 g。

操作要点：葱白切细加入适量热水，先熏后洗患侧乳房，每日3~5次，2天为1个疗程。

对经行乳房胀痛，针刺、刮痧、热敏灸治疗有优势。可以选择1~2种进行治疗。

（六）中医预防与调护

1.适寒温

经前及经期注意保暖，经期身体免疫能力差，应尽量避免受寒、淋雨、接触凉水等，以防血为寒湿所凝，导致月经病的发生。

2.节饮食

经期不宜过食寒凉冰冷之物，以免经脉壅涩，血行受阻。

3.调情志

经期情绪稳定，心境安和。

二、经行头痛

（一）概要

经行头痛是指每值经期或经行前后，周期性地出现以头痛为主要症状的病症。

（二）中医外治法的优势

长期服用头痛药会出现恶心、呕吐、上腹部不适或疼痛等胃肠道反应，以及皮肤伤害和肝脏损害。而中医外治法如针刺法可改善颅内动脉血流速度，调节血管舒缩功能，改善症状；不但可以及时止痛，还可长期镇痛。耳穴法具有调理冲任、调肝养血以及调节内分泌、调整脏腑功能作用。推拿手法可以调节神经，阻断痛觉冲动的传导，解除分支血管的痉挛，使血管舒缩功能恢复正常，益气养血，局部组织血液流动正常，组织的微循环恢复正常，使疼痛得到缓解。

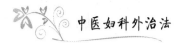

（三）诊断要点

1.病史

有久病体弱，精神刺激史。

2.临床表现

经前或月经前后出现头痛，经净后头痛自止。

3.检查

（1）妇科检查：一般无明显器质性病变。

（2）辅助检查：可做CT检查排除颅脑占位性病变。

（四）辨证分型

1.肝火旺盛证

经前头痛目胀，甚或巅顶掣痛，烦躁易怒，口苦咽干，经行量多，色鲜红，舌质红，苔薄黄，脉弦数。

2.气滞血瘀证

经前、经期头痛剧烈痛如锥刺，经血量少，行而不畅，色素有块，或伴小腹疼痛、拒按，舌黯、边有瘀点，脉细涩或弦涩。

3.气血亏虚证

经期或经后头部隐痛，月经量少，色淡质稀，心悸少寐，神疲乏力，舌淡，苔薄，脉细。

（五）中医外治法

1.针刺法

（1）普通针刺

穴位：百会、太阳、颔厌、悬颅、率谷、风池、太冲、侠溪、三阴交。

操作要点：百会针尖由前向后平刺1.5寸，行捻转泻法；太阳、颔厌、悬颅、率谷4穴，选用三点透刺的方法（即太阳透刺颔厌、颔厌透刺悬颅、悬颅透刺率谷），沿皮透刺后，行捻转手法，捻转速度每分钟120次，行针1分钟；风池、侠溪、太冲穴施以捻转泻法；三阴交穴行均匀提插捻转手法。留针时间根据头痛轻重程度而确定，轻、中、重度患者留针时间分别为30分钟、45分钟、60分钟。每隔10~15分钟行针1次。经前一周开始治疗，连续治疗7~10天，治疗2个疗程。

（2）头针

主要操作部位：额中线、顶中线、额旁2线。

配合操作部位：眩晕加颞后线（双侧）；全身乏力加顶颞前斜线上、中1/3；身痛加顶颞后斜线上1/5、中2/5。

操作要点：各线沿头皮进针，针刺入帽状腱膜下层后，分别行提插手法1~3分钟。然后留针15~30分钟，期间行气2~3次，每次2分钟左右。每日或者隔日1次，月经前6~7天开始治疗，一直到月经结束，7~10次为1个疗程，连续治疗3~5个月经周期。

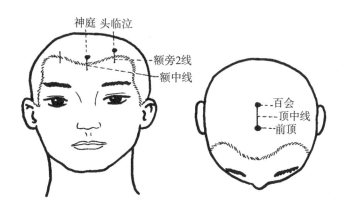

图4-13　头针刺激部位

2.耳针或耳穴压豆

穴位：肝、脾、肾、胆、枕、额、神门、皮质下、交感穴、内分泌、卵巢。

操作要点：辨证选取3~4穴。耳针针刺。或耳穴压豆或掀针后嘱患者每日自行按压3次，每次每穴2分钟。于头痛发作时开始治疗，每日1次，连续治疗5天。治疗3~5个疗程。

3.推拿

主穴：印堂、前庭、百会、鱼腰、太阳、风池、肩井、合谷。

操作要点：操作均要点压以上穴位，配合手法。①肝阳

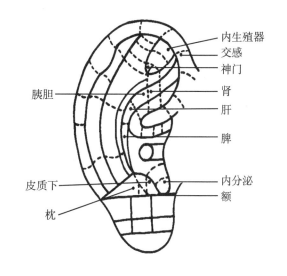

图4-14　经行头痛耳穴示意图

头痛：推桥弓，自上而下，每侧各20余次。两侧交替进行。用扫散法在头侧胆经循行部自前上方向后下方操作，两侧交替进行，各数10次。配合按角孙穴。按、揉两侧太冲、行间，以酸胀为度，再擦两侧涌泉，以透热为度。②血虚头痛：摩腹6~8分钟，以中脘、气海、关元为重点。横擦左侧背部及直擦背部督脉，以透热为度。按、揉两侧心俞、膈俞、足三里、三阴交，以微酸胀为度。③肾虚头痛：摩腹6~8分钟，以气海、关

元为重点。横擦背部督脉。横按腰部肾俞、命门及腰骶部，均以透热为度。每日治疗1次，4日为1个疗程，2个疗程之间休息1日，治疗3~5个疗程。

4.鼻嗅法

药物：鲜姜120 g，葱白7根，白胡椒30 g，黑豆7粒，大枣7枚（去核）。

操作要点：把白胡椒、黑豆共研细末，加姜、葱、枣捣烂，和匀用纱布包好，鼻嗅。每日嗅3~4次，每次嗅3~5分钟，2天换1次药，3剂药为1个疗程。

经行头痛有特色的疗法为头针及耳针疗法。

（六）中医预防与调护

（1）调情志，保持心情舒畅，避免情绪激烈波动。

（2）适劳逸，经期不适宜过度劳累和剧烈运动，多注意休息，防寒保暖。

（3）平时注意锻炼身体、增强体质。

（4）保证良好、充足的睡眠。

三、经行身痛

（一）概要

每于行经前后或正值经期出现遍身酸胀疼痛，月经干净后症状逐渐缓解消失，这种症状称之为"经行身痛"。

（二）中医外治法的优势

长期服用止痛药会出现恶心、呕吐、上腹部不适或疼痛等胃肠道反应以及皮肤伤害和肝脏损害。而中医外治法如针刺法可改善调节血管舒缩功能，改善症状，不但可以即时止痛，还可长期镇痛。穴位注射法可调节五脏气机，提高机体功能，活血养血。穴位埋线法可对穴位产生长久的刺激，延长针刺的效应时间，增强腧穴的功能，形成一种复杂的、持久而柔和的、非特异性刺激冲动，经传入神经到相应阶段的脊髓后角调整脏气功能。通过艾灸可使各经气通畅，祛寒除滞，提高机体免疫力。

（三）诊断要点

1.病史

有久病体弱，负重劳累，受凉感寒史。

2.临床表现

经前或月经正行时出现身痛，经净后身痛消失。

3.检查

（1）妇科检查：一般无明显器质性病变。

（2）辅助检查：可做X线、CT、MRI检查排除全身器质性病变。

（四）辨证分型

1.气血虚弱证

经行遍身酸痛麻木，肢软乏力，月经量少，色淡质稀，伴有面色苍白或萎黄，头晕眼花，神疲乏力，气短懒言，心悸失眠，舌淡苔白，脉细弱无力等。

2.寒湿凝滞证

经行时腰膝关节酸痛，痛处固定，得热则减，遇寒痛剧，经量少、色黯有块，经行不畅，舌质白，苔白或白腻，脉沉紧。

3.气滞血瘀证

经行前后遍身疼痛，痛如针刺，痛处固定不移，经行不畅，经色紫黯有块，瘀块下则身痛稍减，舌质黯或有瘀斑，脉沉迟而涩等。

4.外邪侵袭证

经期遍身疼痛，关节屈伸不利，或痛处游走不定，或疼痛剧烈，宛如针刺，或肢体关节肿胀、麻木、重着，初起可恶寒发热，舌淡，苔薄白，脉浮紧。

（五）中医外治法

1.针刺法

（1）普通针刺

虚证主穴：肾俞、腰阳关、命门、委中、关元。

实证主穴：曲池、肩髃、手三里、足三里、阳陵泉、风市、肾俞、阿是穴。

操作要点：虚证主穴施以补法，实证主穴施以泻法。针刺配合灸法效果更佳。

（2）穴位埋线

主穴：足三里（双侧）、三阴交（双侧）、关元。

配穴：气血亏虚型加阳陵泉、肾俞，寒湿凝滞型加血海、太白。

操作要点及注意事项参见总论及痛经章节。

2.耳针及耳穴压豆

主穴：子宫、内分泌、神门、卵巢、交感。

操作要点及注意事项见总论及痛经章节。

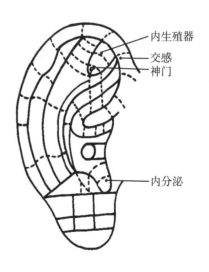

内生殖器
交感
神门
内分泌

图4-15　经行身痛耳穴示意图

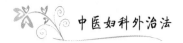

3.灸法

（1）普通艾条灸

穴位：选穴同普通针刺法。

操作要点：采用隔盐灸、隔姜灸、温和灸、雀啄灸、回旋灸等不同的灸法。

（2）自制艾条灸

操作要点：取川乌、防风、白芷、炒穿山甲各9 g，麝香0.9 g，艾绒30 g，细辛6 g，共研极细末，卷成条后，灸手三里、足三里、阳陵泉、风市、肾俞、阿是穴等，适合于寒湿凝滞证。

（3）雷火灸

穴位：关元、气海、曲骨、三阴交、肾俞、八髎、阿是穴。

治疗部位：小腹、腰背及疼痛的经络。

操作要点：乳香30 g，没药30 g，川乌30 g，草乌30 g，穿山甲20 g，细辛20 g，肉桂20 g，桃仁20 g，川芎20 g，樟脑40 g，冰片40 g，硫磺40 g，上药研细为末，紧卷成圆柱形，点燃雷火灸条，施灸于上述部位。每日或隔日1次，3~5次为1个疗程，治疗3~4个疗程，疗程之间休息1周。雷火灸对经行身痛效果佳。

4.推拿

主要选穴参照普通针刺法，操作时按辨证选取经络和腧穴进行操作，参见痛经及闭经章节。重点疏通疼痛的经络及腧穴。

5.其他疗法

（1）穴位注射

穴位：五脏俞（心、肝、脾、肺、肾）和膈俞穴。

操作要点：用ATP注射液穴位注射，每次取穴4个，交替取穴。每穴注射1~2 ml。经前1周治疗。隔日1次，5次为1个疗程。

（2）中药熏蒸

气滞血瘀或气血虚弱证：当归20 g，白芍15 g，赤芍15 g，桃仁20 g，生姜15 g，大黄15 g，苏木10 g，红花10 g，紫草10 g，乳香15 g，没药15 g，乌药10 g，秦艽20 g，汉防己10 g，雷公藤20 g，狗脊10 g。

寒湿内停、经络闭阻证：当归20 g，黄芪20 g，独活25 g，羌活15 g，伸筋草10 g，透骨草15 g，秦艽15 g，桂枝10 g，制附片10 g，苍术10 g，杜仲20 g，桑寄生10 g，露蜂房10 g，威灵仙12 g，干姜20 g。

操作要点：①将中药装入罐中，加清水1 000~1 500 ml，煮沸5~10分钟后用于熏蒸；②患者俯卧于熏蒸床上，趁热熏蒸下腹部，并以文火维持药液沸腾，使蒸汽持续而均匀；③亦可采用现代"气雾透皮"设备进行熏蒸，较为安全。每次熏30~40分钟，每日1次，10日为1个疗程。行经前10日开始治疗

经行身痛效果较好的治疗方法推荐灸法和中药熏蒸，可以在此基础上配合针刺或

耳穴压豆或穴位注射或推拿等治疗方法。

（六）中医预防与调护

（1）平时注意防寒保暖，避风寒，慎起居，调情志，保持心情舒畅。

（2）适劳逸，经期不适宜过度劳累和剧烈运动。

（3）平时适度体育锻炼，增强体质。

四、经行感冒

（一）概要

经行感冒是当妇女每逢月经期，或行经前后3天内发生感冒症状，并且呈周期性，连续3个月经周期以上者。

（二）中医外治法的优势

中医外治法方法简便、操作简单，可以迅速改善症状，同时可以提高机体免疫力，预防反复发作。

（三）诊断要点

1.病史

有久病体弱，受凉感寒史。

2.临床表现

每逢月经期必发感冒，经期前后及临经均可发生，以经前2~3天为多见。本病一般不发热，偶有低热，体温亦在38℃以下。以经期出现头痛、乏力、咳嗽、鼻塞、流涕、咽痛为主，可伴腰部酸痛，乳胀胁痛，小腹胀痛，月经量少或量多，色黯有块。周期性发作，可持续多年。

3.检查

（1）妇科检查：一般无明显器质性病变。

（2）辅助检查：可做血常规检查以明确诊断。

（四）辨证分型

1.肝郁气滞证

经前及经期头痛、鼻塞、流清涕、乳胀胁痛、小腹胀痛、咳嗽、咽痛、明显乏力。经行量少不畅，色黯。舌苔薄白腻，脉细弦数。

2.气血两虚证

经行前后或临经时头痛畏寒，鼻塞流涕，身痛咳嗽，神疲乏力，小腹隐痛，腰酸足软，经行量少或多，色淡，持续期长。舌苔薄白，质淡，脉细。

3.肝肾阴虚证

经行前后头昏乏力，微热口干，鼻塞鼻衄，咽痛咳嗽，经行量多或少，色红，月经先期，面红。舌红，苔少，脉细数。

（五）中医外治法

1.针刺

主穴：风池、大椎、曲池、合谷等。

配穴：气血两虚配血海、关元俞；肝郁气滞配血海、气海、膈俞；肝肾阴虚配三阴交、肝俞、肾俞、太溪等。

操作要点：①平补平泻或虚补实泻。②经前或经期症状明显时治疗，每疗程3~5次。③可以配合电针增强刺激，或加灸法配合治疗。

2.耳针或耳穴压豆

穴位：感冒时取肺、气管、内鼻、脾、三焦、耳尖。

平时取肝、内分泌、脾、皮质下、肾。

操作要点：①耳针留针10~20分钟，捻转刺激，耳针治疗3~5次。②耳穴压豆每次贴1只耳朵，3~5天取下，并更换贴敷另一只耳朵，每日自行按压3~4次，每个穴位每次按压2~3分钟，用力勿过重及揉搓贴敷处，以免损伤耳廓皮肤，两耳来回更换贴敷至下月月经来潮为止。

3.皮肤针

部位：脊柱两侧、肘窝、鱼际、风池、大椎、曲池、合谷等。

操作要点：选用拔毛状的皮肤针，叩刺脊柱两侧10~20分钟，以皮肤隐隐潮红为度，重点扣刺风池、大椎、曲池、合谷等穴位。每日操作2~3次，症状消失停止治疗。经期禁止扣刺腹部穴位。

4.推拿配合拔罐

主穴：百会、大椎、肺俞、中府、风府、风池、曲池、合谷、迎香、太阳、印堂等。

配穴：湿痰盛者可配合心俞、脾俞、阴陵泉、中脘、丰隆、鱼际；正弱体虚可配合足三里、三阴交、关元等。

操作要点：①俯卧位，暴露肩背腰部，术者以驱风油为介质，用擦法，平推法，在背腰部督脉、膀胱经施术。擦大椎、风门、肺俞，以透热为度。拿、揉、点、按颈项、肩、背腰部。以风池、风府、肩井、天宗、背俞穴等穴位为主，适量驱风油涂于委中、涌泉，自上而下做推、擦、点、按等手法。点按头面部印堂。②拔罐：沿膀胱经、督脉走罐数次，以患者耐受为度，走至皮肤潮红或出痧，然后在大椎、天宗、风门、肺俞等穴位留罐5~10分钟。

注意事项：①对于发热的患者，施术者可在大椎穴揉按3~5分钟，然后沿脊椎向下直推脊椎两侧，反复多次推3~5分钟，然后在足底涌泉穴抹清凉油，然后按从足跟到足尖的方向推，反复多次，左右足各推3~5分钟。用力由轻到重，以患者耐受为主。②操作过程中注意避风寒、保暖。

5.穴位贴敷

主穴：风池、大椎、曲池、合谷等。

配穴：气血两虚配血海、关元俞；肝郁气滞配血海、气海、膈俞；肝肾阴虚配三阴交、肝俞、肾俞、太溪等。

药物：白芥子、延胡索、红花、淡豆豉、连翘、薄荷各等份。

操作要点：上药研磨为细粉，蜂蜜调为膏状，制作成敷贴，经前一周开始贴敷，每次贴敷4~6穴。每日治疗4~6小时，连续贴敷4~6天。经期可以贴敷，连续经前治疗3个月经周期。

（六）中医预防与调护

（1）避风寒，慎起居，注意保暖，调情志，保持心情舒畅。

（2）适劳逸，经期前后不适宜过度劳累和剧烈运动，以免伤正气。

（3）平时加强锻炼，增强体质。

五、经行发热

（一）概要

经行发热是指每值经期或行经前后出现以发热为主的病证，称为"经行发热"或者"经来发热"。本病发热的特点是伴随月经周期而发热，发热可发生在经前、经期或者经后，热势多不高，或为低热，或为自觉发热，且发热至少持续两个月经周期，若经行偶尔一次发热则不属于此病。

（二）中医外治法的优势

中医外治法方法简便、操作简单，可以迅速改善症状，同时可以提高机体免疫力，预防反复发作。

（三）诊断要点

1.病史

有反复发作，久病体弱，受凉感寒史。

2.临床表现

每值经期或行经前后出现以发热为主要表现，热势多不高，或为低热，或为自觉发热，且发热至少持续两个月经周期。

3.检查

既可出现急慢性盆腔炎、生殖器结核及子宫内膜异位症等器质性病变，又是以经前期综合征（PMS）等为主的功能性疾病表现之一。

（四）辨证分型

1.外感发热证

经期感受外邪，以外感症状为主，发热非每月必见者，当作经行感冒论，不可与经行发热混为一谈。

2.内伤发热证

经行发热缘内伤而起者，临床一为肝郁，另一为血虚。肝郁发热证临床见午后低热，或忽寒忽热，或周身烘热，烦躁易怒，头胀耳鸣，乳胁胀疼，舌质红，脉弦数等症。血虚发热多见日夕潮热，头晕目眩，心悸少寐，经行量少，唇舌色淡，脉象细数。

（五）中医外治法

1.普通针刺

主穴：阴郄、复溜、三阴交、涌泉、大椎、曲池、合谷。

配穴：肝郁配血海、阴交；血虚配关元俞、血海、关元。

操作要点：①操作以平补平泻为主，虚证以补法为主。②热甚者，三棱针点刺，消毒后点刺少商、大椎穴，然后用手挤压，挤出黯血或带有黄色血滴即可。经前3~5天开始治疗，7次为1个疗程，连续治疗3个疗程。

2.穴位贴敷

穴位：神阙、涌泉、大椎、曲池、合谷。

药物：香薷、板蓝根、蒲公英、生石膏、山栀、大黄、僵蚕、牛膝各等份。

操作要点：以上药混匀，共研极细末，高压灭菌后贮瓶备用。每次15 g，米醋或蜂蜜调为糊状，贴敷2~3穴。贴敷5小时，每日1次。如反复发热，可连续贴敷。月经前3~5天开始使用，直到本次经净，连续用3个月经周期为1个疗程。

3.滴鼻

药物：柴胡注射液。

操作要点：清理鼻腔后先在每侧鼻腔各滴柴胡注射液一滴，然后用拇指和食指轻轻按摩鼻翼，再继续滴入，按不同年龄，酌情加减。

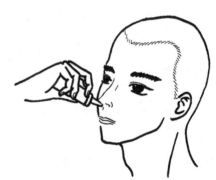

图4-16　滴鼻法

4.推拿

操作要点：治外感发热的手法有开天门，推坎宫，运太阳，揉耳后高骨，清肺经，揉肺俞，揉风门，按揉肩井。以清解里热手法清肺经，清胃经，退六腑，推脊，拿肩井。

（六）中医预防与调护

（1）避风寒，慎起居，注意保暖，忌食辛辣燥火之物。
（2）保持经期情绪稳定，心境平和。

六、经行眩晕

（一）概要

经行眩晕是指妇女经期或行经前后出现头目眩晕、视物昏花的症状，其特点为随月经周期性反复发作。

（二）诊断要点

1.临床表现

在经前一周之内或正值经期，或在经净后3~4天内出现头目眩晕、视物昏花，有周期性发作者。

2.检查

通过耳鼻喉科等相关检查，排除器质性病变。

（三）辨证分型

1.气血亏虚证

症见经期或经后头晕目眩、脑空感，劳累后诱发或加剧；经量少，色红质稀；神疲乏力，面色萎黄或无华，心悸失眠，食欲不振。舌淡，苔薄，脉细无力。

2.阴虚阳亢证

症见经期或经行前后头晕目眩，耳鸣，失眠多梦，烦躁易怒，面部烘热，口干咽燥；经血量少，色红。舌红，苔少，脉弦细数。

3.脾虚夹湿证

症见月经前后头晕目眩，视物旋转，头重如蒙；胸闷泛恶，呕吐痰沫，少食多寐，胸闷食少，嗜卧懒言，神疲乏力，或面目浮肿，白带多。舌淡胖，苔白腻，脉濡。

（四）中医外治法

1.普通针刺

主穴：风池、完骨、天柱、颈部夹脊穴。

配穴：痰浊中阻加丰隆、间使；气血亏虚加三阴交、内关；肝阳上亢加太冲、太溪；心脾两虚加神门、血海；伴有眠差者加上星、百会、四神聪、神门；伴有头痛者加百会、四神聪、率谷、眉冲、脑空、头维、太阳、列缺。

操作要点：每天1次，经前7天开始治疗，14天为1个疗程。连续治疗3个疗程。

2.推拿

操作要点：采用按摩配合点穴、颈椎微调复位治疗眩晕。

3.敷足

药物：吴茱萸20 g，肉桂2 g。

操作要点：上述药物共研细末，米醋调匀，捏成饼状，于睡前贴敷于双足涌泉穴，以纱布、胶布固定，次晨取下，连续3~5次。

4.塞耳

药物：磁石。

操作要点：上述药物研细末，分成2份，用纱布包裹，塞于双耳，每日1~2次，每次1~2小时，连续5~7天。

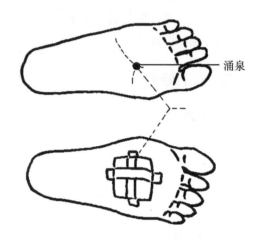

图4-17　敷足

5.药枕

药物：夏枯草、荷叶、竹叶、蒲公英、菊花各50 g。

操作要点：将诸药择净，研为细末，装入布袋中，作枕芯用，连续1~2月。

6.中药热熨

药物：当归50 g，伸筋草50 g，路路通50 g，丹参50 g，防风20 g，雪上一枝蒿20 g，白芷花10 g，乳香15 g。

操作要点：上药纳入布袋中，浸泡20分钟后，在锅内加热20分钟，取出后降温至50℃左右时，置于颈部热熨。每日2次，10次为1个疗程。

7.中药离子导入

上述热熨处方，浓煎至100 ml，用两块12 cm×12 cm的绒布，置于颈部，加置两块电极板，接通治疗仪，以15 mA的直流电离子导入。经前3~5天开始治疗，每日1次，10次为1个疗程。

（五）中医预防与调护

避风寒，慎起居，颈部保暖，注重劳逸结合，经期不过度操劳，调畅情绪，清淡饮食。

七、经行口糜

（一）概要

经行口糜是指每值经前或经期口舌生疮、糜烂，经后自愈，具有周期性反复发作的特点。

（二）诊断要点

1.临床表现

在经前一周之内或正值经期，或在经净后3~4天内出现口舌糜烂，有周期性发作者。

2.检查

通过妇科及皮肤科检查，排除狐惑病。

（三）辨证分型

1.阴虚火旺证

经期口舌糜烂，口燥咽干，五心烦热，尿少色黄。舌红，苔少，脉细数。

2.胃热熏蒸证

经行口舌生疮，口臭，口干喜饮，尿黄便结。舌苔黄腻，脉滑数。

3.心火上炎证

经行口舌生疮，糜烂疼痛，口燥咽干，心中烦热不得眠或夜卧多梦，小便短赤或灼热涩痛。舌红，少苔或苔黄，脉细数或洪数。

（四）中医外治法

1.普通针刺

穴位：脾胃积热证取内庭、大都、足三里、曲池、合谷、地仓、颊车。肝经郁热证取太冲、行间、三阴交、合谷、地仓、颊车。肝郁脾虚证取足三里、太冲、脾俞、膻中、合谷、地仓、颊车。肝肾阴虚证取涌泉、太溪、三阴交、肝俞、肾俞、合谷、地仓、颊车。心肝血虚证取肝俞、膈俞、足三里、关元、合谷、地仓、颊车。

操作要点：针灸穴位实证均用泻法，虚证

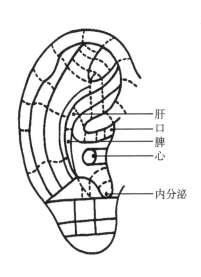

图4-18　经行口糜耳穴示意图

用补法；针用泻法，每日1次，5天为1个疗程，治疗3个疗程。

2.耳穴压豆

穴位：口、肝、内分泌、脾、心等。

操作要点：每日自行按压3~5次，间隔3天更换1次，每次行经前压豆2次。用力勿过重及揉搓贴敷处，以免损伤耳廓皮肤。

3.灸法

穴位：涌泉、三阴交、足三里。

操作要点：先将两支艾条点燃，分别对准双侧涌泉穴急灸，直至灼烫后调整灸条与穴位的距离，再灸5~10分钟，至皮肤红晕。对三阴交、足三里施温和灸5~10分钟至皮肤红晕。1日治疗2次，症状缓解后，每隔3日1次，5次为1个疗程，治疗6个疗程。

4.局部敷药法

中成药：冰硼散或西瓜霜。

操作要点：吹敷患处，每次少量，每日数次。可以将冰硼散与维生素B_2（针剂）混合调成糊状，敷于患处，每日1~2次，至局部患处痊愈为止。

（五）中医预防与调护

（1）避风寒，慎起居，清淡饮食，忌食辛辣燥火之物，调情志，保持心情舒畅。

（2）注意口腔清洁。

八、经行吐衄

（一）概要

经行吐衄系指经行期间或行经前后所发生的周期性口鼻出血，甚至眼耳出血者，经净后便逐渐停止。

（二）诊断要点

1.病史

本病以中青年妇女最常见，呈反复发作。

2.临床表现

以月经前、月经期的衄血、吐血和素有郁热为主。

3.检查

实验室血常规、凝血检查只起到辅助诊断的作用，而鼻镜、胃镜胸片检查可用于鉴别诊断，排除其他出血性疾病。

（三）辨证分型

1.肝郁血热证

经前或经期吐血、衄血，量多，色红，伴心烦易怒，乳房胀痛，口苦咽干，尿黄便结。舌红，苔黄，脉数。

2.肺肾阴虚证

经前或经期鼻衄，量少，色黯红，平日常有头晕乏力，五心烦热，潮红，咽干口渴。舌红，少苔，脉细数。

3.肝火犯胃证

经行吐血，经量减少，伴头胀痛满，口干口臭，心烦喜冷饮，口角生疮，便结。舌红，苔黄，脉弦数。

4.脾不统血证

经时吐衄或鼻衄，血色黯淡。平素体倦乏力，怕冷，头晕空痛不适，纳差，小腹下坠。舌淡，苔薄白，脉细弱。

（四）中医外治法

1.普通针刺

穴位：吐血者加太冲、三阴交、上脘、大陵、郄门、鱼际；衄血者加上脘、大陵、鱼际、大椎、迎香、少商。

操作要点：以平补平泻为手法，留针30分钟，1日1次。经前10天开始，连续10天为1个疗程。

2.穴位贴敷

穴位：神阙、涌泉。

药物：黄柏、牡丹皮、山栀子、广郁金各15 g。

操作要点：上述药物与适量大蒜混合研成细末，以麻油调成膏状。贴敷时取适量药膏涂于医用自粘敷料中间，再粘贴于所需穴位，每次4~6小时取下，每日1次，2次需间隔4小时以上。连续用药1个月经周期为1个疗程，治疗3个疗程。

（五）中医预防与调护

避风寒，慎起居，忌食辛辣燥火之物。

九、经行泄泻

（一）概要

每逢行经前后或正值经期出现大便溏薄，甚或水泄，日行数次，经净恢复正常者，称为"经行泄泻"。

（二）诊断要点

1.病史

有过度劳累、房劳多产或慢性胃肠疾病史。

2.临床表现

经前或正值经行出现大便溏薄，甚或水泄，日行数次，经净后自止，随月经周期反复发作。

3.检查

妇科检查盆腔器官无异常，大便检查也无异常。

（三）辨证分型

1.脾气虚弱证

月经前后或正值经期，大便溏薄，伴有脘腹胀满，神疲乏力，或面浮肢肿，经行量多，色淡质稀。舌淡红，苔白，脉濡缓。

2.肾阳虚衰证

经行或经后，大便泄泻，多发于黎明之时，伴有腰膝酸软，头晕耳鸣，畏寒肢冷，经色淡，质清稀。舌淡，苔白，脉沉迟。

（四）中医外治法

1.普通针刺

主穴：脾俞、天枢、足三里、三阴交。

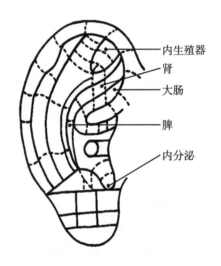

图4-19　经行泄泻耳穴示意图

配穴：肾阳虚者加灸肾俞、命门、气海；肝木乘脾者加肝俞、太冲。

操作要点：脾俞、足三里、三阴交常规操作；天枢直刺0.8~1.2寸，针以补法，虚证加用艾灸。

2.耳针或耳穴压豆

穴位：脾、肾、大肠、内分泌、内生殖器。

操作要点：各穴浅刺，留针20分钟，每日1次，经前1周开始治疗，连续治疗7~10次。或耳穴压豆，5~7天为1个疗程，连续治疗3~5个疗程。

3.灸法

穴位：天枢、足三里、阴陵泉、中脘。

材料：生姜10片，艾炷20壮。

操作要点：把姜用针扎数个孔，置于应灸部位，放上艾炷点燃。每日施灸2次，每次每穴灸3~5壮，10次为1个疗程。

4.推拿

穴位：中脘、天枢、气海、关元、脾俞、大肠俞、足三里、上巨虚。

操作要点：①双手相叠，以神阙为中心逆时针揉摩腹部约30遍；②按揉中脘、天枢、气海、关元，每穴约1分钟；③用食指掌指关节按揉脾俞到大肠俞一线约5分钟；④按揉足三里、上巨虚各约1分钟，以酸胀感为宜；⑤双掌分推小腿两侧脾胃经10次。

（五）中医预防与调护

（1）脾胃虚弱者平时多参加体育活动，增强体质，预防本病发生。

（2）经期少吃油腻不消化食物。

（3）经后可服健脾益肾中药调理，增强脾、肾功能。

十、经行浮肿

（一）概要

经行浮肿是指每逢月经来潮前或行经时面目或肢体浮肿，经后自然消退。本病一般月经来潮前7天开始浮肿，经净后浮肿消退。

（二）诊断要点

1.病史

本病以中青年妇女最常见，呈反复发作。

2.症状

以月经前、月经期面目或肢体浮肿为主。

3.检查

实验室肝肾功能检查可起到辅助诊断的作用，须排除心源性、肾源性、肝源性等疾病。

（三）辨证分型

1.脾肾阳虚证

月经前后面目及四肢浮肿，每次月经错后，经前胸闷，腹胀，纳食不香，肢冷不温，腰膝酸软疼痛，畏寒肢冷，经色紫黯，量少不畅，白带量多，精神倦怠，面色白。舌淡，苔白滑，脉沉细。

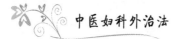

2.气滞湿郁证

经前或经期，面浮肢肿，脘闷胁胀，乳房胀痛，经前小腹胀满，月经量少，色黯红，或夹血块。舌质正常，苔白腻，脉弦滑。

（四）中医外治法

普通针刺

穴位：脾俞、通天、关元、命门。

操作要点：每穴悬灸50分钟，每日灸1次，10次1个疗程。

（五）中医预防与调护

避风寒，慎起居，注重劳逸结合，经期不过度操劳，注意营养摄入。

十一、经行风疹

（一）概要

"经行风疹"又称"经行瘾疹"，是每逢经前后或正值月经期，素体亏虚，风邪袭于肌腠所致的一种疾病。

（二）诊断要点

1.病史

本病以青年妇女最常见，呈反复发作。

2.临床表现

以月经前、月经期面部生风团块，伴有瘙痒，一过性，不留痕。

3.检查

实验室过敏原检测可起到辅助诊断的作用。

（三）辨证分型

血虚型风疹块多见苍白色；风寒型风疹块多见粉红或瓷白色；风热型风疹块多见鲜红色。

（四）中医外治法

1.普通针刺

穴位：合谷、三阴交、血海、风池、曲池（均为单侧穴位）。

操作要点：患者取侧卧位，穴位常规消毒后运用毫针泻法或平补平泻，每日1次，留针30分钟，7天为1个疗程。

2.耳穴压豆

穴位：主穴取心、肺、肝、子宫、内分泌、肾上腺。

配穴根据皮疹所在部位，选取耳廓相应穴位。

操作要点：每日揉按3~5次，每次3~5分钟，使耳部产生酸、胀、痛的感觉，手法不宜过重，以防压破皮肤，每3天更换1次，双耳交替使用。经净后1周停止治疗，经前1周开始下一疗程治疗。

3.穴位注射

穴位：大椎、身柱、肺俞、足三里、风池、曲池。

操作要点：风热型选用复方丹参注射液4 ml，常规消毒后于身柱、风池、曲池穴各注入0.8 ml，肺俞注入氯苯那敏注射液0.5 ml，大椎穴点刺挤压放血

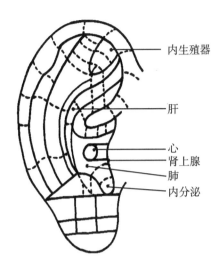

图4-20　经行风疹耳穴示意图

约0.5 ml；血虚型用维生素B$_{12}$注射液500 mg，维生素B$_6$注射液500 mg于足三里注入药液1 ml，大椎、风池穴各注入0.3 ml，肺俞各注入氯苯那敏注射液0.5 ml。于行经前第4日开始治疗，隔1日治疗1次，4次为1个疗程，每个月经周期治疗1个疗程。

4.局部外洗

药物：荆芥10 g，白鲜皮30 g，苦参30 g，百部30 g，薄荷20 g，蝉蜕15 g，丹参30 g，艾叶20 g，米醋100 ml（后下）。

操作要点：每日1剂，前8味加水约3 000 ml，煎煮25分钟，倒出药液，再纳米醋。先趁热熏气，后用毛巾浸药液外洗患处，每次熏洗15~20分钟，每剂可于当天熏洗2次。7天为1个疗程，治疗2~3个疗程，每疗程间隔1周。

（五）中医预防与调护

避风寒，慎起居，防风保暖，少食发物，清淡饮食，远离过敏原。

十二、经行情志异常

（一）概要

每于行经前后或正值经期出现烦躁易怒，悲伤啼哭，或情志抑郁，喃喃自语，或彻夜不眠，甚或狂躁不安等症，经净后恢复正常，称为"经行情志异常"。

（二）诊断要点

1.病史

平素有情志不舒或思虑劳心史。

2.临床表现

烦躁易怒，悲伤啼哭，或情志抑郁，喃喃自语，或失眠易惊，甚或狂躁不安等症状，每于行经前后或经行期间发生，经净后恢复正常，伴月经周期而反复发作。

（三）辨证分型

1.心脾两虚证

月经将至则心悸胆怯，夜寐不安，精神恍惚，多思多虑，无故悲伤欲哭，经后逐渐复常。舌质淡，苔薄白，脉细弱。

2.肝气郁结证

经前郁闷不乐，情绪不宁，喃喃自语，心烦易怒，彻夜不眠，甚至怒而发狂，语无伦次，经后逐渐减轻，复如常人，月经量多，色红，或兼见月经先期，胸闷胁胀。舌质红，苔薄，脉弦。

（四）中医外治法

1.普通针刺

主穴：太冲、肝俞、风池、心俞。

配穴：心脾两虚者加足三里、神门；肝郁化火加行间、合谷、太冲；痰火上扰加脾俞、中脘、丰隆、内庭。

操作要点：毫针常规刺，虚补实泻。

2.耳针

穴位：神门、肝、心、内分泌、内生殖器、脾。

操作要点：毫针浅刺，留针20分钟，每日1次，连续针刺1周，治疗3~4个疗程。可用王不留行籽贴压，每日揉按3~5次，每次3~5分钟，使耳部产生酸、胀、痛的感觉，手法不宜过重，以防压破皮肤，每3天更换1次，双耳交替使用。经净后1周停止治疗，经前1周开始下一疗程治疗。肝郁化火或痰火上扰加耳尖放

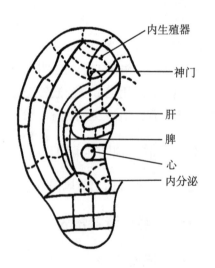

图4-21　经行情志异常耳穴示意图

血。

3.穴位贴敷

药物：甘遂、大戟、黄连、艾叶、石菖蒲各10 g，白芥子6 g。

操作要点：上药共研细末，取适量敷贴于神阙穴，盖以纱布，胶布固定。每日1次。本法适用于经行情志异常出现癫狂症状者。经前1周开始治，连续治疗7~10天，3~5次为1个疗程。

4.药枕

药物：柴胡、乌药、合欢、旋覆花各500 g，香附、木香、当归、川芎、佩兰各400 g。

操作要点：上药一起烘干，研成细末，装入枕芯枕头。本法适用于肝气郁结型经行情志异常。

（五）中医预防与调护

（1）月经前期早知道，做好准备不紧张：在月经到来前几日，可提前做好心理准备，合理安排工作生活，劳逸结合，弛张有度，不要超负荷工作。

（2）学会沟通无隔阂，家人体谅心里暖：家人的心理支持是渡过难关的保障，在这段时间可多与家人朋友沟通，取得理解和宽容，使心情放松。

（3）控制情绪我做好，不发脾气不焦躁：经前期经常出现焦虑症状，给同事和朋友带来很大压力，加强自我控制，保持良好心态很有必要。

（4）自我调节，放松身心有窍门：调整呼吸，保持充足睡眠，常做运动，读书、听音乐、赏花、按摩，找朋友倾诉，在僻静处大声喊叫或放声大哭也是减轻压力的适当方法。

（刘艺、韩久利、李春雨、王琳）

第五节　月经不调

一、月经过多

（一）概要

月经过多，是指月经量较正常明显增多，而周期基本正常者，属于月经不调的范畴。相当于西医学的排卵性功能失调性子宫出血、子宫肌瘤、子宫肥大症、盆腔炎、子宫内膜异位症等疾病及宫内节育器引起的月经过多。此外，可出现于全身性疾病，如血液病及其他内分泌疾病，都可参考本病治疗。

月经过多的中医常见病因不外乎有气虚、血热、血瘀等造成冲任不固，经血失于制约。《女科证治准绳·卷一》："经水过多，为虚热，为气虚不能摄血。"《万氏妇人科·卷一》曰："凡经水来太多者，不问肥瘦，皆属热也，四物加芩连汤主之。"历代医家论述颇多。

（二）中医外治法的优势

月经量多严重影响患者生活质量。中医外治法运用整体观念，辨证论治的思想，双向调节，整体调治，比较容易被患者接受。药物治疗联合中医外治法可相互配合提高疗效，外治法疗效确切、副作用小、应用方便、操作简单等多种优势，成为该病治疗不可缺少的一种方法，值得提倡和推广。

（三）诊断要点

1.临床表现

月经量明显增多，多出平时正常经量1倍以上，或超过80 ml，但在一定时间内能自然停止，连续2个周期或以上。可引发继发性贫血。

2.检查

（1）妇科检查：一般无明显异常，或子宫稍增大。

（2）辅助检查：妇科B超或宫腔镜检查可排除子宫肌瘤、子宫内膜息肉，诊断性刮宫可了解子宫内膜病理形态。

（四）辨证分型

1.气虚证

经行量多，经色淡红，经质清稀；面色无华，神疲乏力，气短懒言，小腹绵绵作痛；舌淡红，苔薄白，脉细弱。

2.血热证

经行量多，经色鲜红或深红，有光泽，质黏稠；伴心烦口渴，身热面赤，大便干结，小便黄赤，或有灼热感；舌红绛，苔黄，脉滑数。

3.血瘀证

经行量多，或持续时间延长，经色紫黑，多血块；胸闷烦躁、腰骶酸痛，或小腹满痛，肌肤不泽；舌质紫黯，或有瘀斑、瘀点，脉涩或细弦。

（五）中医外治法

1.针刺法

（1）普通针刺

穴位：关元、三阴交、隐白。

操作要点：于月经来潮后第二天下午开始治疗，每天1次，每次留针30分钟，手法虚补实泻。治疗3~5次为1个疗程，连续治疗3个月经周期。

（2）火针

主穴：气海、关元、中极、水道、痞根。

配穴：气虚血瘀配足三里、肾俞；气滞血瘀配照海、膈俞。

操作要点：患者取仰卧位，嘱患者针刺前排空小便，以中粗火针或细火针酒精灯烧灼后迅速点刺穴位，不留针。针刺深度0.8~1寸，隔日1次。经期停针，10次为1个疗程，共治疗3个疗程。

注意事项：注意无菌操作，选穴可轮流交替选穴，保护局部皮肤。

（3）穴位埋线

主穴：次髎、地机、三阴交、曲骨、归来。

配穴：气虚者加气海、足三里；血热者加水泉、行间；血瘀者加膈俞、血海。

操作要点：次髎、地机、三阴交、气海、水泉、行间、血海都采用直刺法，曲骨、归来、膈俞斜刺，以局部产生酸胀为度。15天埋线1次，3次为1个疗程，经期停用。

2.灸法

（1）普通艾灸

穴位：同针刺组。

操作要点：自月经来潮后第二天下午开始灸治，病情较轻者，每日灸1次，连灸3~5天；关元、三阴交各灸15分钟左右，隐白穴灸1~2分钟左右；冬天施灸时，时间可稍长些，连续治疗3个月经周期。

（2）热敏灸

穴位：关元、隐白。

操作要点：①取穴，对穴位热敏度高发部位关元、隐白穴区进行穴位热敏探查，标记热敏穴位。②灸感，a.关元穴单点温和灸，患者可自觉热感透至腹腔并扩散至整个腹部，灸至热敏感消失。b.隐白穴双点温和灸，部分患者的热感可直接到达腹部，如热感仍不能上至腹部者，再取一支点燃的艾条悬灸感传所达部位的近心端点，进行温和灸，依次接力使热感到达腹部，最后将两支艾条分别固定于隐白穴和腹部进行温和灸，灸至热敏感消失。每天1次，连续10天为1个疗程，共治疗3个疗程。

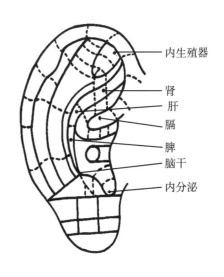

内生殖器
肾
肝
膈
脾
脑干
内分泌

图 4-22　月经过多耳穴示意图

3.耳针或耳穴压豆或耳部掀针

穴位：肝、脾、肾、膈、内分泌、脑干、子宫。

操作要点：耳针一般刺入2~3 mm即可达软骨，其深度以毫针能稳定而不摇摆为宜，用毫针施以中度刺激，留针15~20分钟。每日或隔日1次，10次为1个疗程，治疗2个疗程。耳穴压豆或掀针每于行经前半个月开始贴压，至月经来潮为1个疗程，每5天，共3个疗程。

4.穴位注射

穴位：血海（单侧）、三阴交(双侧)。

操作要点：抽取酚磺乙胺注射液2 ml（0.25 g），按穴位进针后小幅度提插得气，得气后针感向上传导，以传至会阴部效果更好，血海穴注射（0.5 ml）、三阴交穴注射1.5 ml。每日1次，次日取对侧穴位。经期量多时连续治疗3次为1个疗程，一般治疗1~2个疗程。

其他疗法参考崩漏章节。月经量多，平时治疗以调理脏腑功能为主，经期以减少经量为主。治疗重在经前。治疗以针灸为主。

（六）中医预防与调护

（1）注意天气的变化，适当增添衣服。

（2）注意保持心情愉悦，避免情绪起伏。

（3）注意休息，劳逸结合，避免过多劳累。

（4）注意饮食，清淡营养饮食，少吃油腻生冷的食物。

月经量多的中医外治法主要以针灸为主，可配合穴位贴敷、耳穴压豆等治疗。经期治疗以止血为主，可参考崩漏的外治方法。平时治疗以辨证治疗，调理预防为主，多种方法可选用，参照月经不调各章节。

二、月经过少

（一）概要

月经周期基本正常，经血量排出明显减少，甚至点滴即净；或行经时间过短，不足2天，经量也因而减少者，称"月经过少"。月经过少常与月经后期并见。由于近年来刮宫流产术较为多见，以及生活工作节奏加快，紧张的心理持续不断，迟睡失眠等不良生活习惯，因而月经过少这一病症亦渐渐增多，在不孕不育、先兆流产这些病症中也常见此类疾患，故应引起重视，尽早给予诊治。

在古籍中，月经过少有"经水少""经水涩少""经水不利"等别称。《傅青主女科》认为"经本于肾""肾水足则经水多""肾水少则经水少"。历代医家论述颇多，为临床施治提供了思路。

（二）中医外治法的优势

月经量少原因较多，而长期中西药治疗疗效也有限。中医外治法运用整体观念，辨证论治的思想，双向调节，整体调治，容易被患者接受。配合中医外治法可提高疗效。外治法疗效确切、副作用小、应用方便、操作简单等多种优势，值得提倡和推广。

（三）诊断要点

1.病史

可有失血、结核病、反复流产等病史及刮宫术史。

2.临床表现

经量明显减少，甚或点滴即净，月经周期可正常，也可伴周期异常，如与月经后期并见。

3.检查

（1）妇科检查：盆腔器官基本正常或子宫体偏小。

（2）辅助检查：妇科内分泌激素测定对性腺功能低下引起月经过少的诊断有参考意义；B超检查、诊断性刮宫、宫腔镜检查、子宫碘油造影等，对子宫发育不良、子宫内膜结核、子宫内膜炎或宫腔粘连等有诊断意义。

4.鉴别诊断

（1）与经间期出血鉴别：经间期出血的出血量一般较月经量少，发生在两次月经中间（即排卵期），结合BBT测定，多能鉴别。

（2）与激经鉴别：激经是受孕早期，月经仍按月来潮，血量少，无损胎儿发育，可伴有早孕反应，妊娠试验阳性，B超检查可见子宫腔内有孕囊、胚芽或胎心搏动等。

（四）辨证分型

1.肾虚证

经来量少，不日即净，或点滴即止，血色淡黯，质稀，腰酸腿软，头晕耳鸣，小便频数，舌淡，苔薄，脉沉细。

2.血虚型

经来量少，不日即净，或点滴即止，经色淡红，质稀，头晕眼花，心悸失眠，皮肤不润，面色萎黄，舌淡，苔薄，脉细无力。

3.血寒型

经行量少，色黯红，小腹冷痛，得热痛减，畏寒肢冷，面色青白，舌黯，苔白，脉沉紧。

4.血瘀型

经行涩少，色紫黑有块，小腹刺痛拒按，血块下后痛减，胸胁胀痛，舌紫黯，或有瘀斑紫点，脉涩有力。

（五）中医外治法

1.针刺法

（1）普通针刺

主穴：关元、归来、肾俞、气冲、子宫、三阴交、天枢、阴交、地机、八髎、十七椎、公孙、次髎。

配穴：肝肾亏虚加太溪；肾虚加血海、气海、脾俞、足三里，均行补法；血虚加脾俞、肝俞穴，均行补法；痰阻加合谷、外关、丰隆穴，均行泻法；血寒加阳维、气穴，平补平泻；血瘀加肝俞、血海、中极、地机穴，均行泻法；病程长者加百会、神门、志室、肓俞、复溜、气门等。

操作要点：普通针刺，月经量少各型均可配合电针、温针灸以加强刺激。病情较重者，经前及经期治疗，14天为1个疗程。

（2）穴位埋线

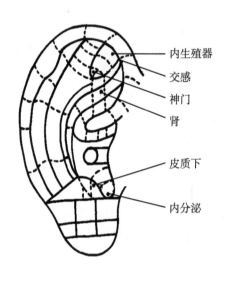

图4-23　月经过少耳穴示意图

（内生殖器、交感、神门、肾、皮质下、内分泌）

穴位：气海、关元、子宫、次髎等。

操作要点：经净后埋线，1个月经周期为1个疗程，连续治疗3个疗程。

2.灸法

穴位：关元、命门、神阙、血海、三阴交、足三里等。

操作要点：采用隔盐灸、隔姜灸、温和灸、雀啄灸、回旋灸等不同的灸法。1次/天，每次15分钟，连续治疗7~10天为1个疗程，连续治疗3个疗程。

3.耳穴压豆

穴位：内生殖器、内分泌、肾、神门、皮质下、交感。

操作要点：要求患者每日按压2~3次，每穴每次按压60秒以上，刺激不宜过强，避免局部皮肤损伤，使耳廓发热或者穴位局部产生酸、麻、胀痛感为佳。两耳交替进行按压。连续治疗3个月经周期，每1个月经周期从月经干净开始至下次月经来潮，月经期停止治疗。

4.穴位注射

穴位：气海、关元、子宫、次髎、三阴交等。

操作要点：气血虚弱用黄芪或丹参注射液穴位注射，选穴2~3个。气滞血瘀证选用复方当归注射液注射三阴交为主，选穴3~4个。每穴注射0.5~1 ml，隔天1次，经期停止治疗，1个月经周期为1个疗程。

5.穴位贴敷

主穴：气海、三阴交、归来、血海。

配穴：肾俞、太溪、膈俞。

药物：肉桂、杜仲各15 g，附子、艾叶、益母草、当归、大黄、红花、山茱萸各10 g，乌药6 g，香附4.5 g，血竭3 g。

操作要点：以上12味研碎成粉状，以黄酒或姜汁或蜂蜜调和成糊状。取适量药膏（每穴取2~3 g），敷贴于患者穴位（每次选取4~6穴），胶布固定。敷贴时间以患者能够耐受为度，保留4~6小时，局部皮肤不适者酌情提前去除。每天1次，3~5天为1个疗程，连续治疗3个疗程。

6.贴脐

经少回春丹：人参20 g，麦冬20 g，五味子20 g，黄芪40 g，当归20 g，丹参30 g，香附20 g，熟地30 g，鹿茸15 g，菟丝子备用。

操作要点：取药末10 g共研细末，瓶装密封，加适量水调和成团，涂于神阙穴，纱布覆盖，胶布固定，3天换药1次，10次为1个疗程，连续治疗3个疗程。

7.按摩

全身经穴按摩或足反射区按摩法。

操作要点：全身经穴按摩参见痛经章节。以上部位和穴位采用点、揉、按、摩、运、掐等手法进行刺激，手法由轻到重，做到轻而不浮，重而不滞。月经净后5天开始按摩，手法每日治疗1次，每次30分钟，连续10次为1个疗程，疗程间休息3天，连续治疗3~5个疗程。

8.循经络仿生物电刺激

穴位：子宫、中极、关元、三阴交、肾俞。

操作要点：例如使用PHENIX-USB4神经肌肉刺激治疗仪(法国Electronic Concept Lignon Innovation生产)，将A_1、A_2、B_1、B_2通道通过数据线连接50 mm × 50 mm的黏性电极粘贴于患者上述所选穴位，调节频率50Hz，脉宽250 μs，予电刺激治疗。月经干净后第1日开始治疗，每次治疗30分钟，每天1次，每个月经周期治疗10天为1个疗程，治疗3个月经周期。

（六）中医预防与调护

（1）避风寒，慎起居。

（2）节饮食，畅情志。

（3）节制房事，严格避孕，避免人流及各种宫腔操作史。

（4）注意经期及产褥期的卫生，预防感染。

三、月经先期

（一）概要

月经先期是指月经周期提前7天以上，甚至10余日一行，连续2个周期以上者。月经先期往往是崩漏之先兆。西医多属于黄体功能不足之排卵性月经失调。

中医认为月经先期的主要病机是冲任不固，气血失于制约，导致月经周期提前，临床多见气虚型和血热型。如朱丹溪谓："经水不及期而来者血热也。"《傅青主女科》认为"先期者，火气之冲。"中医辨证施治以气虚、血热为主。

（二）中医外治法的优势

月经先期西医治疗多以短效避孕药为主，中药配合中医外治法，可缩短疗程、减少药物的毒副作用，操作简便，患者乐于接受，有一定的优势。

（三）诊断要点

1.临床表现

月经周期提前7天以上，或20天左右一行，连续发生2个周期或以上。

2.检查

（1）妇科检查：一般无明显的阳性盆腔体征。

（2）辅助检查：基础体温监测、月经前3~7天孕激素测定、月经前1天或来潮6~12小时内行宫内膜病检，均有助于诊断。

（四）辨证分型

1.血热证

（1）阳盛血热证：经行提前，经血量多，色红紫，质稠；身热面赤，口渴喜冷饮，心胸烦闷，大便秘结，小便黄赤；舌红，苔黄，脉滑数。

（2）肝郁血热证：月经周期缩短，经量或多或少，经色紫红，质稠有小块，经前乳房、胸胁、少腹胀满疼痛，抑郁或烦躁，口苦咽干；舌红，苔薄黄，脉弦数。

（3）阴虚血热证：经行提前，经血量少，经色红赤质稠，形体瘦弱，潮热颧红，咽干唇燥，五心烦热；舌体瘦红，少苔，脉细数。

2.气虚证

（1）脾气虚证：经行提前，或经血量多，色淡红，质清稀；神疲乏力，倦怠嗜卧，气短懒言，或食少纳呆，小腹空坠，便溏；舌淡红，苔薄白，脉缓弱。

（2）肾气虚证：周期提前，经量或多或少，色淡黯，质清稀；腰膝酸软，头晕耳鸣，面色晦暗或有黯斑；舌淡黯，苔薄白，脉沉细。

（五）中医外治法

1.针刺法

（1）普通针刺

主穴：关元、天枢、归来、次髎、三阴交、肝俞、肾俞。

配穴：肝郁者加太冲、期门、血海；肾虚者加太溪、腰阳关；热甚加血海、曲池、蠡沟等。

操作要点：经净后开始治疗，每天1次，10次为1个疗程，共治疗4个疗程。

（2）透穴埋线

主穴：关元(透中极)、天枢(透外陵)、归来(透横骨)、次髎、三阴交、肝俞(透脾俞)、肾俞(透大肠俞)。

配穴：肝郁者加太冲、期门；肾虚者加太溪。

操作要点：一针透多穴，透穴可以扩大刺激面以增强治疗强度。先将导针刺入穴位，透穴刺激达到强度后，埋入可吸收线。背俞穴操作时注意安全，斜刺，注意深度。月经干净后进行埋线治疗，每月1次，连续治疗4次为1个疗程，共治疗1个疗程。

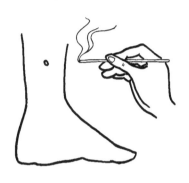

图 4-24 麦粒灸

（3）针刺配合麦粒灸

主穴：脾俞、气海、关元、足三里、血海、三阴交。

配穴：小腹空坠者加百会；纳呆便溏者加中脘、天枢。

操作要点：取双侧隐白、太白、三阴交。留针期间依次在双侧隐白、太白、三阴交穴行麦粒灸，即将艾绒制成麦粒大小(可因个人耐热度适当调整大小)，用石蜡油将其粘于施灸处，用燃烧的香头将艾绒引燃，每穴灸5壮。脾俞针刺后行提插、捻转平补平泻手法，得气后立即出针，其余穴位行平补平手法，留针30分钟。针灸配合麦粒灸从下次月

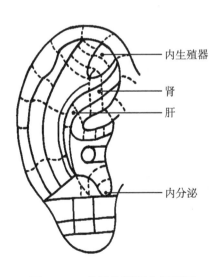

图 4-25 月经先期耳穴示意图

内生殖器

肾

肝

内分泌

经来之前7天开始治疗，每日1次，直至月经来为止。

2.电耳针或耳穴压豆

主穴：子宫、内分泌、肝、肾。

配穴：经期延长，月经过多者加脾、肾上腺、缘中。闭经、月经周期紊乱者加盆腔、神门、缘中。

操作要点：用G6805针灸治疗仪的探穴电极头电刺激患者的指定耳穴，每穴微电刺激10~20秒，重复于3~4次，电针后在每个耳穴上加贴磁珠或王不留行籽按压，每日按压2~3次，每周治疗2次，10次为1个疗程，两耳穴交替治疗，一般连续治疗3~5个疗程。

3.推拿

穴位：点按肾俞、命门、八髎、气海、足三里、三阴交。

血热证：掌揉按小腹，继以双拇指揉按脐下冲任脉路线，再以拇指揉按关元、肓俞，并以双拇指同时压气冲，反复3~5遍，最后揉按大腿内侧敏感点数次。

脾气虚弱证：以两掌分推其背腰部，继以掌根按揉脊柱两侧（重点在肝俞至大肠俞及腰骶部），再以拇指按压肝俞、三焦俞、肾俞等穴，手掌揉推八髎部位。

操作要点：从经净后开始，每日1次，治疗10次为1个疗程，连用3个月经周期。

4.穴位贴敷

（1）血热证

操作要点：大黄128 g，玄参、生地、当归、赤芍、白芷、肉桂各64 g，以小磨麻油1 000 g熬，黄丹448 g收膏，贴关元处。每日1次，月经前后10天用，3个月为1个疗程。适用于血热型月经先期。

（2）血瘀证

操作要点：乳香、没药、白芍、牛膝、丹参、山楂、广木香、红花各15 g，冰片10 g。除冰片外，余药烘干，研为细末，过筛，再将冰片末调入重研一遍，装瓶备用。用时取药末20 g，以生姜汁或黄酒适量，调为稠膏，敷神阙穴及子宫穴。2日换药1次，连用2周，经前及经期用。3~5次为1个疗程。适用于血瘀型月经先期。

（六）中医预防与调护

（1）经期、产后须加强保护，适寒温、避免劳累等。

（2）保持心情舒畅。

（3）清淡营养饮食。

（4）重视经期卫生和节欲。

四、月经后期

（一）概要

月经周期延后7天以上，甚至3~5个月一行者，称为月经后期。本病相当于西医的月经失调、月经稀发。

历代医家认为：月经后期的病因分为虚实两端，虚者见于血虚、肾虚、阴虚等；实者见于寒凝、气滞等。宋代薛轩著《坤元是保》认为"有妇人肥胖，经或二三月一行者，痰气盛而躯脂闭塞经脉也"。明代《丹溪心法·妇人八十八》云："过期不来，乃是血虚。"《景岳全书·妇人规》"凡血寒者，经必后期而至"。清代叶天士《叶氏女科证治·调经上》"妇人以血为主……气血周流月水自然如期，若阴不足则月经后退……"临床医家的经验总结，为现代治疗该病提供了思路。

（二）中医外治法的优势

月经后期病因复杂，治疗难度大，药物治疗联合中医外治法可相互配合提高疗效，外治法方法简便，疗效可靠，无副作用，且无药物之苦，值得提倡和推广。

（三）诊断要点

1.临床表现
月经周期推后7天以上，甚至3~5个月一行，伴有经量或经期的异常。

2.检查
（1）妇科检查：一般无明显异常，或有卵巢体积增大。

（2）辅助检查：基础体温、性激素测定及B超等检查有助于诊断。如月经3~5个月一行伴月经量少者，临床又称月经稀少，应查血清性激素及胰岛素释放试验，以明确有无高雄激素、高泌乳素、高胰岛素血症，并结合B超检查综合判断是否为多囊卵巢综合征。

（四）辨证分型

1.肾虚证
经期延后，量少，色淡，质稀；头晕气短，腰膝酸软，性欲淡漠，小腹隐痛，喜暖喜按，大便溏泄，小便清长；舌淡，苔白，脉沉迟无力。

2.血虚证
经行错后，量少，色淡，质稀无块；经行小腹绵绵作痛，面色萎黄，头晕眼花，心悸失眠，爪甲不荣；舌淡，苔薄，脉细弱。

3.血寒证

（1）虚寒证：经行延迟，量少，色淡红，质清稀；小腹冷痛，喜暖喜按，腰膝冷痛，小便清长；舌淡，苔白，脉沉细迟。

（2）实寒证：经行错后，量少，色黯有块；小腹冷痛，畏寒肢冷，面色苍白，小便清长；舌黯红，苔白，脉沉紧或沉迟。

4.气滞证

经行延后，量少，色黯红有块；小腹胀满，或胸胁乳房胀痛不适，精神抑郁，时欲太息；舌质正常或略黯，苔白，脉弦。

（五）中医外治法

本病外治法可参考闭经和多囊卵巢综合征章节。

1.针刺法

（1）普通针刺

主穴：关元、归来、肾俞、气冲、子宫、三阴交、天枢、阴交、地机、八髎、十七椎、公孙、次髎等。

配穴：肝肾亏虚加肝俞、太溪。气血不足加气海、血海、脾俞、足三里。气滞血瘀加太冲、期门、膈俞。阴虚血燥加血海。痰湿阻滞加带脉、丰隆、水道。肾气亏虚加命门、腰阳关、大椎、阳维。病程长者加百会、神门、志室、肓俞、复溜、气门等。

操作要点：①主穴为主，据不同证型酌加配穴。每次取6~8穴。针刺手法虚补实泻为原则。针刺关元，宜用连续捻转手法，使针感向会阴部传导。膈俞、脾俞等背俞穴向下或朝脊柱方向斜刺，不宜直刺、深刺。长强穴宜浅刺、强刺激。②根据月经不同时期，经后期予重按轻提补法，经间期予平补平泻，经前期予轻按重提泻法。③气血不足、寒湿凝滞者可在背部穴或腹部穴加灸。④气滞血瘀者或痰湿内凝的可配合刺络拔罐。⑤本病疗程长，治疗每日或隔日1次，10次为1个疗程，连续治疗8~10次，经期停用。

（2）安神调经针

穴位：神庭、四关(双侧)、三阴交(双侧)。

操作要点：神庭平刺，四关穴、三阴交直刺。手法平补平泻。1周治疗3次，隔日1次，月经期停止治疗，共治疗3个月经周期。

（3）电针

穴位：中脘、建里、下脘、水分、梁门、滑肉门、天枢、水道、归来、关元、气海、曲池、合谷、足三里、丰隆、阴陵泉、三阴交。

操作要点：实证施以泻法，虚证施以补法。行针2分钟后接电针，疏密波脉冲，电流强度以患者耐受为度。四组电极，一组连于患者上肢部穴位，曲池与合谷交替使用；一组连于患者下肢部穴位，足三里与丰隆交替使用；两组连接于患者腹部穴，天枢与归来交替使用。每日1次，1周6次，1月为1个疗程，共治疗3个疗程，月经期间停针。

（4）温针灸

穴位：足三里、关元、气海、三阴交、阴陵泉、肾俞。

操作要点：患者平卧或俯卧位，针刺穴位得气后，于针柄上放置艾团（艾炷），点燃并留针20~30分钟。温针灸疗程同普通针刺。温针灸适合肾气亏虚或气血亏虚等虚寒证。选穴宜选取肌肉丰厚的穴位为佳，注意事项见总论。

（5）穴位埋线

主穴：气海、三阴交、归来、血海。

配穴：实寒证加子宫；虚寒证加命门、腰阳关； 肾虚加肾俞、太溪；气滞加天枢、太冲；痰湿加丰隆、阴陵泉； 血虚加足三里；血瘀加膈俞。

操作及注意事项见总论及各章节。

2.耳针或耳穴压豆

主穴：子宫、神门、肝、内分泌、肾、脾、卵巢。

配穴：腰痛者加腹；头晕失眠者加神经衰弱点、额及枕。

操作要点：双耳交替贴压，可放置3天后更换，贴压期间患者每日自行按压2~3次，以按压为主，切勿揉搓，以免搓破皮肤造成感染。耳压3~5天更换1次。共治疗3~5次。

3.隔姜灸

主穴：关元、气海、三阴交、归来、足三里、肾俞、命门、腰阳关、次髎。经前期选穴以肾俞、命门、腰阳关、次髎为主，经后期选穴以关元、气海、三阴交、归来、足三里为主。

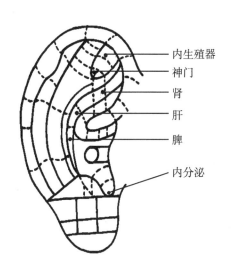

图 4-26 月经后期耳穴示意图

操作要点：将生姜片置于所选穴位，姜片中间置以大艾炷点燃施灸，每穴每次施灸3壮，以局部皮肤潮红湿润为度。若病人有灼痛感可将姜片提起，使之离开皮肤片刻，旋即放下，再行灸治。隔天治疗1次，每周3次，经期停止治疗，1个月经周期为1个疗程，连续治疗3个疗程。

4.刮痧

部位及穴位：背部足太阳膀胱经第1侧线（膈俞至肾俞）、上髎、次髎、中髎、下髎、腹部任脉循行线（脐下至关元）。

操作要点：

虚者（月经经后期）：补刮背部膀胱经第1侧线膈俞至肾俞段及八髎，不要求出痧，并对刮拭之处采用摩法进行刺激，补刮腹部任脉脐下至关元。（补刮：刮拭按压力小，作用表浅，速度慢，动作轻柔，刮痧范围较小，出痧要求色淡红而少，刺激时间稍短，或顺经脉运行方向刮拭。）

实者（月经经前期）：泻刮背部膀胱经第1侧线膈俞至肾俞及八髎，要求出痧，平刮腹部任脉脐下至关元。（泻刮：刮拭按压力大，作用渗透，速度快，动作重猛，刮痧范围较大，出痧要求色暗红而多，刺激时间稍长，或逆经脉运行方向刮拭。平刮：刮拭按压力、渗透、速度、刮痧范围、出痧要求、刺激时间均以适中为好。）

5.腹部走罐

操作要点：腹部涂以医用液体石蜡，大号玻璃罐1个，将罐扣于腹部任何一处，调整吸拔的力度至患者可以承受为度。首先顺时针沿脐周由内周至外周螺旋状走罐1次。后取罐重复以上操作。反复3~4次。其次在小腹部与少腹部往返走罐，最后沿带脉循行进行往返走罐。走罐的过程中着重点放在小腹和带脉部位。隔日治疗1次，3次为1个疗程，每疗程间隔2~3天，治疗3个月经周期。

6.其他疗法

其他疗法参考闭经章节。

（六）中医预防与调护

避风寒、慎起居、畅情志、适度锻炼、营养均衡。

五、经期延长

（一）概要

经期延长是指月经周期基本正常，行经时间超过7天以上，甚或淋漓半月方净为基本表现的疾病。排卵性功能失调性子宫出血病的子宫内膜不规则脱落型，临床表现与中医学的经期延长相类似，可参照本病治疗。此外，盆腔炎、子宫内膜炎、子宫内膜息肉等疾病以及宫内节育器所引起的经期延长符合定义者均可参照本病治疗。

中医学对经期延长的认识由来已久。唐代孙思邈《备急千金要方·月水不调》云："瘀血占据血室，而致血不归经。"明代薛己《校注妇人良方·调经门》中认为："妇人月水不断，淋漓腹痛，或因劳损气血而伤冲任，或因经行而合阴阳，以致外邪客于胞内，滞于血海故也。"历代医家论述颇多。经期延长的主要病机为脏腑经脉气血失调，冲任不固或冲任损伤，经血失于制约，临床常见有气虚、血热、血瘀等证。

（二）中医外治法的优势

经期延长病情缠绵。药物治疗联合中医外治法可相互配合提高疗效，加之外治法方法简便，疗效可靠，无副作用，且无药物之苦，值得提倡和推广。

（三）诊断要点

1.临床表现

每次月经持续时间达7天以上，但一般在2周内能自然停止，可伴见月经过多或过少。

2.检查

（1）妇科检查：主要应排除宫颈病变，如宫颈糜烂、息肉等。

（2）辅助检查：基础体温测定、B超、子宫内膜病理检查等有助于诊断。

（四）辨证分型

1.血瘀证

经行时间延长，经色紫黯有块，经行涩滞不畅；小腹疼痛不适，面赤额黑，身重无力；舌紫黯，有瘀斑，脉沉弦涩。

2.虚热证

经行时间延长，量不多，色鲜红，或紫红，质稠；形体消瘦，颧红潮热，咽干口燥，五心烦热，大便干，小便黄；舌红，苔薄黄，脉细数。

3.气虚证

经行时间延长，经量多，色淡红，质清稀；面色无华，神疲乏力，气短懒言，动则头晕眼花，心悸失眠，食少纳呆；舌淡红，苔薄白，脉沉细弱。

（五）中医外治法

中医外治法经期延长可参照崩漏章节治疗。

1.针刺（普通针刺配合头针）

主穴：关元、中极、血海、隐白、太冲、断红、子宫及双额旁3线等。

配穴：血热配曲池；气郁配支沟、大敦；血瘀配气冲、冲门；气虚血亏配气海、膈俞。

操作要点：①关元透中极，深2.5~3寸，使针感达耻骨联合上下。②针刺子宫穴时，向内下方斜刺，达2~2.5

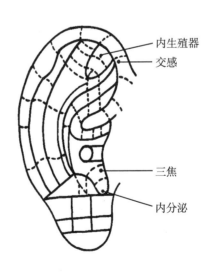

内生殖器
交感
三焦
内分泌

图 4-27　经期延长耳穴示意图

寸，施以提插捻转手法，根据病情虚实给予补虚泻实。③三阴交穴针刺时，针尖向上，使针感向上传导至会阴部。④取断红穴时先针后灸，针时病人坐位或卧位，常规消毒，针体刺入后，快速捻转，不提插，200转/分，持续捻转2分钟，留针10分钟，反复操作3次即可起针。⑤其余穴位常规针刺。10天1个疗程，中间休息2天，共进行2~3个疗程。

2.黄芪穴位注射

穴位：关元、三阴交和肾俞、足三里。

药物：黄芪注射液4 ml。

操作要点：抽取黄芪注射液4 ml，按水针操作常规，得气后每穴注射1~1.5 ml药液，每天1次，两组穴位交替，5次为1个疗程，连用3个疗程。

3.耳针配合耳穴压豆

穴位：子宫、内分泌、交感、三焦等。

操作要点：针刺有酸、痛、胀、麻感为得气，行中强度刺激，留针30分钟，起针后穴位贴压王不留行籽，嘱患者每日自行按压穴位1~2次，每次10~20分钟，强度以有得气感为宜。两耳轮流或同时进行，每次贴压保留3天，3天后重复针刺加耳穴贴压，经期停用，每月从经期第5天开始重复治疗，连用3个月。

4.脐疗

药物：人参20 g，黄芪35 g，白术25 g，甘草10g，升麻20 g，阿胶珠20 g，马齿苋40 g。

操作要点：上药共研细末，瓶装密封备用。临用时取药末10g，加适量水调和成团，涂于神阙穴，外盖纱布，胶布固定。3天换药1次，10次为1个疗程，连用3个疗程。

5.穴位贴敷

穴位贴敷参见痛经章节。

（六）中医预防与调护

（1）经期避免重体力劳动和剧烈运动。

（2）经期、产褥期注意外阴卫生，禁止房事。

（3）保持心情舒畅，避免过度精神刺激。

六、月经先后不定期

（一）概要

月经先后不定期是指月经经期正常，周期或前或后1~2周，连续3个周期以上者。

《傅青主女科·调经》所言："夫经水出诸肾，而肝为肾之子，肝郁则肾亦郁矣；肾郁而气必不宣，前后之或断或续，正肾之或通或闭耳。"月经先后不定期于肝、肾的气机失调有关。

（二）中医外治法的优势

药物治疗联合中医外治法可相互配合提高疗效，外治法方法简便，疗效可靠，无副作用，且无药物之苦，值得提倡和推广。

（三）诊断要点

1.临床表现

月经周期或提前或错后7天以上，交替出现，连续发生3个周期或以上。

2.检查

（1）妇科检查：一般无明显异常。

（2）辅助检查：基础体温监测、生殖激素测定有助于诊断。

（四）辨证分型

1.肝郁证

月经或提前或错后，经量或多或少，色黯红有块；情志抑郁，胸胁乳房胀满，脘闷不舒，时叹气，嗳气食少；舌质正常或略黯，舌苔薄白或薄黄，脉弦。

2.肾虚证

经行或先或后，量少，色淡，质清稀；面色晦暗，头晕耳鸣，腰膝酸痛，小腹空坠，小便频数；舌淡，苔薄，脉沉细弱。

（五）中医外治法

1.针刺法

（1）腹针

主穴：引气归元(中脘、下脘、气海、关元，深刺)，腹四关（双侧滑肉门、外陵，中刺），大横（双，深刺），气穴（双中刺），气旁（双中刺），归来（双中刺）。

操作要点：针刺穴位按照中脘—下脘—关元—气海—气穴—气旁—滑肉门—外陵—大横的顺序由上至下、由里至外进行针刺。留针30分钟。每周2次，隔2~3天1次，12次为1个疗程，共治疗2个疗程。若月经来潮停止治疗，于经后第3天后继续治疗。

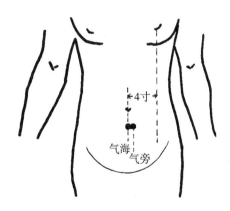

图4-28　气旁穴示意图

（2）透穴埋线

主穴：关元（透中极）、天枢（透外陵）、归来（透横骨）、次髎、三阴交、肝俞（透脾俞）、肾俞（透大肠俞）。

配穴：肝郁者加太冲、期门;肾虚者加太溪。

埋线：对准所选腧穴快速透皮进针，到达适当深度，行针以促使得气。每月1次，连续治疗4次为1个疗程。

2.脐疗

药物：定水丹（鹿茸15 g，肉苁蓉30 g，菟丝子30 g，枸杞子30 g，阿胶30 g，熟地40 g，川楝子10 g）。

操作要点：上药共研细末，瓶储密封备用。临用时先取麝香末0.05 g纳入脐中，再取上药末10 g加入适量水调和成团，涂以神阙穴，外盖纱布，胶布固定。每3天换药1次，10次为1个疗程，连用3个疗程。

（六）中医预防与调护

避风寒、慎起居、畅情志、适度锻炼、营养均衡。

（刘艺、韩久利）

第五章

经断前后诸证

妇女在绝经期前后出现月经紊乱，烘热汗出，烦躁易怒，头晕目眩，心悸失眠，腰膝酸软，手足心热，面目浮肿，尿频失禁等与绝经有关的症状，称为"经断前后诸证"，又称"绝经前后诸证"。这些证候往往三三两两，轻重不一，参差出现，持续时间或长或短，短者仅数月，长者迁延数年。甚者可影响生活和工作，降低生活质量，危害妇女身心健康。古代医籍对本病无专篇记载，多散见于"脏躁""百合病""崩漏""心悸""郁证""不寐""眩晕"等病证中。

本病相当于西医学"围绝经期综合征""绝经综合征"。

第一节　围绝经期潮热盗汗

一、概述

经断前后诸证最典型的症状之一就是潮热、盗汗。潮热又称潮红或烘热，常伴出汗及心悸而出现的燥热症状，即突然感到胸前、颈部烘热，然后这种热感如潮水样迅速涌向面部，皮肤顿时出现发红，并随即出现全身轻微地出汗或大汗淋漓，周围的人能明显地观察到这一过程。持续时间20~30分钟不等，有的妇女一天发生1~2次，有的则一天发生数十次，可伴随乏力、眩晕、失眠等。由于阵发性的面红使得这些妇女在工作中产生自卑感。潮热汗出是更年期特征性症状，现代医学认为是体内雌激素波动引起的血管舒缩功能异常所致，有的患者可伴有实际的体温变化。约

75%~85%的围绝经期妇女会出现潮热出汗的症状，症状严重者占10%~20%，以绝经前1~2年症状最严重，10%将每日发作，或每日频繁发作，50%感到苦恼，少数发生于绝经后，症状持续1年以上者占85%，持续5年者占25%~50%，约10%~15%持续10~15年或更长。

二、诊断要点

1.病史

年龄在40岁以上，出现月经紊乱或停经；或40岁前卵巢功能早衰；或因手术切除双侧卵巢；或因放射线治疗或化疗等因素损伤双侧卵巢功能。

2.临床表现

（1）月经改变：月经周期紊乱，延长或缩短，经量逐渐减少而停止；月经周期紊乱，经量增多，淋漓不尽或出现血崩；也有突然停闭而不再来潮者。

（2）其他症状：烘热，汗出，盗汗，面色潮红，可伴有头晕耳鸣，心悸，失眠，健忘，情绪异常，性欲减退，骨质疏松等。

3.检查

（1）妇科检查：绝经后期可见外阴及阴道萎缩，阴道皱襞消失，宫颈、子宫大小尚正常或偏小。

（2）实验室检查：①阴道细胞学图片显示以底、中层细胞为主。②血清激素测定，典型者出现两高一低的内分泌变化[高黄体生成激素（LH）、卵泡生成激素（FSH），低雌二醇（E_2）]，但围绝经期妇女血E_2也可不低。

三、辨证分型

本病以肾虚为本，肾阴阳平衡失调，常影响到心、肝等脏腑，从而出现多脏腑功能失调。

1.肝肾阴虚证

绝经前后，月经周期紊乱，月经量或多或少，或崩或漏，经色鲜红；头部面颊阵发性烘热汗出，五心烦热，盗汗，头晕目眩，耳鸣，失眠多梦，腰膝酸软，口干便结，尿少色黄；舌红少苔，脉细数。

2.肾虚肝郁证

绝经前后，月经紊乱，烘热汗出，精神抑郁，胸闷叹息，烦躁易怒，睡眠欠安，大便时干时稀；舌红，苔薄白或薄黄，脉沉弦或细弦。

3.肾阴阳两虚证

绝经前后，月经周期紊乱，量少或多，经色黯或淡红；午寒午热，自汗盗汗，头晕耳鸣，失眠，健忘，腰背冷痛，浮肿便溏，小便频数；舌淡，苔白，脉沉细弱。

4.心肾不交证

绝经前后，月经紊乱，烘热汗出，心悸怔忡，心烦不宁，失眠健忘，多梦易惊，腰膝疲软，精神涣散，思维迟缓；舌红少苔，脉细或细数。

四、中医外治法

（一）普通针刺

主穴：肺俞、大椎、复溜。

配穴：肝肾阴虚证加太溪、肝俞、三阴交；肾虚肝郁证加三阴交、太冲；肾阴阳两虚证加腰阳关、肾俞、太溪、至阳；心肾不交证加神门、心俞、肾俞、内关。

操作要点：每天治疗1次，每次留针20~30分钟，留针期间行针2~3次，每次行针5~10秒。均用平补平泻法。

（二）电针

选穴同普通针刺。

操作要点：每日交替。在两穴位之间，分别连接电针治疗仪的两极导线，采用连续波，刺激量的大小以出现明显的局部肌肉颤动或患者能够耐受为宜。每次电针4~6个穴位（交替使用），每次电针20分钟。每天治疗1次。没有接电疗仪的穴位，按普通体针疗法进行操作。

（三）耳穴压豆

主穴：交感、丘脑、心、皮质下等其他相应部位。

配穴：肺、脾、肾上腺。

操作要点详参总论及痛经、闭经。

（四）穴位注射

穴位：肾俞、三阴交、足三里。

操作要点：选用黄芪注射液，每穴1 ml，每天治疗1次，或隔天治疗1次。两侧穴位交替使用。

（五）灸法

穴位：第一组大椎、肺俞；第二组肾俞、复溜。

操作要点：每次一组即可，用艾条温和灸，使局部有明显的温热感为宜。每日治疗1次。督灸：每3天1次。

（六）穴位埋线

穴位：三阴交、关元、复溜、足三里。

操作要点：按操作规范进行，7~10天治疗1次。

（七）拔罐

以膀胱经为线排罐，湿气较重的使用游走罐。体质较弱慎用。

第二节　围绝经期身痛

一、概述

身痛，症状名。指由于六淫外感或气血内亏、营卫失和以及脏腑虚实之邪延于经络百骸，导致周身肢节、肌肉痛楚不适之证。亦可包括骨节疼痛在内的身痛，是临床常见的周身不适之候。围绝经期身痛，又称绝经前后身痛，据临床观察约有1/4的更年期妇女患有此症，多表现为一处或数处肌肉、关节疼痛。《素问·上古天真论》云："七七任脉虚，太冲脉衰少，天癸将竭，地道不通，故形坏而无子。"女子七七之年脏腑机能逐渐减退，冲任二脉虚衰，天癸渐绝，多汗而气随汗泄，腠理不固，风、寒、湿邪乘虚而入，气血运行不畅，寒湿凝滞经络，不通则痛，出现身痛及腰腿酸困疼痛。此外，肾气亏虚，精亏髓减，髓虚不能养骨，则骨骼失养，故见腰膝酸软，骨质疏松，骨密度降低，以关节处表现最为严重，关节表面变得粗糙不规则，组织中出现裂缝，日久边缘有骨赘形成，导致关节活动时互相摩擦以及机械应激引起促炎症细胞因子的释放，均可引起关节肿胀、疼痛、活动受限等骨关节炎的一系列表现。现代医学多应用激素、钙剂、维生素D、降钙素、双磷酸盐类等治疗。

二、诊断要点

1.病史

年龄在40岁以上，出现月经紊乱或停闭；或40岁前卵巢功能早衰；或因手术切除双侧卵巢；或因放射线治疗或化疗等因素损伤双侧卵巢功能。

2.临床表现

（1）月经改变：月经周期紊乱，延长或缩短，经量逐渐减少而停止；月经周期紊乱，经量增多，淋漓不尽或出现血崩；也有月经突然停闭而不再来潮者。

（2）其他症状：周身肢节、肌肉痛楚不适，烘热，汗出，盗汗，面色潮红，可伴有头晕耳鸣，心悸，失眠，健忘，情绪异常，性欲减退等。

3.检查

（1）妇科检查：绝经后期可见外阴及阴道萎缩，阴道皱襞消失，宫颈、子宫大小尚正常或偏小。

（2）实验室检查：①阴道细胞学图片显示以底、中层细胞为主。②血清激素测定，典型者出现两高一低的内分泌变化（高LH、FSH，低E_2），但围绝经期妇女血E_2也可不低。③骨密度T值$\leqslant -2.5SD$。

三、辨证分型

1.肝肾阴虚证

经断前后，月经周期紊乱，量少或多，经色鲜红，腰膝酸软，关节疼痛无力，活动不灵活，不能久立远行，病情反复不愈，遇劳则腰脊、颈项或四肢关节疼痛更剧，虚热往来，烘热汗出，五心烦热，急躁易怒，眩晕耳鸣，失眠多梦或皮肤瘙痒，口燥舌干，舌红苔少，脉细。

2.脾肾阳虚证

经断前后，月经周期紊乱，量多或少，色淡质稀，带下量多，腰痛如折，腰冷阴坠，形寒肢冷，齿摇发脱，头晕疲倦，食少纳呆，精神萎靡，面色晦暗，小便频数或失禁，大便稀溏，舌淡胖嫩，舌边齿痕，苔白滑，脉沉细无力。

3.肾虚血瘀证

经断前后，月经周期紊乱，量多或少，腰脊、颈项或四肢关节痛如针刺，痛有定处，转侧不利，腰膝酸软，面色黧黑，舌质紫黯或有瘀点、瘀斑，脉弦涩。

4.气血两虚证

经断前后，月经周期紊乱，量多或少，色淡质稀，腰背酸痛乏力，活动加重，肢体麻木，面色少华，心悸气短，神倦汗出，舌淡苔白，脉细弱无力。

四、中医外治法

（一）普通针刺

主穴：肝俞、阳陵泉、大杼、悬钟、膈俞、外关。

配穴：肝肾阴虚证加肾俞、太溪、阴陵泉；脾肾阳虚证加脾俞、肾俞、委中、关元俞；肾虚血瘀证加肾俞、血海、三阴交；气血两虚证加血海、足三里。

操作要点：每天治疗1次，每次留针20~30分钟，留针期间行针2~3次，每次行针5~10秒。主穴均用平补平泻法，配穴为补法。

（二）电针

选穴同普通针刺。

操作要点：每日交替。在两穴位之间，分别连接电针治疗仪的两极导线，采用连续波，刺激量的大小以出现明显的局部肌肉颤动或患者能够耐受为宜。每次电针4~6个穴位（交替使用），每次电针20分钟，每日1次。没有接电疗仪的穴位，按普通体针疗法进行操作。

（三）灸法

常规灸法主穴：第一组至阳、关元俞；第二组神阙、关元。

操作要点：每次1组即可，用艾条温和灸，使局部有明显的温热感为宜，每日1次。

脐灸与督灸：交替使用，每3天1次。

（四）穴位注射

穴位：第一组肾俞、肝俞。第二组足三里、血海。

操作要点：选用黄芪注射液或鹿茸精注射液，每穴1 ml，每日1次，或隔天治疗1次，两组穴位交替使用。

（五）皮肤针

部位及穴位：颈项部、头顶部、腰、骶部、小腿内侧。重点叩刺大杼、肾俞、肝俞、委中、悬钟。

操作要点：针具及叩刺部位严格消毒后，采用中等刺激手法，叩刺频率150次/分左右，以患者感轻度疼痛，叩刺部位皮肤潮红，但无渗血为度。叩打顺序应由上而下，反复叩打4~5遍，每日1次，10次为1个疗程，疗程间隔5天。

（六）穴位埋线

穴位：肝俞、肾俞、关元俞、阳陵泉、大杼、悬钟、膈俞。

操作要点：按操作规范进行，7~10天治疗1次。

（七）推拿按摩

背部及下肢操作：患者俯卧位，医者立于一侧，先点按百会、天柱和肩井穴疏导经脉，双手掌循经推按督脉及背部膀胱经3~5遍，再用拇指点按背俞穴2~3遍，以酸胀感为度。然后双手掌直擦摩督脉、膀胱经，横擦摩肾俞、命门、八髎，以透热为度。点按委中、昆仑，以酸胀感为度。

腹部及下肢操作：患者仰卧，医生站在患者右侧，先在中脘、气海、关元、中极、大横、归来、气冲等穴位，以一指禅揉按和点穴法按压，并顺时针摩腹3分钟左右。接着从足内踝开始往上至膝部进行推拿按摩，顺经脉推拿足太阴脾经、足厥阴肝经和足少阴肾经，拇指按压血海、足三里、三阴交。

上肢操作：从手腕至肘部推拿按摩肺经、心包经和心经3~5遍。手三里、外关穴点按3~5遍，以酸胀感为度。

（八）拔罐

（1）游走罐由内向外，由上而下，反复操作4~6次，至皮肤潮红或轻度瘀血，然后在八髎、肾俞、肝俞、心俞、脾俞等处留罐5~10分钟。

（2）在腹部涂抹上万花油或按摩油，用较小的吸附力把火罐吸附在腹部，顺时针走罐3分钟，以热量深透腹部为度。

第三节　围绝经期神智异常

一、概述

神智异常是由脑髓不足，神机失用所导致的以呆傻愚笨，智力低下，健忘为主要临床表现的一种疾病。中医并未提出过神智异常病名，历代医家对其病因病机无系统论述，但根据其临床症状可按"呆证""健忘""脏躁""不寐""情志病""郁病""百合病"等辨证论治。

二、诊断要点

围绝经期妇女往往激动易怒、焦虑不安，或情绪低落、抑郁寡欢、不能自制。雌激素缺乏可影响睡眠、记忆力及认知功能，生活质量及工作效率降低。雌激素缺乏者可存在发生阿尔茨海默病的潜在危险，表现为老年痴呆，记忆丧失，失语失认，定向、计算、判断障碍及性格、行为、情绪的改变，伴有社会活动的减退等神智异常表现。

三、辨证分型

本病脑脉痹阻、髓海失充，神机失用，脑窍失聪。病机为本虚标实，本虚在于五脏尤其是脾肾亏虚；其标实在于痰浊蒙蔽脑窍，闭阻脑络，火热蕴结脑府，脑窍昏蒙。虚实之证互为因果，形成恶性循环，以致病程缠绵，兼症多端。

1.肾精亏虚证

不能充养脑窍，造成脑海空虚、脑失所养，影响到脑中玄府郁闭阻滞，气液流通受阻、血液渗灌减弱、神机运转失常，从而产生健忘、听力减退、头晕耳鸣、神智异常、懒怠思卧、齿枯发焦、腰膝酸软、舌淡、脉沉细无力等一系列病症。

2.脾胃虚弱证

一是气血生化乏源，不能及时地将食物精微物质输送至脑内；另一方面玄府不能开阖有度，形成玄府阻滞，营养精微输送受阻，从而造成脑窍失养，脑髓空虚。出现智力减退、喜忘、头晕、面色苍白或萎黄、神情淡漠、体倦思卧、纳呆、舌质淡苔薄白、脉细弱等一系列症状。

3.痰热互结证

多因气血生化之源的脾胃逐渐虚弱，失于运化，酿生痰浊，因虚生痰，痰浊阻闭脑窍，留着不去，凝聚难化，致使髓海浑浊，清阳蒙蔽，灵机不运，神机失调，呆病应运而生；另一方面，痰浊凝滞，日久不化，则郁而化热。陈士铎之《石室秘录》曰："痰势最盛，呆气最深。"朱丹溪："健忘者，精神短气者多，亦有痰也。"

4.瘀血内停证

老年患者心、肝、脾脏功能衰退，心气不足，运身无力，肝失疏泄，藏血失职，脾失运化、统摄无权，皆可使体内血行涩滞。瘀血内停，阻塞脉络，脑海失养。李时珍："脑为元神之府"；汪昂认为："人之记性，皆在脑中"；王清任："高年无记性者，皆在脑髓渐空"。脉络阻滞，脑海失养，则视、听、嗅、言、记忆功能障碍，情志活动异常。

四、中医外治法

（一）普通针刺

主穴：百会、风池、完骨、天柱、四神聪、内关。

配穴：肾精亏虚证加大椎、肾俞、关元、中极。脾胃虚弱证加三阴交、足三里、天枢。痰热互结证加丰隆、阴陵泉。瘀血内停证膈俞、血海、太冲。

操作要点：每天治疗1次，每次留针20~30分钟，留针期间行针2~3次，每次行针5~10秒。主穴均用平补平泻法。配穴辨证补泻。

（二）电针

选穴同普通针刺。

操作要点：每日交替。在两穴位之间，分别连接电针治疗仪的两极导线，采用连续波，刺激量的大小以出现明显的局部肌肉颤动或患者能够耐受为宜。每次电针4~6个穴位（交替使用），每次电针20分钟。每天治疗1次。没有接电疗仪的穴位，按普通体针疗法进行操作。

（三）灸法

穴位：第一组百会、大椎、涌泉；第二组神阙、关元。

操作要点：每次1组即可，用艾条温和灸，使局部有明显的温热感为宜。每日治疗1次。脐灸 每3天1次。

（四）穴位注射

穴位：第一组肾俞、肝俞；第二组足三里、血海。

操作要点：选用黄芪注射液或丹参注射液，每穴1 ml。每天治疗1次，或隔天治疗1次。两组穴位交替使用。

第四节　围绝经期身痒

一、概述

身痒是许多皮肤病共有的一种自觉症状，但如仅有皮肤瘙痒而无明显的原发性损害则称为瘙痒病。本病根源在肾，而肝血不足是致病关键。

二、诊断要点

在无继发皮疹发生时，容易诊断。症状表现为全身瘙痒，多在夜间加重；难以忍受，可引起失眠和精神不振。患者全身瘙痒，一旦出现继发性皮疹，则需根据病史，证明其初发病时仅有瘙痒，而无皮疹，方能确诊皮肤瘙痒病。本病虽无原发性损害，但由于频繁搔抓，皮肤常出现抓痕、血痂、色素沉着、湿疹化、苔藓样变等继发损害。本病需与神经性皮炎、湿疹、荨麻疹、虫咬、药疹、虱病及疥疮等鉴别。为了寻找致病因素，常需做全面的体格检查和实验室检查。

三、辨证分型

身痒症病因不同，表现症状各异，临床首当辨其虚实，再辨证型以施治。实证由外感六淫、饮食所伤、瘀血内停所致。虚证多因年老体衰、久病失养、精血亏虚而发。

（一）实证

1.风盛证

多发于春季，症见周身皮肤瘙痒，痒无定处，搔抓不止，汗出痒轻，遇风加重。日久患处皮肤肥厚，甚则苔藓样变。舌质淡红、苔薄白，脉浮或缓。

2.风热证

好发于夏季，症见皮肤瘙痒，抓痕色红，扪之肌热，遇感风热其痒尤甚，伴有口渴欲饮，心烦，便秘溲赤。舌质红、苔黄，脉浮数或弦数。

3.风湿证

好发于长夏，症见皮肤瘙痒，抓后起水水疱，伴有渗液。舌质淡红、苔白腻，脉濡数。

4.血热证

症见皮肤瘙痒潮红，抓破呈条状血痕，每当遇热、烦躁，或酒后瘙痒加剧。伴有口干，心烦，渴喜冷饮，大便干结，小溲短赤。舌质红、苔黄，脉数或弦数。

5.湿热证

症见皮肤瘙痒潮红，遍体抓痕、血痂。伴有口渴，烦躁，胃纳欠佳，腹胀便溏，或滞下不爽，小便黄赤。舌质红，苔薄黄或黄腻，脉濡数。

6.湿热下注证

好发肛周、外阴等处。症见局限性皮肤瘙痒，逐渐蔓延，搔抓后皮肤肥厚，状若苔藓。表现肛门皱襞肥厚，阴唇皮肤肥厚、浸渍，阴蒂及阴道黏膜多有红肿或糜烂，或带下增多，色淡黄。舌质红，苔黄腻，脉濡数或数。

（二）虚证

1.血虚风燥证

皮肤瘙痒，抓痕遍体，皮肤肥厚，迭起细薄鳞屑，或苔藓样变。伴有面色无华，头昏目眩，心悸失眠。舌质淡、苔薄，脉细或弱。

2.肝肾阴虚证

皮肤干燥，瘙痒抓之脱屑，肌肤甲错。伴有头晕耳鸣，五心烦热，腰酸膝软。舌质红少津，苔少而薄，脉细数或弦细。

四、中医外治法

（一）普通针刺

主穴：曲池、血海、风市、膈俞。

配穴：脾虚卫弱加脾俞、肺俞健脾固卫；肝肾亏损加肝俞、肾俞、太溪补益肝肾。

操作要点：每天治疗1次，每次留针20~30分钟，留针期间行针2~3次，每次行针5~10秒，以补法为主。

（二）电针

选穴同普通针刺。

操作要点：每日交替。在两穴位之间，分别连接电针治疗仪的两极导线，采用连续波，刺激量的大小以出现明显的局部肌肉颤动或患者能够耐受为宜。每次电针4~6个穴位（交替使用），每次电针20分钟。每天治疗1次。没有接电疗仪的穴位，按普通体针疗法进行操作。

（三）耳穴压豆

穴位：神门、交感、肾上腺、内分泌、肺、痒点。

操作方法：常规消毒后，用专用耳穴贴，让患者每天自行按压3~5次，每个穴位每次按压2~3分钟，按压的力量以有明显的痛感但又不过分强烈为度。隔天更换1次，双侧耳穴交替使用。

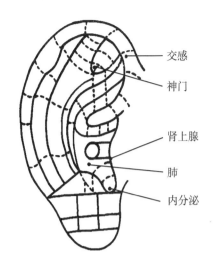

交感
神门
肾上腺
肺
内分泌

图 5-1　围绝经期身痒耳穴示意图

（四）灸法

穴位：第一组肺俞、膈俞；第二组神阙、关元；第三组血海、足三里。

操作方法：每次一组即可，用艾条温和灸，使局部有明显的温热感为宜。每日治疗1次。脐灸 每3天1次。

（五）穴位注射

穴位：第一组肺俞、膈俞；第二组足三里、血海；第三组风门、曲池。

操作要点：选用黄芪注射液或当归注射液，每穴1 ml，每天治疗1次，或隔天治疗1次。三组穴位交替使用。

（六）拔罐

刺血拔罐：膈俞、血海。

神阙闪罐，以热量深透腹部为度。

第五节　围绝经期性功能障碍

一、概述

女性性功能障碍（Female sexual dysfunction，FSD）是一种常见临床疾病，显著降低了女性的生活质量和幸福指数。女性性功能障碍与男性性功能障碍同样常见，但是由于文化、宗教、生活方式、性交方式等原因，对于女性性功能障碍的关注远不如男性。

FSD发生在性成熟女性的各个年龄阶段，然而由于围绝经期各种生理、心理、社会关系等因素的改变及相互作用，围绝经期女性更容易发生性功能障碍。流行病学调查发现，围绝经期FSD的发生率为育龄女性的2.3倍。围绝经期妇女性功能障碍主要表现为性欲下降、性交痛、阴道干涩、高潮障碍、满意度下降等。其中性交痛、阴道干涩、阴道润滑度下降等阴道症状与围绝经期雌激素水平下降产生的阴道萎缩有关。中医学认为，妇女进入经断前后，肾气逐渐衰弱，天癸渐竭，冲任二脉亏虚，精血减少，脏腑功能衰退，机体阴阳失去平衡而导致本病。

二、诊断要点

围绝经期女性性功能障碍主要表现为性欲下降、性交痛、阴道干涩、高潮障碍、满意度下降等，目前对女性性反应尚无客观或量化的测定方法，女性性功能指数量表(Female Sexual Function Index，FSFI)能比较准确地筛查FSD，是临床医师诊断FSD的有效辅助工具，可将FSFI<25分作为诊断标准。

三、辨证分型

更年期肾气渐衰，天癸将竭，冲任子宫功能减退，月经紊乱而致断绝，原为女性生殖生理现象。因有些女性肾衰的程度过早或过速，或因社会、心理等因素的干扰较强，引起肾之阴阳失衡，心肝气火偏盛，冲任气血不能下泄，上逆犯于心、肝、脾，继而出现一系列症状，发为阴痿。

本病以肾虚为本，肾的阴阳平衡失调，影响到心、肝、脾，其中尤以心主神明和心主血脉的功能失常为主，同时又可导致痰浊、血瘀、郁火等病变。本病的病理主要有阴虚、阳虚及肾阴阳两虚，兼夹郁热、瘀滞、痰浊、湿热等。

1.肾阴虚证

"七七"之年，肾阴不足，天癸渐竭，若素体阴虚，或多产房劳伤肾耗精，或数脱于血，致经血不足，复加忧思失眠，营阴暗耗，肾阴益亏，脏腑失养，"任脉虚，太冲脉衰少，天癸竭"，遂发为绝经前后诸证。肝肾同居于下焦，乙癸同源。若肾水不足以涵养肝木，易致肝肾阴虚或肝阳上亢。若肾水不足，不能上济于心，心火独亢，热扰心神，神明不安，出现心肾不交；肾阴虚，精亏血少，不能上荣脑，出现脑髓失养，进而出现了围绝经期潮热汗出、阴道干涩、性交痛等症状。

2.肾阳虚证

绝经之年，肾气渐虚，若素体肾阳亏虚，或过用寒凉及过度贪凉，可致肾阳虚备。若命门火衰而不能温煦脾阳，出现脾肾阳虚，既有阴虚不能涵养心肝，心肝气火上扰之象，又有脾肾阳虚于中下焦的表现，形成上热下寒、以下寒为主的病症；若脾肾阳虚，水湿内停，湿聚成痰，易酿成痰湿；或阳气虚弱，无力行血而为瘀，又出现肾虚血瘀。

3.肾阴阳两虚证

肾藏元阴而寓元阳，阴损及阳，或阳损及阴，真阴真阳不足，不能濡养、温煦脏腑，或激发、推动机体的正常生理活动而出现围绝经期包括性欲下降、性交痛、阴道干涩在内的症状。舌苔薄黄，脉沉弦或沉数。

四、中医外治法

（一）普通针刺

主穴：阴都、四满、三阴交。

配穴：肾阴虚证加涌泉、阴陵泉、肾俞；肾阳虚证加肾俞、命门、关元俞、大椎、至阳；肾阴阳两虚证加内关、足三里、血海、百会。

兼证配穴：肝郁证加阴廉、急脉、曲骨、蠡沟、太冲；湿热证加中极、子宫、次髎、阴廉、足临泣。

操作要点：每天治疗1次，每次留针20~30分钟，主穴均用平补平泻法针刺，肾虚配穴用补法针刺；肝郁、湿热配穴用泻法。

（二）电针

穴位：与体针疗法的选穴相同。

操作要点：常规针刺得气后，选取4~6个穴位，分别连接电针治疗仪的两极导线，采用连续波，刺激量的大小以出现明显的局部肌肉颤动或患者能够耐受为宜，每次20分钟，每天治疗1次。没有接电疗仪的穴位，按普通体针疗法进行操作。

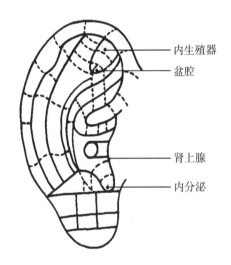

内生殖器
盆腔
肾上腺
内分泌

图 5-2 围绝经期性功能障碍耳穴示意图

（三）耳穴压豆

穴位：子宫、盆腔、肾上腺、内分泌。

操作要点：让患者每天自行按压3~5次，每个穴位每次按压2~3分钟，按压的力量以有明显的痛感但又不过分强烈为度。隔天更换1次，双侧耳穴交替使用。

（四）头针

穴位：足运感区、生殖区。

操作要点：毫针刺法，隔天治疗，留针40~50分钟。

（五）灸法

穴位：第一组肾俞、关元、足三里、志室；第二组会阴、百会。

操作要点：用艾条温和灸，或用隔姜灸，使局部有明显的温热感为宜。每日治疗1次。

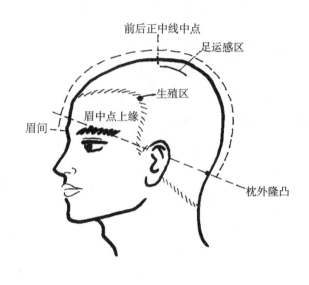

图5-3　头针区域示意图

附：生活调摄

一、预防

1.正确地认识和对待更年期

更年期是一种生理现象，一方面出现如精神心理、神经内分泌、生物节律、生理代谢、性功能、认知、思维、感觉、运动、应激和智能等方面的某些变化；另一方面，更年期出现以雌激素缺乏和衰老为特征的某些病理性变化，如心理障碍、糖尿病、肥胖、高血压、心血管疾病、肿瘤、骨质疏松症、老年性痴呆等。更年期妇女如能按照世界卫生组织（WHO）和国家提出的妇女保健原则，采用多层次和综合性防治保健措施，维持自身生殖生理和生殖内分泌功能，预防绝经相关的疾病，可从容而健康地度过更年期。更重要的是全社会和每个家庭成员，均应关心和爱护更年期妇女，并帮助她们顺利地度过更年期。

2.定期做健康检查

更年期妇女定期和全面体检的目的是防治雌激素缺乏和衰老性疾病，重点是更年期综合征、心血管疾病、骨质疏松症、肿瘤和老年性痴呆。在全面体检的基础上，遵照个体化原则制定恰当的治疗方案以保证治疗的全面性。除一般体检外，妇科相关疾病筛查应包括：外阴、阴道和子宫颈炎症和肿瘤、子宫和卵巢肿瘤、盆腔炎症、乳腺良性疾病和肿瘤等。

3.制定科学的个体化保健计划

更年期科学的个体化保健计划应在医生指导下制定，其内容包括：良好的生活方式和饮食习惯、健康的精神心理、正确的激素替代、科学的营养补充、恰当的运动量、避免环境激素和有害物质的摄入、坚持定期体检和抗衰老的康复性治疗等。

根据个人生物钟，依季节和气候建立规律的生活节律，保证足够的睡眠，维持精神心理平衡。从衣着、生活用品、待人接物和处理人际关系等方面养成良好的生活习惯。忌酒，戒烟，控制咖啡量，多饮水，保证大小便通畅。多食用谷物、蔬菜和水果，严格控制动物蛋白和脂肪的摄入，每天饮用新鲜牛奶，定量补充维生素（A、B、C、D、E等）和矿物质（钙、镁、磷、铁、锌、钠、钾和碘）。避免食用含有有害于健康的食物添加剂、类激素、农药和有毒物质的农产品和保健品。

运动方式和运动量依个人体力和器官功能制定，即采用安全的力量性和柔软性相结合的方式进行锻炼。如短距离慢跑，老年操和健美操。运动的目的是改善器官功能，维持正常的肌肉—关节—骨骼功能，增强肌力，促进代谢，控制体重，避免肥胖，改善应激功能和提高思维能力。

定期查体和及时诊治疾病非常重要。健康查体应每年进行1次，内容包括：妇科、内科、外科、内分泌科，特别注意子宫、卵巢、乳腺和内分泌疾病的防治。所有药物治疗均应在医生的指导下进行。

二、调护

（一）生活调护

（1）加强卫生宣教，使妇女了解围绝经期正常的生理过程，消除其顾虑和精神负担，保持心情舒畅。

（2）积极参加适当的体育锻炼，增强体质，增强抵抗力，防止早衰。

（3）注意劳逸结合，睡眠充足，生活规律，防止过度疲劳和紧张，适当限制脂类和糖类物质的摄入，参加体育锻炼，增强体质。

（4）维持适度的性生活，有利于心理与生理健康，以防早衰。

（5）居室床的高度要适当，以方便上下床，避免摔倒。楼梯、地板勿太滑，最好有防滑地毯，或楼梯有坚固扶手。楼梯的照明要好，楼梯或通道上不要放置妨碍行动的物品。春天或冬天外出时要特别小心，鞋底不要太陈旧或太光滑，应有防滑的条纹。浴室内放置防滑垫子。冲洗外阴及洗脚设备要考虑适合性。

（6）夜间外出应携带可发出荧光的物品或照明灯，过街要注意红绿灯。

（7）养成规律排便的习惯。

（8）应定期进行体格检查，尤其要进行妇科检查，包括防癌检查，必要时做内分

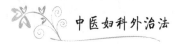

泌检查。

（二）饮食调养

围绝经期女性对糖类代谢的能力较差，降低血脂的能力减弱，对各种氨基酸的需要量比年轻人高，因此更年期妇女的食谱要低脂肪、低糖、高蛋白。在食物搭配时，蛋白质、脂肪、碳水化合物三种主要产生热量的营养素要比例恰当，世界卫生组织推荐该三种主要产生热量的营养素的比例为1：2：（3~6），即营养素的构成中以碳水化合物为主，摄入脂肪应以植物脂肪为主，蛋白质以鱼类、蛋类、牛奶、豆制品和瘦肉等优质蛋白质为宜。注意补充含钙质丰富的食物。

（三）精神调理

帮助患者了解绝经是正常生理过程，以乐观积极的态度对待疾病，清除无谓的恐惧忧虑，同时使其家属协助配合，给予同情、安慰和鼓励，医务人员应耐心解答患者提出的问题，并给予指导解决。这种从心理进行的治疗大致可分以下三方面进行：

（1）心理疏导：建议专业医生指导，家属配合。

（2）家庭调节：亲人之间相互体谅、负担一些家务、增加室外活动等。

（3）社会调节：通过参加一些社会活动如公益活动或公共娱乐活动等体现自身的社会价值，提升患者自我认可度。

（郑崇勇、郑利茶、杨红梅）

第六章

带 下 病

带下病是指带下量明显增多或减少，色、质、气味发生异常，或伴有全身或局部症状者。带下量明显增多者称为带下过多，带下量明显减少者称为带下过少。此外，某些生理性情况如月经前后、排卵期、妊娠期出现带下量增多而无其他不适者，绝经期前后带下量减少而无不适者，均为生理现象，不作病论。

第一节　带下过多

一、概述

带下过多是指带下量明显增多，色、质、味异常，或伴局部及全身症状者。主要包括西医学中的各类阴道炎、宫颈炎、盆腔炎、内分泌失调等疾病引起的阴道分泌物异常。

二、诊断要点

1.病史

经期、产后余血未净，摄生不洁，或不禁房事，或妇科手术后感染邪毒，或素体虚弱等。

2.临床表现

带下量增多，伴见色、质、味异常，或伴阴道瘙痒、灼热、疼痛，或外阴坠胀，或尿频、尿急等局部及全身症状。

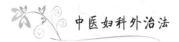

3.检查

（1）妇科检查：可见各类阴道炎（表6-1）、宫颈炎（表6-2）体征。

表6-1 各类阴道炎的体征

病名	细菌性阴道炎	滴虫性阴道炎	念珠菌性阴道炎	老年性阴道炎	婴幼儿性阴道炎
带下特点	呈灰白色，黏稠，均匀一致，可有气泡	灰黄或黄绿色，稀薄，或呈脓性状，腥臭味，有泡沫	呈凝乳状或为豆渣状，质稀薄有臭气	稀薄、呈淡黄色，严重者呈脓血性白带，有臭气	脓性分泌物
妇科检查	阴道黏膜充血、触痛	阴道黏膜发炎，呈鲜红色，上覆斑片状假膜	阴道黏膜高度红肿，可见白色鹅口疮样斑块附着，易剥离	阴道黏膜充血，有小出血点，有时见浅表溃疡	外阴、阴蒂、阴道口、尿道口黏膜充血、水肿
白带检查	pH值升高，可查见线索细胞，胺试验阳性	查见滴虫	查见念珠菌	清洁度Ⅲ~Ⅳ度	
其他症状	外阴坠胀，灼热或疼痛	外阴瘙痒，或伴尿频、尿急、尿痛	外阴奇痒难忍	阴道瘙痒或灼热感	外阴及阴道瘙痒

表6-2 各类宫颈炎的体征

病名	宫颈柱状上皮异位	慢性宫颈管炎	宫颈肥大	宫颈腺体囊肿	宫颈息肉
带下特点	乳白色或淡黄色的脓性分泌物，或为血性，或夹杂血丝	乳白色黏液，或淡黄色脓性，或带血丝	白色或淡黄色黏液，急性期呈脓性	白色或淡黄色黏液	黄白色黏液，或夹血丝
妇科检查	宫颈外口病变黏膜呈鲜红色糜烂样区	宫颈口充血鲜红，颈管外口脓性分泌物	较正常宫颈增大2~4倍，质硬	宫颈表面青白色小囊肿，内含黄白色黏液	宫颈外口突出单个或多个舌样鲜红色赘生物
其他症状	外阴痒痛，下腹及腰骶部疼痛，严重者引起不孕	下腹及腰骶部疼痛，或见尿频及排尿困难	腰骶部疼痛或会阴部坠胀感		少量鲜红色点滴出血，或在性生活后少量出血

（2）辅助检查：必要时可行宫颈拭子病原体培养、病变局部组织活检、卵巢功能评估，急性或亚急性盆腔炎可致血白细胞增高，B超可见盆腔积液增多。

三、辨证分型

1.脾虚证

带下量多，色白，质稀呈水样，无明显异味；平素胃纳欠佳，大便稀溏，面色萎黄，四肢倦怠；舌质淡胖，苔白腻，脉濡滑。

2.肾阳亏虚证

带下量多，绵绵不绝，质稀如水；平素畏寒肢凉，腰膝酸软，夜尿频，小便清长，大便溏薄；舌质淡，苔白润，脉沉迟。

3.湿热下注证

带下量多，色黄，质稠，伴有异味；平素喜食辛辣，烦热，口苦口粘，大便秘结，小便短赤；舌质红，苔黄腻，脉弦滑。

4.阴虚夹湿证

带下量多，色黄或带血丝，质黏稠，可有臭味；腰酸腿软，五心烦热，咽干口燥，失眠多梦，头晕耳鸣，大便燥结；舌红少津，苔薄黄或黄腻，脉细数。

5.热毒蕴结证

带下量多，色黄或黄绿色，脓样，甚者赤色带下，伴有明显异味或宫颈阴道异物增生破溃；平素喜食辛辣厚味；有或无摄生不洁史；舌质黯红，苔黄厚腻，脉弦滑。

四、中医外治法

（一）普通针刺

主穴：中极、气海、关元、带脉、三阴交。

配穴：脾虚证加脾俞、足三里；肾阳亏虚证加肾俞、太溪；湿热下注证加阴陵泉、水道、归来；阴虚夹湿证加曲泉、丰隆、照海；热毒蕴结证加昆仑、次髎、白环俞。赤白带下加血海，腰痛加肾俞，阴痒甚加曲骨，淋痛加水泉、照海，少腹坠胀加气穴、蠡沟等。

操作要点：避开月经期施针，毫针直刺或斜刺1~1.5寸，脾虚证及肾阳亏虚证用补法，湿热下注证及热毒蕴结证用泻法，阴虚夹湿证用平补平泻法，每天1次，每次留针20~30分钟，留针期间行针4~5次，每次行针5~10秒。5次为1个疗程。

（二）穴位注射

穴位：带脉、三阴交、地机、次髎、阴陵泉。

操作要点：穴位常规消毒后，选用鱼腥草注射液，每穴刺入后提插有针感，抽吸针筒无回血后注射1~2 ml药液，隔日1次，5次为1个疗程。此法适用于湿热下注证及热毒蕴结证。

（三）耳穴压豆

穴位：内生殖器、三焦、内分泌。

配穴：脾虚证加脾；肾阳亏虚证加肾、肾上腺；湿热下注证加肝、膀胱；伴盆腔

炎者加盆腔，慢性宫颈炎加子宫，外阴红
肿者加外生殖器。

操作要点：耳部消毒后，每次选3~4
穴，用王不留行籽贴压固定，每天按揉
4~5次，每次5~10分钟，以发热为度。

（四）灸法

主穴：中极、气海、关元。

配穴：脾虚证加神阙、足三里、脾
俞；肾阳亏虚证加肾俞、腰阳关。

操作要点：采用隔姜灸或温和灸，
灸至皮肤出现红晕，每次20~30分钟，10
次1个疗程。此法适用于脾虚证、肾阳亏
虚证。

（五）推拿

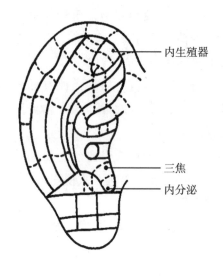

图6-1　带下过多耳穴示意图

1. 带脉综合手法

穴位：肾俞（双侧）、命门（双侧）。

操作要点：患者俯卧位，医者立于一侧，分别在双侧肾俞、命门穴施以滚法、按
揉法，每穴以温热得气为度；继以肾俞—命门—肾俞方向行擦法，以带脉温热并向小腹
放射为度。

操作顺序：肾俞—命门—肾俞。

操作时间：约8分钟。

2. 腰骶八髎穴综合手法

穴位：八髎。

操作要点：接上法，分别在八髎穴上施滚法及掌揉法，至局部温热，继以纵擦八
髎，使热透小腹为度。

操作顺序：上髎—次髎—中髎—下髎。

操作时间：约10分钟。

3. 小腿足太阴脾经综合手法

穴位：压痛点或阴陵泉、地机、三阴交。

操作要点：患者仰卧位，医者首先以拇指推法在患者小腿内侧足太阴脾经阴陵泉
至内踝尖一段，寻找筋结或压痛敏感点。找到后即以痛为俞，行指揉法、弹拨法、按
推法，每穴1分钟，但需反复寻找，治疗5遍。如无筋结或压痛点，则选双侧阴陵泉、地
机、三阴交穴施术。

操作时间：约8分钟。

4. 掌颤关元

穴位：关元。

操作要点：接上法，医者位于患者一侧，将前臂自然放置于患者腹部，掌心劳宫穴对准患者关元穴，在医患充分放松的情况下，医者以连续不断的同频率、同振幅、同渗透力的颤法进行操作，本手法的最佳状态为能与患者腹部产生共振。

操作时间：约15分钟。

5. 足阳明胃经手法

穴位：足三里、丰隆。

操作要点：按揉双侧足三里、丰隆。

操作顺序：足三里—丰隆。

操作时间：每穴1分钟，共4分钟。

全套手法约45分钟，月经结束后开始治疗，每日1次，连续5次为1个疗程。休息两日后再继续第2个疗程，连续3个疗程。适用于脾虚型带下量多。

（六）敷贴

止带散：石榴皮20 g，苍术20 g，白术20 g，车前子15 g，柴胡5 g，升麻5 g。

操作要点：以上药物研末备用。取上药3 g，用稀小米粥少许调成糊状，以75%乙醇棉球消毒患者神阙穴，每晚睡前敷上药糊，用2~3 cm圆形塑料薄膜覆盖，再用胶布固定，患者取平仰卧位，松开腰带，将热水袋放置脐部熨敷至水凉为止（水温70~80℃为宜），早晨起床将药去掉，每日1次，10天为1个疗程。此法适用于脾虚型。

（七）灌肠

四逆四妙散加减：柴胡12 g，枳实12 g，白芍15 g，苍术12 g，黄柏6 g，薏苡仁24 g，牛膝12 g。湿热下注证加败酱草、红藤各30 g；热毒蕴结证加蒲公英30 g，忍冬藤15 g，紫花地丁15 g。

操作要点：中药煎汤冷却至37℃左右，灌入一次性灌肠袋，导管前端（进入肛门端）涂抹少量润滑剂，患者排尽便后，取侧卧位，经肛门插管10~15 cm，徐徐进行结肠灌注，每次灌药100~120 ml，保留30分钟，临睡前注入，保留至次日清晨疗效更佳。每日1次，7~10次为1个疗程。

（八）熏洗

外洗方：蛇床子15 g，苦参15 g，百部15 g，土茯苓15 g，丹参15 g。脾虚证加萆薢12 g，薏苡仁30 g，苍术12 g；肾阳亏虚证加桑螵蛸15 g，醋艾叶12 g，白芷12 g；湿热下注证加败酱草12 g，黄柏12 g，牛膝12 g；阴虚夹湿证加升麻15 g，知母12 g，黄柏

9 g；热毒蕴结证加蒲公英30 g，金银花15 g，野菊花15 g，紫花地丁15 g；瘙痒甚者加地肤子12 g，白鲜皮12 g，薄荷6 g（后下）；外阴臭味重者加佩兰12 g，苍术12 g，蒲公英30 g；伴血性分泌物者加鲜茅根15 g，小蓟12 g；尿频、尿急、尿痛者加车前草15 g，萆薢12 g。

操作要点：药物煎汤液1 000~2 000 ml，趁热用热气熏蒸，后坐浸于药液中。1日1次，10天为1个疗程。凡阴道出血、患处溃烂出血、月经期禁用，妊娠期慎用。注意浴具分开，以防交叉感染。

（九）阴道冲洗

1. 药物

冲洗方：苍术10 g，百部10 g，蛇床子10 g，黄柏10 g，苦参10 g，连翘10 g，荆芥10 g，枯矾5 g，土槿皮10 g。

操作要点：将上药煎取药液约500 ml，待药液温热时，先用温水将外阴清洗后用阴道冲洗器取适量药液冲洗阴道，每晚1次，7天为1个疗程。经期及孕期妇女禁用。

2. 中成药

可选用洁尔阴洗液、甘霖洗液、苦参洗剂、复方黄藤洗液等。

操作要点：用10%洗液（即取本品10 ml加温开水至100 ml混匀）擦洗外阴，再将10%洗液用冲洗器送至阴道深部冲洗阴道，1日1次，7天为1个疗程。经期及孕期妇女禁用。

（十）阴道纳药

1. 黄连膏

黄连、黄柏、片姜黄各5 g，当归9 g，银花15 g。

操作要点：上药焙干研末，用羊毛脂调敷成膏，以带线棉球蘸药膏，纳入后穹窿部，每日1次，7~10次为1个疗程。此法适用于细菌性阴道炎。

2. 复方滴虫粉

蛇床子粉200 g，雄黄100 g，葡萄糖100 g，硼酸粉100 g。

操作要点：上药混合均匀，阴道冲洗后，用压舌板将滴虫粉送入阴道后穹窿，并向阴道壁涂抹，再塞入阴道一带线棉球，次日取出，1日1次，3~5次为1个疗程。此法适用于滴虫性阴道炎。

3. 滴虫丸

蛇床子0.4 g，枯矾0.1 g，糖粉0.1 g，苦参0.5 g，冰硼散0.5 g。

操作要点：上药研细粉装胶囊，每晚睡前坐浴后塞入阴道1粒，7天为1个疗程。此法适用于滴虫性阴道炎。

4. 驱滴栓

大黄150 g，百部50 g，蛇床子50 g，枯矾15 g。

操作要点：煎药200 ml，滤渣，放凉后加入冰片5 g，存于瓶中备用。用消毒带线棉球浸药水放入阴道，次日取出。1日1次，7天为1个疗程。此法适用于滴虫性阴道炎。

5. 三黄粉

黄连60 g，黄芩60 g，黄柏60 g，紫草根120 g，枯矾120 g，硼砂10 g，冰片5 g。

操作要点：上药研细末，消毒备用。阴道冲洗后，取适量涂于阴道宫颈，1日1~2次，5次为1个疗程。此法适用于念珠菌性阴道炎。

6. 苦参散

苦参30 g，蛇床子30 g，黄连30 g，黄柏30 g，川椒10 g，枯矾10 g，冰片3 g。

操作要点：上药研细末，消毒备用。阴道冲洗后，取适量放于阴道宫颈，1日1~2次，5次为1个疗程。此法适用于念珠菌性阴道炎。

7. 治霉杀虫方

干乌梅30 g，槟榔30 g，大蒜头15 g，石榴皮15 g，川椒10 g。

操作要点：上药研末装胶囊，塞阴道，每日1次，7日为1个疗程。此法适用于念珠菌性阴道炎。

8. 止血消糜生肌散

苦参10 g，蛇床子10 g，白鲜皮5 g，黄柏4 g，白及4 g，枯矾3 g，地榆5 g。

操作要点：上药压粉过120目筛，高温消毒，混匀装入瓶内密封备用。患者取膀胱截石位，急性阴道炎症者先消毒外阴、阴道，窥器充分暴露宫颈，干棉球拭净阴道及宫颈分泌物，而后用带线干棉球蘸少许生理盐水，取药面3 g，敷于宫颈上，2小时后自行取出，隔天1次，10次为1个疗程。此后，每于经净3天，用1个疗程，连用3个疗程。此法适用于宫颈柱状上皮异位。

9. 中成药散剂

宫颈柱状上皮异位选用冰硼散，慢性宫颈炎选用青黛散。

操作要点：患者膀胱排空，取膀胱截石位，外阴常规消毒，用窥器暴露宫颈，清拭宫颈黏液及阴道分泌物，直接将冰硼散或青黛散喷散于宫颈患处，1次/日，15天为1个疗程，治疗2个疗程。

10. 中成药栓剂

细菌性阴道炎可选用康妇消炎栓、妇宁栓，滴虫性阴道炎可选用灭滴栓、苦参栓，念珠菌性阴道炎选用唯阴康、苦参栓，老年性阴道炎可选用保妇康栓；宫颈柱状上皮异位可选用复方莪术油栓、复方沙棘子油栓、消糜栓。

操作要点：每晚睡前洗净双手及外阴，撕去铝箔，取出药栓，骑跨式，一脚着地，另一脚着小凳上，右手中指带上指套，将栓剂尖端向内推入阴道深部，至少一中指深。弃去指套，垫上卫生纸。7日1个疗程，重症每天2粒。

11. 中药凝胶：苦参凝胶

操作要点：每晚睡前洗净双手及外阴，患者取仰卧位，取下凝胶塑料管前段保护帽，将凝胶的塑料管插入阴道深处，用食指或中指套住保护帽，插入塑料管稍膨大的后端，缓慢推动内置推杆，将凝胶注入阴道深处。

（十一）肠道纳药

康妇消炎栓。每晚睡前将栓剂1粒纳入直肠，7日为1个疗程。

五、中医预防与调护

避风寒，慎起居，节饮食，畅情志，注意经期及产褥期的卫生，注意保持外阴清洁，减少摩擦，洗澡后及时更换内裤，内裤应选择棉性质地，必要时煮沸消毒。治疗期间禁止性生活，性伴侣应同时接受治疗。忌食辛辣、生冷、油腻食物。瘙痒甚者，切忌搔抓，以免加重感染，影响预后。婴幼儿需经常保持外阴清洁，大小便后及时洗擦，教育女孩大便后用卫生纸由前向后擦拭，会走路的女孩尽量不要穿开裆裤。避免使用刺激性强的肥皂、洗衣剂等清洗贴身衣物，不使用不必要的护肤油膏、香粉等。不滥用抗生素，以免给霉菌感染创造条件。

第二节　带下过少

一、概述

带下过少是指带下量明显减少，导致阴道干涩痒痛，甚至阴部萎缩者。本病主要与西医学中的卵巢早衰、绝经后卵巢功能下降、卵巢切除术后等导致的雌激素低下而引起阴道分泌物减少相似。

二、诊断要点

1.病史

卵巢早衰、卵巢切除术、堕胎多产、产后大出血、盆腔放疗或长期服用抑制卵巢功能药物等病史。

2.临床表现

带下量减少或无，伴见阴道干涩、痒痛，或伴性欲低下、性交痛、潮热汗出、月经量少、月经错后、闭经、不孕等。

3.检查

（1）妇科检查：阴道壁充血，阴道黏膜皱褶减少或消失，带下量极少，宫颈或有萎缩。

（2）辅助检查：雌激素、抗苗勒氏管激素低下，促卵泡生成素、促黄体生成素升高。

三、辨证分型

1.肝肾亏虚证

带下量减少或无，阴道干涩灼痛，阴痒，阴道萎缩，伴性交痛；潮热汗出，心烦失眠，头晕耳鸣，腰膝酸软，口干，大便干结，小便黄；舌红少苔，脉细数。

2.血枯瘀阻证

带下量减少或无，阴道干涩灼痛，阴痒，阴道萎缩；面色无华，神疲乏力，心悸失眠，肌肤甲错，或月经紫黯夹血块，经行腹痛；舌质黯，舌边有瘀点瘀斑，脉细涩。

四、中医外治法

（一）普通针刺

主穴：太溪、肾俞、中极、气海、关元、足三里、三阴交。

配穴：血枯瘀阻证加血海。

操作要点：毫针直刺或斜刺1~1.5寸，均采用补法，每天1次，每次留针20~30分钟，留针期间行针4~5次，每次行针5~10秒。10次为1个疗程。

（二）耳穴压豆

穴位：内生殖器、内分泌、肾、肝、脾。

操作要点：耳部消毒后，每次选3~4穴，用王不留行籽贴压固定，每天按揉4~5次，每次5~10分钟，以发热为度。

（三）灸法

1.普通灸

主穴：脾俞、肾俞、腰阳关、太溪。

配穴：气海、关元、中极、子宫、足三里、三阴交。

操作要点：采用隔姜灸或温和灸，灸至皮肤出现红晕，正面穴位和背面穴位隔日交替施灸，每次20~30分钟，10次为1个疗程。

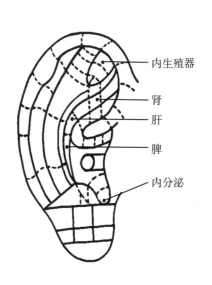

图 6-2　带下过少耳穴示意图

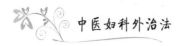

2.热敏灸

穴位：子宫、肾俞、三阴交附近的热敏化腧穴（即穴位附近的痛点、结节点）。

操作要点：患者仰卧位，暴露下腹，医者在子宫穴及三阴交穴附近的热敏化腧穴处施以热敏灸，灸至皮肤出现红晕，隔日俯卧位，对肾俞穴及腰骶部热敏化腧穴施以热敏灸，灸至皮肤出现红晕，每次20~30分钟，10次为1个疗程。

（四）熏洗

外洗方：金银花15 g，女贞子15 g，石斛15 g，黄柏10 g，仙灵脾12 g，地肤子15 g。

操作要点：药物煎汤液1 000~2 000 ml，趁热用热气熏蒸，后坐浸于药液中。1日1次，10天为1个疗程。

（五）浴足

浴足方：盐菟丝子15 g，枸杞子15 g，山茱萸15 g，肉苁蓉15 g，知母10 g，丹参15 g，酒仙茅12 g，川牛膝12 g。

操作要点：上述药物煎汤，取汤液每晚浴足20~30分钟，水温维持在40℃左右，水位高于足部三阴交穴位，以微微发汗为宜。每晚1次，10次为1个疗程。

（六）阴道冲洗

冲洗方：金银花15 g，女贞子15 g，石斛15 g，黄柏10 g，仙灵脾12 g，地肤子15 g。

操作要点：将上药煎取药液约500 ml，待药液温热时，先用温水将外阴清洗后用阴道冲洗器取适量药液冲洗阴道，每晚1次，7天为1个疗程。

（七）阴道纳药

纳药方：金银花15 g，女贞子15 g，石斛15 g，黄柏10 g，仙灵脾12 g，地肤子15 g。

操作要点：煎药200 ml，滤渣，放凉后加入冰片5 g，存于瓶中备用。用消毒带线棉球浸药水放入阴道，次日取出。1日1次，7天为1个疗程。

五、中医预防与调护

避风寒，慎起居，畅情志，饮食可适当增加豆制品。及早诊断及治疗导致卵巢功能降低的原发疾病，积极预防、及时治疗产后大出血，防止席汉综合征。

（尹巧芝、郑霞、周祖琴、贾梅琳）

第七章

妊 娠 病

妊娠期间，发生与妊娠有关的疾病，称妊娠病，又称"胎前病"。妊娠病不但影响孕妇的身体健康，妨碍妊娠的继续和胎儿的正常发育，甚则威胁生命，因此必须重视妊娠病的预防和发病后的治疗。常见的妊娠病有：妊娠恶阻、妊娠腹痛、妊娠面瘫、妊娠性梦、胎漏、胎动不安、滑胎、妊娠身痒、妊娠咳嗽、妊娠眩晕、妊娠水肿、妊娠小便不通、妊娠淋证、异位妊娠、胎位不正等。现在这一章节分别进行讨论。

第一节　妊娠恶阻

一、概述

妊娠早期，出现严重的恶心呕吐，头晕厌食，甚至食入即吐者，称为"妊娠恶阻"，又称之为"妊娠呕吐""子病""阻病"等。

若妊娠早期仅有恶心择食，头晕，或晨起偶有呕吐者，为早孕反应，不属病态，一般3个月后逐渐消失。

恶阻记载首见于《金匮要略·妇人妊娠的脉证并治》："妊娠呕吐不止，干姜人参半夏丸主之。"《诸病源候论·恶阻候》首次提出恶阻病名，并指出："此由妇人元本虚羸，血气不足，肾气又弱，兼当风饮冷太过，心下有痰水夹之，而有娠也。"主要病机是冲气上逆，胃失和降。"常见病因为脾胃虚弱，肝胃不和。若病情渐进，可发展为气阴病虚恶阻重症。

西医学的妊娠剧吐可参照本病辨治。

二、诊断要点

1.病史

有停经史、早孕反应。

2.临床表现

恶心呕吐频繁，头晕，厌食，甚则恶闻食气，食入即吐，不食亦吐。严重者可出现全身乏力，精神萎靡，消瘦。甚者可见血压下降，体温升高，黄疸，嗜睡或昏迷。

3.检查

（1）妇科检查：子宫增大与停经月份相符，子宫变软。

（2）辅助检查：尿妊娠试验阳性；为识别病情轻重和判断预后，还应酌情进行尿酮体、体温、脉搏、血压、电解质、肝功能、肾功能的检测及心电图检查。

三、辨证分型

1.脾胃虚弱证

妊娠早期，恶心呕吐不食，甚则食入即吐，口淡，呕吐清涎，头晕体倦，脘痞腹胀，舌淡，苔白，脉缓滑无力。

2.肝胃不和证

妊娠早期，恶心，呕吐酸水或苦水，恶闻油腻，烦渴，口干口苦，头胀而晕，胸满胁痛，嗳气叹息，舌淡红，苔微黄，脉弦滑。

3.气阴两虚证

上述二证，经治未愈，呕吐剧烈，持续日久，变为干呕或呕吐苦黄水甚则血水，精神萎靡，形态消瘦，眼眶下陷，双目无神，四肢乏力，或发热口渴，尿少便秘，唇舌干燥，舌质红，苔薄黄而干或光剥，脉细滑数无力。

4.痰湿阻滞证

妊娠早期，呕吐痰涎，胸膈满闷，不思饮食，口中淡腻，头晕目眩，心悸气短，舌淡胖，苔白腻，脉骨。

四、中医外治法

（一）耳穴压豆

主穴：脾、胃、贲门、食道。

配穴：神门、肝、皮质下、交感、大肠、小肠、十二指肠、腹、心等。

操作要点：75％的乙醇局部消毒，取耳穴贴贴于上述穴位，每天按压3次，1天1次，5天1个疗程，5天后重新贴压。一般用2~3个疗程，可双耳同时贴，或左右耳交替贴。

（二）药物贴敷

1.脾胃虚弱证

穴位：中脘、神阙、内关、足三里、涌泉。

药物：新鲜生姜50 g，砂仁50 g，苏梗50 g，白豆蔻3 g。

操作要点：上述药物打粉过80目筛，混合均匀后加入姜汁调成糊状，取大小1.5 cm×1.5 cm的药饼，贴于上述穴位，贴敷2小时，1天1次，2周为1个疗程。

2.肝胃不和证

穴位：神阙、中脘、期门。

药物：半夏15 g，竹茹10 g，吴茱萸15 g。

操作要点：将半夏、竹茹、吴茱萸打粉，过80目筛，以醋调为膏状，取0.8 cm×0.8 cm，药垫厚0.3 cm，早晚各一次，以纸胶布固定，7天为1个疗程。

3.痰湿阻滞证

穴位：中脘、内关、足三里、丰隆。

药物：半夏15 g，竹茹15 g，砂仁10 g，鲜生姜50 g。

操作要点：将半夏、竹茹、砂仁打粉打碎，过80目筛，将生姜洗净去皮、捣烂成泥状，取生姜汁，以姜汁调为糊状，取1.5 cm×1.5 cm×1.5 cm药饼，敷于上述穴位，早晚各1次，每次2小时，7天为1个疗程。

注意事项：①另外可根据证型及临床症状，选用中药免煎颗粒随症加减。②过敏体质、穴位周围皮肤有破溃、感染者不宜。贴敷过程中也需要观察皮肤变化，如有皮肤红痒、破溃应及时停止贴敷。③每次贴敷时间约6~8小时，以皮肤不发痒为度，每日更换，如有不慎掉落，随时更换。④敷贴处避免沾水。

（三）脐疗

穴位：神阙穴

（1）材料：生姜汁1小杯，刀豆壳（烧灰存性）10 g，米醋适量。

操作要点：先取生姜汁1小杯，再取刀豆壳烧灰研为细末，将姜汁加入刀豆壳灰中调和，掺米醋适量制成膏备用。取膏药如红枣大1块，贴于患者脐孔上，盖以纱布，胶布固定，每天贴膏1~3次。适用于妊娠恶阻诸证。

（2）材料：葱白1根，生姜3片，或川椒、陈皮各3 g。

操作要点：上二味共捣烂为稀糊状，外敷于肚脐，敷料覆盖，胶布固定。每日换药1次，连续2~3日。适用于脾胃虚弱证。

（3）材料：苏叶、黄芩、半夏各3g，竹茹适量。

操作要点：将前3味药研为细末，竹茹适量煎汁，调药面成膏状。取药膏贴于脐部，外用胶布封固，每日换药1次，连用3天。适用于肝胃不和证。

注意事项：药物选择可参考"药物贴敷"辨证用药，余注意事项同穴位贴敷。

（四）耳穴压豆

主穴：脾、胃、贲门、食道。

配穴：神门、肝、皮质下、交感、大肠、小肠、十二指肠、腹、心以及耳部压痛阳性反应点等。

操作要点：嘱患者坐位，首先耳廓用75%酒精局部消毒，取中药王不留行籽置于0.5 cm×0.5 cm的胶布中间，将带有药粒的胶布贴在选定的耳穴上，待各穴位贴好后，给予按压，直至耳廓发热潮红，并嘱咐患者每天捏耳穴3~5次，5天为1个疗程，5天后重新贴压。一般应用2~3个疗程，可双耳同时贴，也可左右耳交替贴。

注意事项：①操作前应询问患者有无胶布过敏史，贴耳穴后若有瘙痒、红肿热痛等过敏反应，应及时撕下。②贴耳穴期间应避免用水直接冲洗。

（五）灸治法

1.直接灸

主穴：足三里、内关。

配穴：中脘、膻中等。

操作要点：先灸背部，后灸中脘、膻中，共15分钟，1天1次，严重者1天2次，5天为1个疗程。也可选用艾灸治疗仪等无烟操作。

2.隔物灸

穴位选择同直接灸，隔姜灸适用于妊娠恶阻各个证型；兼痰湿阻滞者，可用姜萸灸，方选半夏20克，吴茱萸15克，生姜适量。

操作要点：将药物浓煎为糊状，适量涂敷脐部，将生姜切成半分厚的薄片，中间以针刺孔，放于脐部药糊之上，然后在姜片上置艾炷灸之，让艾炷燃尽，感觉灼痛时，再换艾炷施灸。

注意事项：操作前应询问患者过敏史，患者应充分知情并同意方可施诊，操作尽量轻柔。

（六）穴位注射法

主穴：双侧足三里、内关。

药物组成：维生素B_6、维生素B_1注射液。

操作要点：穴位常规消毒后，用一次性7号针头、5 ml注射器各两只，维生素B_6注射液每穴注射2 ml，维生素B_1注射液每穴注射1 ml。取上述穴位快速刺入皮下，然后缓慢进针，得气后回抽无血即注射药液。一般每次选取两个穴位，双侧交替使用，每日1~2次。

注意事项：①有创操作使用前应注意向患者交代操作过程及可能会出现的相关反应，充分沟通并知情同意后使用，避免患者过度紧张，同时注意手法轻柔，若患者有不适，及时停止操作。②注射完毕后用棉签局部按压片刻，安置患者舒适体位并观察用药后是否有不适。

（七）普通针刺法

主穴：内关、足三里。

配穴：肝胃不和证可加太冲；痰湿阻滞证可加丰隆、公孙等。

备用穴：中脘、内关、阳陵泉。

操作要点：脾胃虚弱证使用补法，可留针10~15分钟；肝胃不和证使用泻法，不留针；痰湿阻滞证者使用捻转泻法，刺激强度不宜过大。公孙(直刺0.6~1.2寸)、内关（直刺0.5~1寸）、太冲（直刺0.5~0.8寸）、足三里（直刺1~2寸）、中脘（直刺1~1.5寸）、阳陵泉（直刺1~1.5寸）。

注意事项：①妊娠期操作应谨慎，让患者充分知情同意，操作手法尽量轻柔，避免操作腹部穴位。②一般只针刺主穴及配穴，1天1次。3~5天后可隔日1次，如见效慢可取备用穴，也可针灸并用。

（八）推拿

1.头部操作

主穴：百会、风池。

主要手法：揉法、推法、摩法、按法。

操作要点：首先，孕妇取正坐位。按摩者站在孕妇背后，先用拇指指端着力，吸定在孕妇头顶的百会穴处，以腕关节带动前臂及拇指关节来回摆动，使产生的力持续不断地作用在穴位处1~2分钟。然后用相同手法揉动颈后两侧的风池穴各1~2分钟，这时，孕妇会感觉头部与颈部有一股热气流通。

2.四肢部操作

主穴：内关、足三里、商阳。

主要手法：揉法。

操作要点：孕妇取正坐位。按摩者站在孕妇身侧，以一手拇指的指端着力，吸定在孕妇一侧臂部的内关穴处，以腕关节带动着力部位及周围皮下组织旋转揉动，使产生的力持续不断地作用在穴位处2~3分钟。完成后换另一侧重复相同的手法。接着，孕妇取半卧位，下肢半屈膝，足掌平放于床面上。按摩者用拇指指端着力，吸定在足三里穴处，使着力部分带动周围的皮下组织在此做不间断的回旋揉动2~3分钟。右腿如左腿揉动2~3分钟。

3.足部操作

主穴：内庭、厉兑、隐白、冲阳、太白。

主要手法：揉法、按法。

操作要点：首先，孕妇取半卧位，双腿屈曲，按摩者坐在孕妇的足前侧，以一手扶住整个足部，另一只手的拇指指端着力，以腕关节旋转带动着力部位及周围皮下组织旋转揉动，使产生的力持续不断地作用在足部内庭穴，揉动3~5分钟后换另一只脚按摩。如果孕妇症状较轻，也可以自己坐在床上按摩。接着，按摩者以拇指指端着力，依次按在足部厉兑、隐白穴，各3~5分钟。然后，孕妇取侧卧位。按摩者站在孕妇身侧，以拇指指端着力，按压揉动冲阳穴与太白穴各2分钟。

注意事项：①以上穴位可根据患者实际情况组合配穴进行按摩。还可于按摩者食指和中指蘸上生姜汁，按揉相应穴位，以增强降逆止呕之效。②进食后不宜立即推拿。③注意推拿时孕妇体位，手法宜轻柔，刺激强度不宜过大，若有不适，及时停止。

（九）梅花针循经叩打

部位：耳廓、头额部、双侧颞部（手少阳三焦经及足少阳胆经所循部位）。

操作要点：局部碘伏消毒后，梅花针轻扣上述部位，叩刺以患者轻度痛感、皮肤潮红为度，每日1~2次，5天为1个疗程，可连续治疗1~2个疗程。

注意事项：梅花针叩刺，刺激强度较大，需注意孕妇反应，若有不适，及时停止。

（十）熏鼻法

药物组成：苏叶、藿香各9g，砂仁、陈皮各6g。

操作要点：加水500 ml，煎5~10分钟，盛于搪瓷杯内。趁热置于孕妇鼻下，嗅闻药蒸汽，并嘱病人深吸气10分钟，每日次数不限。嗅闻时，稍冷即再加热继续进行。注意本方对妊娠恶阻，属脾胃虚寒证。症见妊娠早期恶心呕吐，以泛吐清水痰涎为主，效果佳。

注意事项：①药物现煎现用为佳。②有高敏体质或过敏性鼻炎、哮喘等病史的患者禁用。③治疗后鼻腔疼痛、局部黏膜红肿等停用。

（十一）音乐疗法

《黄帝内经》中记载："肝属木……在音为角……在志为怒；心属火……在音为徵……在志为喜；脾属土……在音为宫……在志为思；肺属金……在音为商……在志

为忧；肾属水……在音为羽……在志为恐。"根据《黄帝内经》五音疗法：运用中医理论进行辨证，然后在角徵宫商羽五音中选出适合患者证型的音乐，开出音乐处方治疗，选取6首乐曲，轮流播放，每日1~2次，每次30分钟，每天上午9：00~9：30，下午15：00~15：30，2周为1个疗程，共治疗2个疗程。

1.脾胃虚弱证：选用宫调乐曲

选曲：《彩云追月》《春江花月夜》《月儿高》《平湖秋月》《东海渔歌》《塞上曲》。

2.肝胃不和证：选用宫调和角调乐曲

选曲：《高山流水》《汉江韵》《雨打芭蕉》《云水禅心》《姑苏行》《江南好》。

3.痰湿阻滞证、气阴两虚证：选用宫调和徵调乐曲

选曲：《渔舟唱晚》《汉宫秋月》《欢乐歌》《出水莲》《流水》《牧羊曲》。

妊娠恶阻，临床上以耳穴和穴位贴敷为常用方法，根据病情辨证用药取穴，往往能收到较好的临床疗效。其他有创操作使用前应注意向患者说明情况，充分沟通并知情同意后使用，同时注意手法轻柔，若患者有不适，及时停止操作。

五、生活调摄

（1）恶阻重症经以上治疗仍无明显好转，浆水不进，病情严重，尿酮体持续阳性，电解质紊乱者，需中西医结合治疗。

（2）本病发生往往与精神因素有关，患者应保持乐观愉快的情绪，解除顾虑，避免精神刺激。

（3）生活上须调配饮食，宜清淡、易消化，忌肥甘厚味及辛辣之品，鼓励进食，少量多餐，服药应采取少量缓缓呷服之法，以获药力。

（4）适当运动，但避免剧烈运动，注意营养均衡。

（黄叶芳、杨姣、王茉然）

第二节 妊娠腹痛

一、概述

妊娠期，因胞脉阻滞或失养，发生小腹疼痛者，称为"妊娠腹痛"，亦名"胞阻"，也有称"痛胎""胎痛""妊娠小腹痛"。

妊娠腹痛属于西医学先兆流产的症状之一。

二、诊断要点

1.病史

有停经史及早孕反应。

2.临床表现

妊娠期出现小腹疼痛，以病史较缓的小腹绵绵作痛，或冷痛不适，或隐隐作痛，或小腹连及胁肋胀痛为多见。

3.检查

（1）妇科检查：为妊娠子宫。腹部柔软不拒按，或得温痛减。

（2）辅助检查：尿妊娠试验阳性。B超提示宫内妊娠、活胎。

三、辨证分型

1.血虚证

妊娠后小腹绵绵作痛，按之痛减，面色萎黄，头晕目眩，或心悸少寐，舌淡，苔薄白，脉细滑弱。

2.气滞证

妊娠后小腹胸胁胀痛，或少腹胀痛，情志抑郁，嗳气吐酸，或烦躁易怒，苔薄黄，脉弦滑。

3.虚寒证

妊娠后小腹冷痛，绵绵不休，喜温喜按，面色白，形寒肢冷，纳少便溏，舌淡，苔白，脉沉细滑。

4.血瘀证

妊娠后小腹常感隐痛不适，或刺痛，痛处不移，或宿有癥瘕，舌黯有瘀点，脉弦滑。

四、中医外治法

（一）穴位贴敷法

（1）部位：额头。

药物：蓖麻仁12粒。

操作要点：蓖麻仁捣烂，贴在孕妇额上，主治孕妇胎动不安。

（2）穴位：至阴、神阙。

药物：杜仲18 g，补骨脂20 g，阿胶50 g，艾叶15 g，苎麻根30 g。

操作要点：将阿胶烊化，其他药物研细末后加入阿胶中调匀，制成膏药备用。将适量药膏敷于患者上述穴位，以胶布固定，每日1次。10天为1个疗程。

（3）穴位：涌泉。

药物：菟丝子100 g，山茱萸50 g，女贞子100 g，杜仲100 g，桑寄生100 g。

操作要点：上5味药混合磨成粉，以水调湿做成小丸子为桂圆核大小。患者取坐位或卧位，暴露双足底将中药贴敷于涌泉穴，红外线照射，每日1次，每次30分钟。

（4）穴位：肾俞（双侧）、关元。

药物：（安胎Ⅰ号膏按比例换算的计量）菟丝子30 g，桑寄生30 g，苎麻根30 g，阿胶珠10 g，党参15 g，太子参15 g，白术12 g，黄芩10 g，白及9 g。

操作要点：上药混合磨成粉，由制剂室统一制成膏药，贴敷于上述穴位，每日1次，每次6~8小时，7天为1个疗程。

（5）穴位：神阙。

药物：阿胶3 g，桑寄生1 g，杜仲1 g，补骨脂1 g。

操作要点：上药免煎颗粒，装入小塑料杯，兑少许温开水混匀，微波炉低温加热烊化，调制成膏剂。用小刮板取适量膏药涂抹于患者神阙穴，外覆纱布或胶布固定，膏药保留3~24小时，每日1次。

（二）普通针刺法

（1）穴位：合谷、三阴交、关元。

操作要点：以泻为主，每日2次。

（2）穴位：百会、足三里、外关、行间、公孙、血海。

操作要点：用2寸毫针横刺百会穴，施捻转手法，得气后留针，在针尾装艾卷点燃加温。其他各穴施一般手法，行针后加温，1日1次，10次为1个疗程。

（3）穴位：百会、足三里、外关、行间、三阴交、血海、关元。

操作要点：用2寸毫针横刺百会穴，施捻转手法，得气后留针，在针尾装艾卷点燃加温。取3寸毫针直刺外关、足三里，施提插手法；行间向上斜刺，得气后加温。每日1次，每次必针百会穴，其他穴交替使用，10次为1个疗程。

（4）配穴：肾气不固取肾俞、命门。气血亏虚取血海、三阴交；血热内扰取血海、太冲；阴虚内热取太冲、太溪；外伤损络取血海、三阴交。

操作要点：选取穴位后局部消毒，避开血管，用1~1.5寸毫针快速刺入皮下，用提插及捻转法（平补平泻）得气后，留针30分钟，每10分钟行针1次。每日1次，总疗程为连续10次。

（三）灸法

穴位：中脘、神阙、关元。

功效：温经散寒，扶阳抑阴。

操作要点：以艾条先灸中脘以升清降浊，温通胃肠之腑气，续灸神阙、关元以补冲任，使胎元得安。灸疗20分钟，疼痛渐止。

（四）推拿

1.胸、腹、腰、足底部操作

穴位：膻中、中脘、中极、大横、肾俞、八髎、涌泉。

主要手法：摩法、擦法、揉法。

操作要点：首先，孕妇取正坐位。医者以拇指指端着力，吸定在腹部的膻中处，腕部缓缓旋转带动周围肌肤组织，力量由轻渐重、富有节律地作用在穴位处。时间约为2分钟，以局部酸胀感为宜。其次，孕妇取半卧位。医者双手掌心搓热，右手在下，左手在上，叠放于脐部，并以脐部为中心，顺时针环行轻揉摩动。范围逐渐扩大，上至上腹部的中脘穴，下到下腹部的中极穴，两侧至大横穴，按摩一圈后范围再逐渐缩小，直至返回脐部。时间约为5分钟，以腹部温热舒适为宜。孕妇取半卧位，用手掌小鱼际附着于两侧小腹部，由外上斜向内下往返推擦，直至小腹部有明显的温热感。再用双手掌紧贴两侧腰眼，竖擦腰部肾俞及腰骶部八髎，以腹部及会阴部透热为宜。最后，医者一手扶住孕妇的足部，另一只手以小鱼际紧贴孕妇足底的涌泉穴，做前后直线往复摩擦移动，至足底温热后换另一侧重复相同动作。

2.胸腹部操作

穴位：膻中、中脘。

主要手法：推法、擦法、摩法、揉法。

操作要点：首先，孕妇取半卧位。医者站在孕妇身侧，以手掌掌面紧贴孕妇胸腹部，做轻柔的直线往返摩擦，手法以刚接触肌肤为宜，从胸部到腹部，反复1~3遍，然后医者以手掌沿肋间自中央向两侧分推，分推手法要轻快柔和，由上至下，反复分推10分钟。其次，医者以手掌掌面在孕妇的胸腹部做顺时针方向轻柔抚摩，动作由上至下，反复2~4分钟。后医者以拇指指端着力，吸定在胸部的膻中穴，缓缓用力揉动半分钟后轻轻揉动中脘穴，时间约半分钟。

3.腹与四肢部操作

穴位：神阙、天枢、一窝风、内关、足三里、腰眼。

主要手法：推法、揉法。

操作要点：首先，孕妇取半卧位。医者站在孕妇的身侧，将双手搓热后，右手在下，左手在上相叠，掌心稍用力紧贴在孕妇肚脐中央的神阙穴，30秒钟后移开双手，重复2~3次。其次，医者分别以双手拇指着力吸定天枢穴，轻柔旋推1分钟，用热毛巾对腹部热敷。再者，孕妇右侧卧位，医者用双手从小腿外侧按压揉动至大腿外侧，按摩时手法要细致，按摩2~3次。后换另一侧重复相同按摩。孕妇坐起呈半卧位，将双手掌心分别包住自己膝盖，五指向下，用中指点揉足三里穴1分钟。足三里按摩完毕后，孕妇用双手掌根按压揉动腰部的腰眼穴，力度要轻缓，以局部发红发热、感觉轻松为宜。孕妇选揉手腕背侧的一窝风或者内关穴，旋转揉动30次。完后按摩另一手的穴位。

（五）肝俞按摩封闭疗法

穴位：肝俞。

药物：维生素K_3，山莨菪碱注射液。

操作要点：肝俞按摩，选取肝俞穴，双拇指分别按压在双侧肝俞穴上，做旋转运动，由轻到重直至能承受为止，每次持续10~30分钟，每日3~5次。肝俞穴封闭，维生素K_3注射液4~12 mg/次，刺入肝俞穴内，深0.5~1.0 cm，回抽无血后，

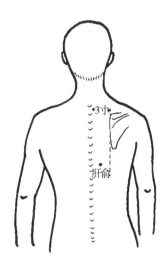

图 7-1　肝俞示意图

缓慢注入药物。山莨菪碱注射液3~10 mg/次，刺入肝俞穴内，深0.5~1.0 cm，回抽无血后，缓慢注入药物。按摩与封闭交替或单独运用。

（六）点穴法

穴位：隐白、复溜、太渊、膻中、百会、章门。

操作要点：各穴平揉、压放各100次，都用补法。第一胎者，点穴3~5次即消除症状。习惯性流产者，就要继续点穴保胎，每周可点穴2~3次，没有任何感觉时，每周点穴1次，到6个月，停止点穴。

本法具有止血补肾，固气上举作用。也适用于胎漏、胎动不安。

（七）敷脐法

（1）穴位：神阙。

药物：阿胶10 g，艾叶10 g。

操作要点：先将阿胶烊化，再把艾叶焙干研末，将艾叶末入阿胶液调和均匀，制成糊状备用。取药糊直接涂敷脐中神阙穴，以纱布胶布固定，以热水袋置脐上熨之，每天1~2次。

本方具有温经养血、止痛安胎之功效。主治气血虚弱型妊娠腹痛，也适用于胎漏，胎动不安。

（2）穴位：神阙。

药物：阿胶、艾叶各10 g；杜仲、补骨脂各20 g。

操作要点：前两味药研末热敷神阙治疗血虚型，后两药研末敷于神阙治疗虚寒型。

（3）穴位：神阙。

药物：附子10g，人参10g，茯苓10g，白术10g，芍药5g。

操作要点：上药研末，蜂蜜调敷。消毒敷料，胶布固定，每日1次。

（八）膏药热敷贴法

穴位：肾俞、神阙。

药物：菟丝子20g，续断30g，桑寄生30g，砂仁10g，阿胶10g。

操作要点：上药研末，以等比例适量温水制成安胎膏，加热到45℃左右（实用红外线测温仪）。将膏药贴于上述穴位，持续外加热0.5小时，每天1次，每次贴敷4~6小时。持续外加热的方法：使用腹带将50℃水温的热水袋固定隔在衣服外进行持续外加热。

（九）中药内服加低流量吸氧法

辨证论治内服中药配合低流量吸氧。

低流量吸氧法：每日2次，每次15分钟，氧流量每分钟1~2L。

（十）中药外佩法

穴位：神阙。

药物：桑寄生15g，补骨脂、杜仲、川断、菟丝子、白术、黄芩、砂仁各10g。

操作要点：上药研末，做成药物肚兜，佩戴于脐部，7天换1次药，直至妊娠3个月，或症状消失后1个月。

五、生活调摄

（1）孕期应避免过劳、持重、登高、剧烈运动，禁房事，保持心情舒畅。

（2）采取避孕措施，避免多次人流或刮宫。

（3）饮食适宜，营养均衡，适量运动，增强体质。

（4）病后注意适当休息。

（黄叶芳、杨姣）

第三节　胎漏、胎动不安、滑胎

一、概要

胎漏指妊娠28周前，仅有阴道少量出血，时下时止或淋漓不断，而无腰酸腹痛者，亦称"胞漏"或"漏胎"。胎动不安指妊娠28周前，以腰酸腹痛、胎动下坠为主症，或伴少量阴道出血者，上述两种西医称先兆流产。滑胎指堕胎或小产连续发生3次以上者，西医称习惯性流产。

二、诊断要点

1.病史

停经史或反复停经史，阴道出血量及持续时间，有无阴道排液及妊娠物排出，腹痛的部位、性质、程度等。

2.临床表现

阴道流血，腹痛等。

3.检查

B超检查确定有无妊娠囊，妊娠囊位置，有无胎心搏动；妊娠相关激素测定判定预后。

三、辨证分型

（一）胎漏、胎动不安

1.肾虚证

妊娠期阴道少量出血，色淡红或暗红；或伴腰酸腹坠痛，头晕耳鸣，小便频数而清长，或曾屡孕屡堕。舌淡苔白，脉沉尺弱。

2.气血虚弱证

妊娠期阴道少量出血，色淡红，质稀薄；或伴小腹空坠隐痛、腰酸，神疲肢倦，面色㿠白。舌质淡，苔薄白，脉细滑无力。

3.血热证

妊娠期阴道少量出血，色红或深红；腰腹坠胀作痛，不喜温按，夜烦少寐，渴喜冷饮，手足心热，便秘，小便色黄。舌红，苔黄，脉滑数。

4.跌仆伤胎证

妊娠期跌仆闪挫，或劳累过度，致阴道少量流血，腰酸；或伴小腹坠痛。舌质紫黯或有瘀斑，脉滑无力。

（二）滑胎

1.肾虚证

屡孕屡堕，或应期而堕，腰酸膝软，头晕耳鸣，面色晦暗。舌淡，或有齿痕，苔白润，脉沉细弱。

2.气血虚弱证

屡孕屡堕，头晕目眩，神疲肢倦，面色㿠白，气短懒言，纳少便溏。舌淡，或有齿痕，苔薄白，脉细弱。

3.血瘀证

素有癥瘕之疾，孕后屡孕屡堕，肌肤无华，舌质紫黯或有瘀斑，脉弦滑或涩。

四、中医外治法

（一）穴位贴敷法

穴位：肾俞、关元、命门、气海。

材料：药物（如菟丝子、苎麻根、桑寄生各30 g，太子参、党参各15 g，白术12 g，阿胶珠、黄芩各10 g，白及9 g）等敷贴或者敷料若干。

操作要点：将上述药物研磨成粉，并混合到用高温处理过的凡士林中，调成糊状，冷却后备用，用时将1元硬币大小的膏药涂于医用3M胶布上贴敷，并贴于肾俞、关元、命门、气海，每次8小时，每天1次，2周为1个疗程。

（二）艾灸

穴位：足三里、内关、命门。

材料：治疗车，治疗盘，艾条，火柴，弯盘，盐或姜片、纱布，必要时备浴巾，屏风。

操作要点：在距患者穴位3~4 cm处施灸，使患者感觉热度适中，每次20~30分钟，每天1次，治疗2周为1个疗程。

（三）普通针刺法

主穴：足三里、肾俞、三阴交、关元、气海。

配穴：肾虚证加命门；气血虚弱证加血海；血热证加血海、太冲；血瘀证加血海。

材料：毫针、医用棉球、75%乙醇。

操作要点：嘱患者取仰卧位或俯卧位，避开血管，取穴后，局部用酒精消毒，用毫针快速刺入皮下，用平补平泻法行针得气后，留针，每隔10分钟行针1次。此法适于胎漏、胎动不安、滑胎史者孕前调理，自月经周期第5天开始，隔天治疗1次，4周为1个疗程，连续治疗3个疗程。

五、生活调摄

（1）避风寒，慎起居，调情志，保持心情舒畅。

（2）适劳逸，经期不宜过度劳累和剧烈运动，以免伤正气。

（胡心伟）

第四节　妊娠身痒

一、概要

妊娠期间，孕妇出现与妊娠有关的皮肤瘙痒症状，称"妊娠身痒"。

二、诊断要点

1.病史

停经史或反复停经史，过敏性体质或过食鱼虾。

2.临床表现

以皮肤瘙痒为主症，伴局部红疹或隆起风团，皮肤干燥，急性者1周可停止发作，一般对胎儿及产妇无影响。

3.检查

B超检查确定有无妊娠囊，妊娠囊位置，有无胎心搏动；妊娠相关激素测定判定预后；生化检查有无肝功、胆汁酸异常等。

三、辨证分型

1.血虚证

妊娠期皮肤瘙痒，色淡白无华；或伴头晕耳鸣，面色㿠白，或曾屡孕屡堕。舌淡苔白，脉沉迟弱。

2.营卫不和证

妊娠期皮肤瘙痒，愈风加重，或易感冒，动则汗出，神疲肢倦。舌质淡，苔薄白，脉细滑无力。

3.血热证

妊娠期皮肤瘙痒，色红或深红；不喜温按，夜烦少寐，渴喜冷饮，手足心热，便秘，小便色黄。舌红，苔黄，脉滑数。

四、中医外治法

（一）中药外洗法

材料：药物（黄柏10 g，苦参15 g，艾叶10 g，地肤子15 g，白鲜皮15 g，防风15 g，茵陈蒿20 g），水，盆。

操作要点：将中药加水浸泡30分钟，煮沸30分钟，将药汁倒入干净盆中，取适量擦洗皮肤，每天2~3次。1周为1个疗程。

五、生活调摄

（1）避风寒，慎起居，调情志，保持心情舒畅，忌服鱼虾蟹等发物。

（2）适劳逸，经期不适宜过度劳累和剧烈运动，以免伤正气。

（胡心伟）

第五节　妊娠咳嗽

一、概要

妊娠期孕妇咳嗽不已，表现为慢性干咳或咳少许白黏痰，常伴有胃部烧灼、反酸等不适感觉，持续时间超过3周，无感染等导致咳嗽的因素，原因不明，除咳嗽引发的体征之外，亦无其他阳性体征。中医亦称为"子嗽"。

二、诊断要点

1.病史

妊娠不久无其他原因出现咳嗽不已，一般持续时间超过3周，既往无呼吸系统病史。

2.临床表现

妊娠期间孕妇咳嗽不已，以干咳无痰或吐少量白痰为特点。或伴有反酸烧心，恶心欲吐，心烦口苦等现象；或伴有口干咽燥，五心烦热。

3.检查

（1）专科检查：胎儿发育正常。

（2）辅助检查：无呼吸系统感染疾病（炎症、结核等）。

三、辨证分型

1. 肝胃犯肺证

妊娠期咳嗽不已，干咳无痰，夜间及卧位明显，多伴反酸烧心，恶心欲吐，心烦口苦等，日久不愈，咳嗽则小便自出，舌红苔薄黄或黄腻，脉弦。

2. 阴虚肺燥证

妊娠咳嗽不已，干咳无痰，或伴有口干咽燥，五心烦热，午后潮热，失眠盗汗，日久甚者颧赤潮红，痰少带血，声音嘶哑，舌光红少苔或无苔，脉细数或滑数。

四、中医外治法

针刺配合拔罐法

穴位：大椎、风门、肺俞。

材料：毫针、医用棉球、75%乙醇、玻璃罐。

操作要点：患者取侧卧位，充分暴露大椎、风门、肺俞。取40 mm×0.25 mm长针，刺入大椎穴0.8~1.2寸；10 mm×0.25 mm短针直刺入风门、肺俞穴0.5~0.8寸，得气后，根据中医辨证施以针刺补泻方法，每10分钟提插捻转行针1次，留针30分钟后起针。起针后即选用3个3号的玻璃火罐分别吸拔在大椎、风门、肺俞，留罐10分钟，每日治疗1次，3次为1个疗程。首次施治前做好告知工作，以免患者心理紧张。

五、生活调摄

情志上应避免精神紧张，饮食上不应饮用含咖啡因饮料及酸性果汁，避免进食高脂肪饮食、巧克力、辛辣刺激性食物以及吸烟、饮酒。适当活动，睡眠尽量避免平卧位。

（胡心伟）

第六节　妊娠眩晕

一、概述

妊娠眩晕，病证名，症见妊娠中、晚期，出现头目晕眩，状若眩冒，甚者眩晕欲厥等，亦称"子晕""子眩"。《叶氏女科诊治秘方》卷二指出："妊娠七八月，突然卒倒僵仆，不省人事，顷刻即醒，名曰子晕。"《女科证治约旨》卷三明确指出子晕是由"肝火上升，内风扰动"或"痰涎上涌"所致。

二、诊断要点

1.病史
可有妊娠肿胀，或高血压等病史。

2.临床表现
以头晕目眩为主症，常伴有头痛、视物模糊，甚或胸闷、恶心、呕吐，或水肿。

如头晕眼花，头痛剧烈，往往是子痫的前期症状，应引起重视。

3.检查

妊娠20周后血压升高至140/90 mmHg（1 mmHg=0.133 kPa）以上，尿蛋白≥0.3 g / 24 h，或伴水肿。检测血红蛋白、全血黏度、血细胞比容、电解质、二氧化碳结合力、肝肾功能、凝血功能，以及眼底检查、心电图、胎盘功能等协助诊断，了解疾病的严重程度。

三、辨证分型

本病以眩晕为特征，属本虚标实之证。多因肝肾阴虚，肝阳偏亢，上扰清窍所致。阴虚肝旺者以头晕目眩为主；脾虚肝旺者头晕而重，伴肢肿，胸闷泛呕。治宜养阴清热，平肝潜阳。

1.阴虚肝旺证

妊娠中晚期，头晕目眩，视物模糊；心中烦闷，颜面潮红，咽干口燥，手足心热；舌红或绛，少苔，脉弦细滑数。

2.脾虚肝旺证

妊娠中晚期，头晕目眩；头胀而重，面浮肢肿，胸闷欲呕，胸胁胀满，纳差便溏；舌淡红，苔白腻，脉弦滑。

四、中医外治法

（一）普通针刺

主穴：风池、行间、百会、太冲、太溪、照海。

配穴：脾虚湿盛加丰隆、足三里、阴陵泉。

操作要点：局部皮肤常规消毒，常规针刺，每次留针30分钟，每日1次，5次为1个疗程，疗程间隔2日。

（二）耳针或耳穴压豆

主穴：肾、肾上腺、内分泌、皮质下、肝、脑干。

配穴：膀胱、胆、脾、胃。

操作要点：局部皮肤常规消毒，每次选2~3个穴位，用毫针常规针刺，每次留

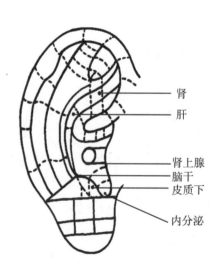

肾
肝

肾上腺
脑干
皮质下

内分泌

图7-2　妊娠眩晕耳穴示意图

针15~30分钟，每日1次，左右耳穴交替使用，5次为1个疗程，疗程间隔2日。或用耳穴压豆法，每3~7日换压豆1次，左右耳穴交替使用，5次为1个疗程，疗程间隔2日。

以降压沟为主穴，做长期埋针。局部皮肤常规消毒，选用26号皮下针自降压沟由上而下纵刺，针柄用胶布封贴。

（三）穴位贴敷

用吴茱萸10 g研末敷于双侧涌泉穴。

五、生活调摄

（1）注意精神调摄，保持乐观，情绪稳定，避免暴怒、紧张和压力过大。
（2）普及产前检查，及时发现妊娠高血压。
（3）严密观察，适当休息和治疗。
（4）饮食清淡，补充足够蛋白质、维生素，补充铁和钙。

（李燕）

第七节　妊娠水肿

一、概述

妊娠水肿，发生于妊娠中晚期，肢体面目发生肿胀，亦称"子肿"。根据妊娠肿胀的部位不同，分别有子气、子肿、皱脚、脆脚等名称。《医宗金鉴·妇科心法要诀》云："头面遍身浮肿，小水短少者，属水气为病，名曰子肿；自膝至足肿，小水长者，属湿气为病，名曰子气；但两脚肿而肤厚者，属湿，名曰皱脚；皮薄者属水，名曰脆脚。"如妊娠七八月后，仅脚部浮肿，休息后自消，且无其他不适者，为妊娠晚期常见现象，可不必治疗。

二、诊断要点

1.病史

可有慢性高血压、慢性肾炎、糖尿病、心脏病、贫血、营养不良等病史，高危因素还包括低龄或高龄初孕、多胎妊娠、羊水过多等。

2.临床表现

妊娠20周后出现水肿，多由踝部开始，渐延至小腿、大腿、外阴部、腹壁，甚至全身水肿或有腹水。若无明显水肿，但每周体重增加异常也是临床表现之一。

3.检查

根据水肿部位，确定水肿的严重程度。水肿局限于膝以下为"+"，水肿延及大腿为"++"，外阴腹壁水肿为"+++"，全身水肿或伴有腹水为"++++"。

注意体重、血压、尿蛋白、血红蛋白含量、肝肾功能等检测，及时发现水肿的原因。B超检查了解有无多胎、羊水过多及胎儿发育情况。

三、辨证分型

妊娠肿胀有水病和气病之分。水盛而肿者，皮薄色白而光亮，按之凹陷难起；证有脾虚、肾虚之别，病在脾者，以四肢面目浮肿为主，病在肾者，面浮肢肿，下肢尤甚。气病者，皮厚而色不变，随按随起。治疗大法以利水化湿为主，脾虚者健脾利水，肾虚者温肾利水，气滞者理气化湿。

1.脾虚证

妊娠数月，面目四肢浮肿，或遍身俱肿，皮薄光亮，按之凹陷难起；神疲懒言，胸闷气短，脘腹胀满，食欲不振，小便短少，大便溏薄；舌淡胖嫩，边有齿痕，苔白润或腻，脉缓滑无力。

2.肾虚证

妊娠数月，面浮肢肿，下肢尤甚，按之没指；头晕耳鸣，腰膝酸软，下肢逆冷，小便不利；舌淡，苔白润，脉沉迟。

3.气滞证

妊娠三四月后，肢体肿胀；始于两足，渐及于腿，皮色不变，随按随起，头晕胀痛，胸闷胁胀；苔薄腻，脉弦滑。

四、中医外治法

（一）普通针刺

穴位：足三里、曲泉、阴陵泉、解溪、公孙。

操作要点：下肢穴位常规消毒，用平补平泻法，每日1次，5次为1个疗程。

（二）耳针

穴位：肝、脾、肾、脑干、膀胱、腹。

操作要点：每次选3穴，双侧均取，局部消毒，毫针刺之，中等强度，隔日1次，5次为1个疗程。

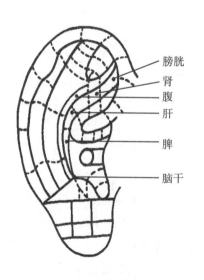

膀胱
肾
腹
肝
脾
脑干

图7-3　妊娠水肿耳穴示意图

（三）敷脐

药物：桂枝、茯苓、苍术、白芍各3 g。

操作要点：上药研末，以生姜汁调和敷脐，适宜肾虚水肿。

（四）推拿

穴位：三焦俞、足三里、三阴交等。

操作要点：力度适中，揉三焦俞2分钟，按揉足三里、三阴交各2分钟。脾虚者，揉脾俞1分钟，按揉阴陵泉1分钟。肾虚者，揉肾俞1分钟，按揉复溜1分钟；气滞者，揉肝俞、胆俞各1分钟，按揉太冲1分钟。

五、生活调摄

（一）体位减压法

4种减压体位：①坐直挺腰，凳高平膝。②前倾站立，双手支撑一物，胸膝朝下，身体前倾。③左右侧卧，左侧卧时左腿自然伸直，右腿屈曲搁在软枕上，不压左腿，右侧卧时反之。④掌膝着地，爬行或静立。

禁用4种血管被压体位：仰卧、半仰卧、久站、久坐。

（二）自由体操

适当左右转身、摆臀、甩腿、提腿、蹲下、站立、散步。

（三）饮食

孕期饮食宜清淡，富有营养，少食香燥之品及太咸的食物，戒烟酒。

（四）睡眠

每天保持足够的睡眠，午休1小时左右。最好取左侧卧位，有利于改善子宫胎盘的血液循环。

（李燕）

第八节　妊娠小便不通

一、概述

妊娠期间，小便不通，甚至小腹胀急疼痛，心烦不得卧，称为"妊娠小便不通"，又称"转胞"或"胞转"。本病常见于妊娠中晚期。

二、诊断要点

1.病史

妊娠中晚期，了解有无多胎妊娠、糖尿病、巨大胎儿等情况。

2.临床表现

小便不通，小腹胀满疼痛等症状。

3.检查

尿常规基本正常，B超检查显示有尿潴留可协助诊断。

三、辨证分型

本病以小便不通为主，属本虚标实证。由于脾肾两脏之虚，致使小便蓄积膀胱，闭而不通。可结合兼症及舌脉辨之。症见小便胀痛，腰酸腿软，属肾虚；症见小便不通或点滴量少，神疲乏力，属气虚。治疗按"急则治其标，缓则治其本"的原则，总以补虚升提，助膀胱气化为主。

1.气虚证

妊娠期间，小便不通，或频数量少；小腹胀急疼痛，坐卧不安，面色㿠白，神疲倦怠，头重眩晕，气短懒言；舌质淡，苔薄白，脉虚缓滑。

2.肾虚证

妊娠期间，小便频数不畅，继则闭而不通；小腹胀满而痛，坐卧不安，腰膝酸软，畏寒肢冷；舌淡，苔薄润，脉沉滑无力。

四、中医外治法

（一）普通针刺

（1）穴位：太冲、曲泉、阴陵泉、足三里。

操作要点：局部皮肤常规消毒，用毫针刺之，均用泻法，5分钟强刺激1次，15分钟后起针。

（2）穴位：百会、列缺（双侧）。

操作要点：局部皮肤常规消毒，百会穴向后平刺0.8寸，快速捻转针柄，使针体来回快速旋转200次/分左右；列缺穴（双侧），逆肺经的方向平刺1.5寸，行平补平泻手法。均留针15分钟。

（二）耳针或耳穴压豆

（1）穴位：肾、膀胱、下脚端、脑、盆腔。

操作要点：每次选2~4穴，局部皮肤常规消毒，用毫针刺之，中、强度刺激，留针20~30分钟。适用于本病各型。

（2）穴位：肾、膀胱、尿道、三焦、下脚端。

操作要点：每次选2~3穴，局部皮肤常规消毒，用毫针刺之，中等刺激，留针40~60分钟，每15分钟捻针1次，10次为1个疗程。

（3）主穴：膀胱、肾、三焦、皮质下。

配穴：肺、小肠、腹。

操作要点：局部皮肤常规消毒，用毫针常规针刺，每次留针15~30分钟，每日1次，左右耳穴交替使用。或用耳穴压豆法，每3~7日换压豆1次，每日嘱患者自行如法按压2~3次，左右耳穴交替使用。

（三）头针

穴位：生殖区。

操作要点：局部皮肤常规消毒，常规针刺，每次留针15~30分钟，每日或隔日1次。

（四）灸法

穴位：尺泽、足三里、三阴交、阴陵泉。

操作要点：每次选3个穴位，用温和灸，每穴灸5~10分钟，每日1次。

取葱白2根（洗净捣泥制成直径约0.3 cm的葱饼）、食盐20 g（炒黄待冷至不烫）、艾绒适量（做成蚕豆大小艾炷）。先用食盐将神阙穴填平，后将葱饼置其上，再将艾炷放于葱饼上点燃，待有灼热感时另换1壮续灸。

（五）推拿

穴位：三焦俞、膀胱俞、阴陵泉、三阴交等。

操作要点：力度适中，揉三焦俞、膀胱俞各1分钟，按揉阴陵泉、三阴交各2分钟，气虚者加揉脾俞、胃俞各1分钟，按揉足三里2分钟；肾虚者揉肾俞1分钟，按揉太溪1分钟，推涌泉2分钟；湿热者按复溜、行间各1分钟；气滞者按揉阳陵泉、太冲各1分钟。

（六）热熨法

四季葱（大葱连须），洗净后截断，稍捣烂，放入锅内炒热，每次250 g，用布或毛巾包裹，热熨下腹部，脐部顺次向耻骨部熨，冷则易之，每次约30分钟。

（七）穴位敷贴

药物：车前草30 g。

操作要点：将其洗净捣烂如泥，用湿毛巾将肚脐（神阙）擦净，然后将药糊敷上，用绷带包扎固定，每日换药2次，连用2~3日。

五、生活调摄

（1）体位疗法：嘱患者采取胸膝卧位，3~4次/天，30分钟/次，平时睡眠时采取俯卧位或侧卧位休息，不要仰卧位，坚持1周。

（2）经常用热毛巾热敷下腹部膀胱区，通过刺激膀胱收缩而排尿。取仰卧臀高位，使胎先露部上移解除对膀胱的压迫。

（3）温开水缓缓冲洗外阴可引起中枢反射性刺激而排尿。

（4）保持体位舒适伸展，勿过久蹲屈加重胎体坠重下压，诱发膀胱排尿不畅，而加重尿液潴留。

（5）孕育有节，房事有度，勿伤肾气，孕后调摄适宜以系胎元。

（李燕）

第九节　妊娠淋证

一、概述

妊娠期间出现尿频、尿急、淋漓涩痛等症状者，称为"子淋"，亦称"妊娠小便淋痛"或"妊娠小便难"。

二、诊断要点

1.病史
了解孕前有无尿频、尿急、尿痛病史或孕前不洁性生活史。

2.临床表现
妊娠期间，小便频急、淋漓涩痛，甚或小腹拘急、腰部酸痛。

3.辅助检查
尿液检查可见红细胞、白细胞、尿蛋白；尿培养有助于明确致病菌。

三、辨证分型

子淋多因于热。《诸病源候论·诸淋候》曰："淋者，肾虚膀胱热也，肾虚不能制水，则小便数也。膀胱热则水行涩，涩而见数，淋漓不宣，妊娠之人，胞系于肾，肾患虚热成淋，故谓子淋也。"应详辨虚实。主症为小便频急、淋漓涩痛，甚或小腹拘急。兼见两颧潮红，午后潮热，手足心热者为阴虚；伴有面赤心烦，口舌生疮者为心火偏亢；伴见面色垢黄，口干不欲多饮，胸闷食少者为湿热下注。治疗应以清润为主，不可通利太过，以免损伤胎元而致堕胎小产。

1. 心火偏亢证

妊娠期间小便频数，艰涩而痛，尿少色黄；面赤心烦，渴喜冷饮，甚者口舌生疮；舌红欠润，少苔或无苔，脉细滑数。

2. 湿热下注证

妊娠期间，突感小便频数而急，尿黄赤，艰涩不利，灼热刺痛；面色垢黄，口干不欲饮，胸闷食少；舌质红，苔黄腻，脉滑数。

3. 阴虚津亏证

妊娠期间小便频数，淋漓涩痛，量少色黄；午后潮热，手足心热，大便干结，颧赤唇红；舌质红，苔少或无苔，脉细滑数。

四、中医外治法

（一）普通针刺

主穴：委中、阴陵泉、行间。

配穴：热甚加曲池；尿血加血海；寒热往来加外关。

操作要点：局部皮肤常规消毒，用毫针刺之，针刺得气后用泻法，留针30分钟，每日治疗1次，6次为1个疗程，疗程间休息2天。

（二）耳针

穴位：三焦、膀胱、输尿管、肾、神门。

操作要点：耳廓局部常规消毒后，取直径0.30 mm、长10 mm耳针，将耳针依次刺入三焦、膀胱、输尿管、肾、神门穴中，行快速高频捻转法，频率为每分钟120次左右，致耳廓发热时再刺下一穴。每日1次，每5分钟捻转行针1次，留针30分钟，每周5次。

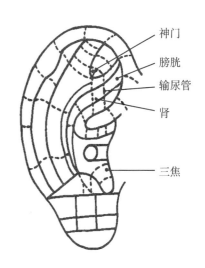

图 7-4　妊娠淋证耳穴示意图

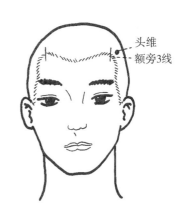

图 7-5　额旁 3 线示意图

（三）头皮针

穴位：额旁3线（自头维穴内侧0.75寸处，发际上下各0.5，共1寸）、额顶线后1/3（神庭穴至前顶穴连线三等份后1/3）。

操作要点：局部皮肤常规消毒，用30号1.5寸不锈钢毫针，额旁3线自发际上0.5寸向前平刺1寸，额顶线后1/3自前顶穴平刺1寸。用抽气法，即将针尖刺入头皮腱膜下层后，将针平卧缓进1寸，向外快速抽提3次，每次至多提0.1寸，又缓插至1寸，反复运针多次，间歇动留针2~24小时，每隔1~2小时行针1次，5次为1个疗程。

（四）推拿

穴位：膀胱俞、三焦俞、阴陵泉。

操作要点：力度适中，揉膀胱俞、三焦俞各2分钟，按揉阴陵泉2分钟。心火亢盛者，加按揉三阴交、行间各2分钟；阴虚者，加揉肾俞、太溪、照海各1分钟；气虚者，加揉脾俞1分钟，按揉足三里1分钟。

（五）敷脐疗法

药物（子淋膏）：滑石120克。

穴位：神阙、关元。

操作要点：滑石研末水调为糊状，敷于上述穴位上，盖纱布，胶布固定，干后换药。对心火偏亢证效果良好。

五、生活调摄

（1）忌食辛辣刺激或肥甘厚腻之物以防助湿生热，伤耗阴精。

（2）孕期保持心情愉快，劳逸适度，勿过久蹲屈、站立，经常取左侧卧位。

（3）房事有节，防止病邪乘机侵入和肾气耗损，每天用温开水冲洗外阴。

（4）多饮水，入量不足可输液以补充水分，使尿量保持在2 000 ml以上对尿路可起到冲洗引流作用。

（李燕）

第十节　异位妊娠

一、概述

受精卵在子宫体腔以外着床称为异位妊娠，习称宫外孕。异位妊娠依受精卵在子宫体腔外种植部位不同而分为：输卵管妊娠、卵巢妊娠、腹腔妊娠、阔韧带妊娠、宫颈妊娠。此外，剖宫产瘢痕妊娠近年在国内明显增多；子宫残角妊娠因其临床表现与异位妊娠类似，故附于本章内。

异位妊娠是妇产科常见的急腹症，发病率约2%，是孕产妇死亡原因之一。

中医学古籍中未见有异位妊娠的病名记载，但在"妊娠腹痛""经漏""癥瘕"等病证中有类似症状的描述。

二、诊断要点

1.病史

多有停经史及早孕史，可有盆腔炎病史或不孕史。

2.临床表现

（1）未破损型。多无明显腹痛，或仅有下腹一侧隐痛。

（2）已破损型。①停经：多有停经史，除输卵管间质妊娠停经时间较长外，大多在6周左右。亦有无明显停经史者。②腹痛：在早期不明显，有时仅一侧少腹隐痛。当输卵管破裂时，患者突感下腹一侧撕裂样剧痛，持续或反复发作，腹痛可波及下腹或全腹，有的还引起肩胛部放射性疼痛。③阴道不规则出血：不规则阴道出血，少量，色黯。有时可排出蜕膜管形或碎片。④晕厥与休克：腹腔内急性出血及剧烈腹痛可导致晕厥与休克，其程度与腹腔出血量、出血速度有关，但与阴道出血情况不成正比。

3.检查

（1）未破损型。①妇科检查：子宫颈举摆痛，子宫稍大而软，与停经时间不符，一侧附件可触及边界多不清楚之囊性包块，压痛明显。②辅助检查：妊娠试验阳性或弱阳性。B超提示宫内未见妊娠囊，于一侧附件区可见混合性包块，或包块中可见胎心搏动。

（2）已破损型。①腹部检查：下腹部有压痛及反跳痛，以患侧为甚，腹肌紧张不明显，可有移动性浊音。②妇科检查：阴道后穹隆饱满，触痛，宫颈摇举痛明显，子宫稍大而软，但比停经天数小；出血多时子宫有漂浮感，子宫一侧或后方可触及肿块，边界不清，触痛明显。③辅助检查：妊娠试验阳性或弱阳性。B超提示宫内未见妊娠囊，于一侧附件区可见混合性包块，甚至于包块中可见胎心搏动，破损时子宫直肠陷窝有液性暗区。后穹隆穿刺可抽出不凝血。

三、辨证分型

1.未破损期

患者可有停经史及早孕反应，或下腹一侧隐痛，或阴道出血淋漓；妇科检查可触及附件有软性包块，压痛，妊娠试验阳性或弱阳性；舌正常，苔薄白，脉弦滑。

2.已破损期

指输卵管妊娠流产或破裂者。分为三型。①休克型：输卵管妊娠破损后引起急性大量出血，有休克征象。②不稳定型：输卵管妊娠破损后时间不长，病情不稳定，有再次发生出血的可能。③包块型：指输卵管妊娠破损时间较长，腹腔内血液已形成血肿包块者。

四、中医外治法

（一）中药灌肠

1.未破损期

（1）药物组成一：紫草30 g，蜈蚣2 g，怀牛膝10 g，当归10 g，丹参10 g，赤芍12 g，桃仁30 g，花粉30 g，南星30 g，三棱10 g。

（2）药物组成二（宫外孕Ⅱ号）：丹参15 g，赤芍15 g，桃仁9 g，三棱6 g，莪术6 g。

（3）药物组成三（复方毛冬青灌肠液）：莪术20 g，黄芪30 g，大黄20 g。

操作要点：根据患者情况选择上述任一方案，每日1剂，水煎2次，浓煎取汁约100~150 ml备用。嘱患者每晚排空膀胱及肠道后取侧卧位将备用药液100~150 ml，药温30~40℃，以一次性吸痰管涂上少量石蜡油，缓慢插入肛门15~20 cm，用50 ml注射器缓慢将药液注入直肠内。注射完毕，将患者臀部抬高30分钟后再改平卧位。每晚1次，7天为1个疗程，一般用3~4个疗程。

注意事项：①控制好药温，不宜过烫。②要求患者在治疗期间减少活动，避免增加腹压的因素，以防孕卵破裂。③治疗期间，需动态监测血激素及超声变化情况，若有腹痛加剧，及时就诊。

2.已破损期——包块型

（1）药物组成一：莪术9 g，三棱9 g，蜈蚣3条，紫草30 g，何首乌30 g，皂角刺、荔枝核、蒲公英、败酱草、红藤各15 g。

（2）药物组成二：水蛭10 g，鱼腥草15 g，蒲公英20 g，三棱10 g，莪术10 g，丹参20 g，郁金20 g，王不留行15 g，香附15 g。

（3）药物组成三：乳香12 g，没药15 g，艾叶10 g，透骨草20 g，泽兰20 g，大黄15 g，芒硝12 g，枳实12 g，厚朴10 g，黄柏10 g，血竭6 g（研末冲入）。

（4）药物组成四：紫草30 g，水蛭、蜈蚣各6 g，怀牛膝、丹参、赤芍、桃仁各10 g，黄芪、当归、熟地、天花粉各30 g，三棱、莪术、乳香、没药各12 g，蒲公英、败酱草各20 g。

操作要点：根据患者情况选择上述任一方案，每日1剂，水煎2次，浓煎取汁约100~150 ml备用。嘱患者每晚排空膀胱及肠道后取侧卧位将备用药液100~150 ml，药温

30~40℃，以一次性吸痰管涂上少量石蜡油，缓慢插入肛门15~20 cm，用50 ml注射器缓慢将药液注入直肠内。注射完毕，将患者臀部抬高30分钟后再改平卧位，10天为1个疗程。连续治疗5~6个疗程。

注意事项：①避开月经期。②动态监测血HCG直至阴性。③若治疗过程中HCG持续上升，或者盆腔包块长大，必要时需考虑手术治疗。④包块消失后，仍可继续治疗一段时间，从而改善输卵管通畅度。

（二）中药热敷法

1.未破损期

药物组成（双柏散）：侧柏叶60 g，大黄60 g，黄柏30 g，薄荷30 g，泽兰30 g。

操作要点：水蜜各半，加热调匀，趁热外敷，每日2次，10天为1个疗程。

2.已破损期——包块型

（1）药物组成（消癥散）：千年键60 g，续断120 g，追地风、花椒各60 g，五加皮、白芷、桑寄生各120 g，艾叶500 g，透骨草250 g，羌活、独活各60 g，赤芍120 g，归尾120 g，血竭60 g，乳香60 g，没药60 g。

操作要点：上药共为末，每250g一份，纱布包，蒸30分钟，趁热外敷，每日2次，10天为1个疗程。

（2）药物组成：皮硝500 g。

操作要点：将中药装入布袋内，放置病变相应部位热敷，每日2次，时间不限。

3.异位妊娠保守治疗成功后

药物组成（外敷通管方）：透骨草40 g，三棱50 g，莪术50 g，夏枯草50 g，红藤50 g，地龙10 g，海藻50 g，蜈蚣10 g，白酒（适量）。

操作要点：将中药装入布袋内蒸透，放置在病变相应部位热敷。每日1次，3个月为1个疗程，治疗1~3个疗程。

注意事项：过敏体质、热敷周围皮肤有破溃、感染者不宜治疗。热敷过程中也需要观察皮肤变化，如有皮肤红痒、破溃应及时停止热敷。

（三）普通针刺法

主穴：中脘、足三里。

配穴：若血虚加脾俞、血海；虚寒加肾俞；气滞加内关、肝俞。

操作要点：血虚针用补法；虚寒针用补法，并加灸；气滞针用平补平泄法。

（四）穴位贴敷

（1）药物组成：甘遂10 g，三棱10 g，莪术10 g，白芥子5 g，细辛5 g，姜汁50 g。

取穴与部位：关元、中极、子宫、三阴交。

操作要点：上药研磨成细末，用水调好，外敷于穴位处，胶布固定。

（2）药物组成（逍遥散敷脐膏）：虎杖10 g，菖蒲10 g，王不留行15 g，当归10 g，山慈姑10 g，穿山甲10 g，肉苁蓉10 g，生半夏10 g，细辛5 g，生马钱子5 g，乳香10 g，没药10 g，琥珀10 g，肉桂10 g，蟾酥5 g，白酒（适量），蜂蜜（适量），麝香1 g，风油精（适量）。

操作要点：上药制成膏，敷于神阙穴上，红外线灯照射和热水袋敷脐部。

（3）药物组成：川椒10 g，细辛末5 g，生理盐水（适量）。

操作要点：调成糊，放置在神阙穴上，并用艾灸10~15分钟。

（五）中药离子导入法

（1）药物组成（通管1号药垫）：蝼蛄10 g，皂角刺20 g，三棱10 g，莪术10 g，丹参10 g，细辛5 g，血竭6 g，地龙10 g，土鳖虫10 g。

取穴与部位：腰骶部。

操作要点：首先，用蒸馏水配制成含50%乙醇或50度白酒浸泡中药，并能使药液稳定、防腐。衬垫面积必须大于电极板。患者取舒适体位，暴露患部，并检查患部皮肤有无破损。衬垫可取置法或平置法安置在有关穴位。检查仪器输出调节旋钮是否在"0"位，正确安置正、负电极。开启后，缓慢调节电量，以患者能耐受为度，不可有烧伤、疼痛感。

注意：中草药液的极板衬垫须洗净、消毒，除去寄生离子，将中草药液均匀地洒在衬垫上；治疗后如皮肤瘙痒，可涂止痒水或甘油，不宜搔抓及用水或肥皂洗。

（2）药物组成：桃仁30 g，败酱草60 g，皂刺30 g。

取穴与部位：八髎、关元。

操作要点：首先，用白酒浸泡中药。患者取舒适体位，暴露患部，并检查患部皮肤有无破损。衬垫可取置法或平置法安置在有关穴位。检查仪器输出调节旋钮是否在"0"位，正确安置正、负电极。开启后，缓慢调节电量，以患者能耐受为度，不可有烧伤、疼痛感。

（六）其他疗法

C0-22型TDP辐射器（重庆巴山仪器厂出品）辐射关元、气海等穴，每日1次，10次为1个疗程。

注意：异位妊娠属于妇产科常见急腹症，若患者生命体征不平稳，需考虑急诊手术治疗，故应掌握好异位妊娠急诊手术指征，符合保守治疗指征后，方可选用中医外治法，切不可延误病情。其中，未破损期及已破损期中的包块型较适合采用中医外治法治疗，尤其针对保守治疗后，盆腔包块的消除有较好的疗效。

五、生活调摄

（1）减少宫腔手术及人流手术，避免产后及流产后感染。

（2）采取避孕措施，避免多次人流或刮宫。

（3）积极治疗慢性盆腔炎、盆腔肿瘤等疾病。有慢性盆腔炎病史的病人在怀孕前，宜做输卵管通畅检查，以减少异位妊娠的发病率。

（4）对曾经有盆腔炎史、不孕史、放置宫内节育器而停经者，应注意异位妊娠的发生。

（5）对异位妊娠破损的病人，宜平卧或低头位，以增加脑血流量及氧的供给。给予吸氧、保暖。

（6）对于有生育要求的异位妊娠术后患者，仍应积极治疗盆腔炎症以通畅输卵管。

（7）及时治疗某些慢性疾病，消除异位妊娠因素。

（黄叶芳、杨姣）

第十一节　胎位不正

一、概要

胎位是指胎儿先露的指定部位与母体骨盆前、后、左、右的关系，正常胎位多为枕前位。妊娠30周后经产前检查，发现臀位、横位、枕后位、颜面位等谓之胎位不正。其中以臀位为常见。引起胎位不正的原因有子宫发育不良、子宫畸形、骨盆狭小、盆腔肿瘤、胎儿畸形、羊水过多等因素。胎位在妊娠28周以前，由于羊水相对较多，胎儿比较小，在子宫内活动范围较大，所以位置不容易固定。妊娠32周以后，胎儿生长迅速，羊水相对减少，此时胎儿的姿势和位置相对固定，所以纠正胎位最佳时间为孕 28~32 周。

二、中医外治法的优势

胎位异常是造成难产的重要因素，分娩时多需手术助产，处理不当甚至会危及母亲及胎儿生命，产前及时纠正异常胎位对保证顺利分娩意义重大。胎位不正通常采用膝胸卧位法，嘱孕妇跪伏在硬板床上保持头低臀高的姿势，借胎儿重心的改变，使胎头与胎背所形成的弧面顺宫底弧面滑动以完成转动，或促使已经入盆的胎儿离开盆腔，以减少转动障碍，但膝胸卧位孕妇常感到吃力与不适。除此之外，人工外转胎位法也有一定缺陷，会引起胎盘早期剥离，中医外治法对矫正异常胎位有独特功效，运用最广的为针刺及艾灸至阴穴，因其疗效确切、痛苦小、经济适用，无任何副作用，且孕妇感到舒适而容易接受，优于其他矫正方法。

三、诊断要点

（1）妊娠30周以后腹部检查为臀位或横位。
（2）肛门检查及阴道检查为臀位或横位。
（3）B超检查确诊为臀位或横位。

四、辨证分型

妇人以气血为本，孕妇气血充沛、气机顺畅则胎位正常，若少阴之气紊乱，冲、任、督三脉气血失调，阴阳失衡；此外，中气不足，脾气虚弱，健运失司，气血虚弱，无力载胎、转胎以及肝气郁结、气滞血瘀均可导致胎位难以回转成正位。

五、中医外治法

（一）艾灸法

主穴：至阴（双侧）。
配穴：脾虚纳差加足三里、三阴交；气机郁滞配针泻太冲、肝俞；腰酸加肾俞、太溪。
操作要点：操作前孕妇先排空小便，解松腰带，B超确定胎位后使孕妇仰卧于床上，两脚自然分开，脚掌随意外展，呈松弛状态，术者一手固定足部，一手持一支点燃的艾条分别灸孕妇左右至阴穴，根据孕妇对热度适应情况随时微调艾条燃距，以受试者能耐受最大热度为宜，局部潮红又不产生灼痛为度，施灸中及时将艾灰弹入弯盘，防止灼伤皮肤及烧坏衣物，每足艾灸15分钟，每日2次，3天后复查，至胎位转正为止。如患者气虚乏力，可嘱患者于施灸前饮1 000 ml红糖

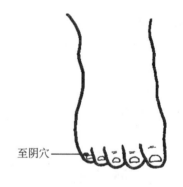

至阴穴————

图7-6　至阴穴

热开水。配穴用补法，脾虚纳差者配灸足三里、三阴交；气机郁滞配针泻太冲、肝俞，腰酸加肾俞、太溪，肾俞针刺不宜过深，中度刺激不留针。

（二）温针灸法

穴位：至阴（双侧）。

材料：治疗盘，毫针盒（内备一次性毫针），皮肤消毒液，棉签，艾条，打火机，纱布。

操作要点：取双侧至阴穴，以1.5寸毫针，斜刺向上进针0.2~0.3寸，用平补平泻手法中等强度刺激，有针感后取艾炷置于针柄上点燃，使局部温热舒适为宜，热力沿针身传至穴位，共温灸3壮，施灸完毕，除去艾灰，起出毫针，用无菌干棉签轻压针孔片刻，以防出血。施术时孕妇保持腹壁松弛的姿势，每日睡前灸1次，3次为1个疗程。此法刺激较强，感应明显，适合于妊娠38周以后仍胎位不正者。

（三）穴位贴敷

穴位：至阴穴（双侧）。

材料：治疗盘，一次性无菌敷贴，生姜适量，保鲜膜，棉球，镊子。

操作要点：取新鲜生姜适量，捣成泥状，平摊于敷贴上，厚薄要适中，分别敷于双侧至阴穴，外用保鲜膜包裹，姜泥始终保持潮湿状态，如干燥可重新更换，贴24小时后，行腹部超声检查胎位情况，如未转正，可继续2~3天。

（四）穴位激光照射法

穴位：至阴穴（双侧）。

材料：氦-氖激光治疗仪。

操作要点：用医用氦-氖激光治疗仪照射，输出功率5 mW，治疗前嘱孕妇排空小便，取坐位，解送腰带，脱去鞋袜，两脚置于凳子上，由医者双手持氦-氖激光治疗仪导光光纤探头，垂直照射两侧至阴穴，时间为20分钟，照射1次/日，3次为1个疗程。复查胎位，未矫正者可继续治疗2~3个疗程，无效者可加用会阴穴照射10~20分钟。

六、中医预防与调护

施行膝胸卧式，做好产前检查，预先诊断出胎位不正，及时治疗，如未转为头位，则先做好分娩方式选择，提前住院待产，可以预防分娩时胎位不正造成的严重后果。

（吕景）

第八章

不 孕 症

一、概述

凡婚后未避孕、有规律的性生活1年而未受孕者，称为不孕症。其中从未妊娠者称原发不孕，有过妊娠史而后未避孕连续12个月未孕者称继发不孕。

二、中西医对不孕症的认识

（一）西医常见病因分类

1.输卵管性不孕：①输卵管炎症和盆腔炎症；②输卵管结核；③子宫内膜异位症；④淋菌及支原体、衣原体感染；⑤其他。

2.排卵障碍性不孕：①下丘脑功能障碍，如颅咽管瘤、脑外伤等；②垂体功能障碍，如垂体肿瘤、席汉综合征；③卵巢功能障碍，如特纳综合征、单纯性腺发育不全以及未破裂卵泡黄素化综合征；④其他：甲状腺或肾上腺功能亢进或低下、重症糖尿病等。

3.子宫性不孕：子宫畸形、子宫黏膜下肌瘤、子宫内膜炎、内膜结核、内膜息肉、宫腔粘连等均能影响受精卵着床，导致不孕。

（二）中医认识

不孕症始见于《内经》。《素问·骨空论》云："督脉者……此生病……其女子不孕。"中医对不孕症的研究源远流长，通常将原发不孕称为"无子""全不产""无嗣""绝嗣"，将继发不孕称为"断续"或"断绪"。

常见证型：肾虚（肾气虚、肾阳虚、肾阴虚）、肝郁、瘀滞胞宫和痰湿内阻。

不孕症的成因相当复杂，往往不同证型交杂在一起，因此对于不孕症的治疗，必须通过四诊合参，审证求因，辨证施治，方能奏效。现根据西医病因学分类对各种不孕症分别进行阐述。

第一节　排卵障碍性不孕

1.普通针刺

主穴：第一组肾俞、命门、太溪；第二组气海、归来、三阴交。两组交替取用，双侧取穴。第三组：B超提示卵泡>1.8 cm，选用优势卵泡侧，取归来、子宫、天枢、三阴交、太冲。

配穴：气血亏虚者加脾俞、胃俞、足三里；气滞血瘀者加血海、太冲；痰湿阻滞者加脾俞、阴陵泉、丰隆；肝肾不足者加肝俞。

操作要点：月经后开始。每天治疗1次，每次留针20~30分钟，留针期间行针2~3次，每次行针5~10秒。主穴均用平补平泻法。第三组使用泻法。

2.电针

穴位：第一组关元、归来、气冲；第二组血海、地机、三阴交；第三组肾俞、命门。每次选取两组（第一组、第二组或第二组、第三组）。双侧取穴。

操作要点：每日交替。在两穴位之间，分别连接电针治疗仪的两极导线，采用连续波，刺激量的大小以出现明显的局部肌肉颤动或患者能够耐受为宜。每次电针4~6个穴位（交替使用），每次电针20分钟，每天治疗1次。没有接电疗仪的穴位，按普通体针疗法进行操作。

3.耳穴贴压

穴位：子宫、内分泌、卵巢。

操作要点：常规消毒后，用专用耳穴贴，让患者每天自行按压3~5次，每个穴位每次按压2~3分钟，按压的力量以有明显的痛感但又不过分强烈为度。隔天更换1次，双侧耳穴交替使用。非月经期使用。

4.穴位注射

穴位：肾俞、三阴交。

操作要点：选用当归注射液，每穴1 ml。每天治疗1次，或隔天治疗1次，两侧穴位交替使用。月经后至排卵期使用。

5.穴位埋线

穴位：三阴交、关元、子宫、足三里。双侧取穴。

操作要点：按操作规范进行，7~10天治疗1次。非月经期使用。

6.灸法

穴位：第一组关元、子宫；第二组肾俞、三阴交。

操作要点：用艾条温和灸或隔姜灸，使局部有明显的温热感为宜。每日或隔日1次，月经周期的第12~16天须每日灸1次。月经后第一组穴位灸至卵泡＞1.8 cm，换用第二组穴位，第二组灸至月经来潮。经期停灸。

7.填脐法

药物：食盐30 g，巴戟天、花椒、附子、淫羊藿、肉桂等各10 g，川芎、小茴香各6 g，共研细末。

操作要点：患者仰卧，以温开水将药粉调匀，做成直径1 cm大小圆球，填于脐中，胶布固定。于月经第6天开始，3天更换药物1次。如有过敏，皮肤痒痛及时治疗。

按语：

（1）针灸治疗本病主要目的是通过调节下丘脑–垂体–卵巢轴的功能而促使排卵。针刺对下丘脑–垂体–性腺轴的内分泌具有一定的良性调节作用，可通过局部刺激作用，促使成熟卵泡表面包膜或卵泡周围微环境的改变而促使排卵。

（2）针灸对神经、内分泌的作用是有一定限度的，患者自身的内分泌基础是针灸取效的关键之一。临床上对雌激素低下者，可考虑中西药物的综合运用。

第二节　黄体功能不全性不孕

1.普通针刺

主穴：风池、大椎、脾俞、肾俞、关元俞、次髎、三阴交。

配穴：气血亏虚者加血海、足三里；痰湿阻滞者加阴陵泉、丰隆；肝肾不足者加肝俞。

操作要点：月经结束至排卵后5天。每天治疗1次，每次留针20~30分钟，留针期间行针2~3次，每次行针5~10秒。主穴均用补法。

2.穴位注射

穴位：第一组取肾俞、脾俞、三阴交；第二组取关元、子宫、血海；双侧取穴。两组穴位轮流使用。

操作要点：药物选用黄体酮注射液或鹿茸精注射液。排卵后的第3、6、9天，各治疗1次。每穴注入1 ml。两组穴位交替使用。

3.耳穴贴压

穴位：子宫、内分泌、皮质下、卵巢。

操作要点：常规消毒后，用专用耳穴贴，让患者每天自行按压3~5次，每穴位按压

2~3分钟，按压的力量以有明显的痛感但又不过分强烈为度。隔天更换1次，双侧耳穴交替使用。非月经期使用。

4.灸法

穴位：第一组会阴、八髎；第二组命门、大椎。

操作要点：每次一组，用艾条温和灸，或隔姜灸，使局部有明显的温热感为宜。每日治疗1次。

特殊灸法：督灸，排卵后每3天1次，直至行经。

按语：

（1）针灸治疗本病主要是提高黄体功能，通过下丘脑，促使脑垂体分泌促黄体激素，后者作用于卵巢。

（2）黄体不足在中医范畴属于阳虚，应重用灸法。

（3）疗程3月以上。

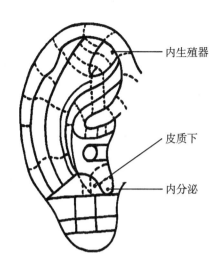

图8-1　黄体功能不全性不孕耳穴示意图

第三节　盆腔炎性疾病不孕

本类型患者多伴有痛经症状，经期可使用治疗。

1.普通针刺

主穴：天枢、子宫、三阴交。双侧取穴（无特殊说明均为双侧取穴）。

配穴：气滞血瘀者加血海、太冲、内关；湿热瘀阻者加阴陵泉、中封；寒湿凝滞者加足三里、带脉。

操作要点：每天治疗1次，每次留针20~30分钟，留针期间行针2~3次，每次行针5~10秒。主穴均用平补平泻法。配穴选用泻法。

2.电针

穴位选用普针主穴。

操作要点：在两穴位之间，分别连接电针治疗仪的两极导线，采用疏密波，刺激量的大小以出现明显的局部肌肉颤动或患者能够耐受为宜。每次电针4~6个穴位（交替使用），每次电针20分钟，每天治疗1次。没有接电疗仪的穴位，按普通体针疗法进行操作。

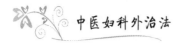

3.耳穴贴压

穴位：子宫、卵巢、腹。

操作要点：常规消毒后，用专用耳穴贴，让患者每天自行按压3~5次，每穴位每次按压2~3分钟，按压的力量以有明显的痛感但又不过分强烈为度。隔天更换1次，双侧耳穴交替使用。

4.穴位埋线

穴位：关元、中极、带脉、肾俞、脾俞、血海、三阴交、足三里。

操作要点：每月月经后操作，每月2次，间隔10~14天，3月为1个疗程。

5.灸法

穴位：第一组中极、归来；第二组大肠俞、次髎。

操作要点：每日1次，每次30~40分钟，腹中灸感为度。前后交替，7次为1个疗程。

6.皮肤针疗法

主穴：腰骶部、三阴交、带脉区、阳性反应点。

配穴：脊柱两侧、下腹部、腹股沟。

操作要点：针具及叩刺部位严格消毒后，叩刺顺序从上到下，由外向里，反复叩刺3~4遍，采用轻度刺激手法，叩刺频率一般50~100次/分，以患者有痛感（能耐受），局部皮肤潮红或微有渗血为度。有结节处重叩出血。腹部胀痛者重点叩击下腹部。

7.刺血拔罐

适宜血瘀较重者：腰骶部或下腹部有明显结节，压痛点。

操作要点：见前操作规范。每周1~2次，每次5~10分钟。

8.按摩拔罐

腹部及下肢操作：患者仰卧，医生站在患者右侧，先在中脘、气海、关元、中极、大横、归来、气冲等穴位，以一指禅揉按和点穴法按压，并顺时针摩腹3分钟左右。双手拿大腿内侧，拇指按压血海、足三里、三阴交。然后在腹部涂抹上万花油或按摩油，先在脐部闪罐，以热量深透腹部为度，然后用较小的吸附力把火罐吸附在腹部，顺时针走罐3分钟。

9.保留灌肠

药物：①皂角刺15 g，蒲公英30 g，厚朴15 g，大黄10 g，银花藤30 g，苏木30 g。②丹参10 g，红藤12 g，赤芍10 g，白芍10 g，黄柏15 g，败酱草15 g，夏枯草15 g，路路通15 g，三棱6 g，莪术10 g。③红藤15 g，紫花地丁10 g，蒲公英15 g，败酱草10 g，白花蛇舌草10 g。

按语：

（1）针灸治疗本病有较好疗效，但一般疗程较长，嘱患者坚持治疗。

（2）针灸治疗通过局部直接作用和神经体液反射作用，改善输卵管及周围组织器官的微循环和血液流变性质，加速输卵管蠕动，促进炎性坏死组织的吸收，加快组织的修复和再生，有利于输卵管的通畅。

（3）艾灸对盆腔脏器、组织器官产生温热效应，有助于局部微循环的改善，促使异位内膜病灶蜕膜和消除，使盆腔脏器与组织粘连松解。

（4）除针灸治疗外，可结合输卵管通液术（现在已较少采用）、药物等治疗。如上述治疗无效，临床症状严重，具有手术指征者，应及时进行手术治疗，以免延误病情，造成不良后果。

第四节 多囊卵巢综合征性不孕

1.普通针刺

主穴：关元、中极、子宫、太溪。

配穴：肝肾亏虚者加肝俞、肾俞、然谷；气滞血瘀者加合谷、行间、血海；痰湿阻滞者加气冲、四满、丰隆；气血虚弱者加气海、血海、足三里。

操作要点：每天治疗1次，每次留针20~30分钟，留针期间行针2~3次，每次行针5~10秒。因本病往往多虚实夹杂，以平补平泻手法为主。

2.电针

穴位：第一组子宫、中极、关元、地机；第二组肾俞、脾俞。

操作要点：两组穴位每日交替。在两穴位之间，分别连接电针治疗仪的两极导线，采用连续波，刺激量的大小以出现明显的局部肌肉颤动或患者能够耐受为宜。每次电针4~6个穴位（交替使用），每次电针20分钟，每天治疗1次。没有接电疗仪的穴位，按普通体针疗法进行操作。

3.耳穴贴压

穴位：卵巢、子宫、内分泌、皮质下。

操作要点：常规消毒后，用专用耳穴贴，让患者每天自行按压3~5次，每个穴位每次按压2~3分钟，按压的力量以有明显的痛感但又不过分强烈为度。隔天更换1次，双侧耳穴交替使用。

4.皮肤针

穴位：T_{11}~S_5夹脊穴及腰骶部膀胱经第一侧线，脐下任脉，脾经循行线（膝至踝）。

操作要点：常规消毒后，用中等刺激

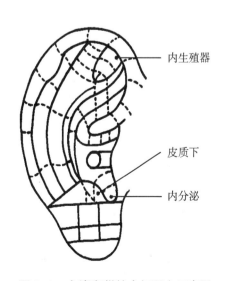

内生殖器

皮质下

内分泌

图8-2 多囊卵巢综合征耳穴示意图

叩刺上述部位，以患者感轻度疼痛，局部皮肤潮红，但无渗血为度。隔日1次，10次为1个疗程。如有皮下结节，需要重手法放血。

5.穴位埋线

穴位：中脘、水分、滑肉门、天枢、关元、中极、子宫、带脉、肾俞、脾俞、足三里、丰隆、三阴交。

操作要点：按规范操作，10~14天治疗1次。3月为1个疗程。

6.穴位注射

穴位：肾俞、脾俞、三阴交。

操作要点：用维生素B或当归注射液，每次选用1穴，每穴注入1~2 ml。每天治疗1次，或隔天治疗1次，10次为1个疗程。

7.灸法

穴位：气海、中极、脾俞、白环俞、三焦俞、次髎。

操作要点：艾条温和灸或艾炷灸，每穴15分钟，或温针灸。每日或隔日1次。

特色灸法：督灸，每3天1次。

8.拔罐

穴位：肾俞、气海俞、大肠俞。

操作要点：在经前3~5日施术，采用拔罐法，每次留罐15分钟，每日1次，连续治疗4~5个周期。提前告知病员可能出现水疱。

按语：

（1）针灸治疗本病疗效肯定，妊娠率较高，无副作用。

（2）疗程较长，需嘱患者坚持治疗。

（3）上述疗法可单独应用或配合应用。

（4）注意体重管理。

第五节　卵巢功能早衰性不孕

1.普通针刺

主穴：关元、中极、中脘、子宫、肾俞、腰阳关。

配穴：肝肾阴虚者加三阴交、阴陵泉、阴郄、复溜、肝俞；脾肾阳虚者加脾俞、命门、地机。

操作要点：每天治疗1次，每次留针20~30分钟，留针期间行针2~3次，每次行针5~10秒。主穴均用平补平泻法。

2.电针

穴位：第一组子宫、中极、关元；第二组肾俞、脾俞。

操作要点：两组穴位每日交替。在两穴位之间，分别连接电针治疗仪的两极导线，采用连续波，刺激量的大小以出现明显的局部肌肉颤动或患者能够耐受为宜。每次电针4~6个穴位（交替使用），每次电针20分钟，每天治疗1次。没有接电疗仪的穴位，按普通体针疗法进行操作。

3.耳穴贴压

穴位：子宫、内分泌、皮质下、卵巢。

操作要点：常规消毒后，用专用耳穴贴，让患者每天自行按压3~5次，每个穴位每次按压2~3分钟，按压的力量以有明显的痛感但又不过分强烈为度。隔天更换1次，双侧耳穴交替使用。

4.温针灸

穴位：天枢、关元、中极、子宫。

操作要点：分为两步。第一步，常规消毒后，常规操作；第二步，针刺得气后，每次在针柄上穿置一段长约1.5 cm的艾卷施灸，直待燃尽，除去灰烬再置一段施灸，每穴施灸1~3段。每日治疗1次，每次灸3~5穴。未温针灸的穴位按普通体针疗法进行操作。

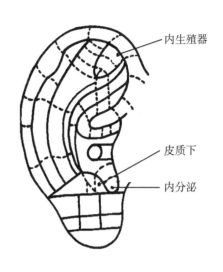

图8-3　卵巢功能早衰性不孕耳穴示意图

（图中标注：内生殖器、皮质下、内分泌）

5.穴位注射

穴位：关元、子宫、肾俞、脾俞、血海、三阴交。双侧取穴。

操作要点：用鹿茸精注射液，或当归寄生注射液，每次选用2~3穴，双侧取穴，每穴注入1~2 ml。隔天治疗1次，10次为1个疗程。

6.灸法

穴位：第一组神阙、八髎；第二组涌泉、大椎。

操作要点：每次一组即可，用艾条温和灸，或隔姜灸，使局部有明显的温热感为宜。每日治疗1次。

特殊灸法：督灸，月经后每5天1次。

7.皮肤针

穴位：沿督脉叩刺，命门、至阳、大椎加强刺激。

操作要点：常规消毒后，用轻度刺激叩刺上述部位，以患者感轻度疼痛，局部皮肤潮红，但无渗血为度。隔日1次，10次为1个疗程。如有皮下结节，需要重手法放血。

8.灌肠

药物：菟丝子15 g，熟地15 g，山药20 g，枸杞15 g，鹿角胶10 g，当归10 g。方法同前。

按语：

（1）针灸治疗本病疗效肯定，无副作用。

（2）多种疗法配合应用可提高疗效。

（3）针灸治疗本病疗程较长，应嘱患者坚持治疗。

（4）重灸法，温阳为主。

第六节　子宫发育不良性不孕

1.普通针刺

主穴：关元、中极、气户、子宫。

配穴：肾虚者加太溪、然谷；血虚者加血海、三阴交、足三里；胞寒者加三阴交、曲骨、命门、气海；肝郁者加内关、气冲、三阴交、太冲。

操作要点：每天治疗1次，每次留针20~30分钟，主穴均用平补平泻法针刺，肾虚、血虚型配穴用补法针刺。非月经期治疗。

2.电针

穴位：第一组关元、中极；第二组子宫；第三组三阴交、血海。三组穴位交替使用。

操作要点：在两穴位之间，分别连接电针治疗仪的两极导线，采用连续波，刺激量的大小以出现明显的局部肌肉颤动或患者能够耐受为宜。每次电针4~6个穴位（交替使用），每次电针20分钟，每天治疗1次。没有接电疗仪的穴位，按普通体针疗法进行操作。

3.耳穴贴压

穴位：子宫、内分泌、卵巢。

操作要点：常规消毒后，用专用耳穴贴，让患者每天自行按压3~5次，每个穴位每次按压2~3分钟，按压的力量以有明显的痛感但又不过分强烈为度。隔天更换1次，双侧耳穴交替使用。

4.穴位注射疗法

穴位：子宫、肾俞。

药物：鹿茸精注射液或当归注射液。

操作要点：肾俞、子宫交替使用，每周注射2次。

5.常规灸法

主穴：归来、中极、关元。

配穴：第一组行间、太溪；第二组肾俞、十七椎；第三组血海、三阴交。

操作要点：每次主穴必选，根据症状选加配穴，用艾条温和灸，或隔姜灸，每穴灸15分钟或5~10壮，使局部有明显的温热感为宜，每日治疗2次。

特殊灸法：脐灸+督灸。按周期治疗，每月月经后到排卵期5~7日做一次脐灸，月经第21、24、27天督灸治疗。

6.拔罐

建议湿气较重者使用。

穴位：脾俞、肾俞、关元俞、带脉。

操作要点：按皮肤恢复情况每周1~2次，每次5~10分钟。

7.灌肠

药物：菟丝子16 g，杜仲10 g，熟地15 g，当归10 g，茺蔚子20 g。

操作要点同前（详见总论）。

按语：

（1）本病重在促进子宫发育，补肾温阳，灸法多用。《针灸甲乙经》："绝子，灸脐中，令有子。"《千金翼方》："子藏闭塞不受精，灸胞门五十壮。"

（2）治疗周期较长，3月为1个疗程。B超监测子宫大小及血供。

第七节　子宫肌瘤

本类型患者多伴有痛经症状，经期可治疗。

1.普通针刺

主穴：子宫、曲骨、三阴交、合谷。

配穴：血瘀者加血海、痞根、膈俞；气滞者加气海、地机、太冲；痰湿者加脾俞、丰隆、阴陵泉。

操作要点：每天治疗1次，每次留针20~30分钟，留针期间行针2~3次，每次行针5~10秒。主穴均用平补平泻法。

2.电针

穴位：第一组子宫、气海、中极；第二组三阴交、合谷。

操作要点：在两穴位之间，分别连接电针治疗仪的两极导线，采用疏密波，刺激量的大小以出现明显的局部肌肉颤动或患者能够耐受为宜。每次电针4~6个穴位（交替使用），每次电针20分钟，每天治疗1次。没有接电疗仪的穴位，按普通体针疗法进行操作。

3.耳穴贴压

穴位：子宫、卵巢、脑干、屏尖。

操作要点：常规消毒后，用专用耳穴贴，让患者每天自行按压3~5次，每个穴位每次按压2~3分钟，按压的力量以有明显的痛感但又不过分强烈为度。隔天更换1次，双侧耳穴交替使用。

4.火针

穴位：以痞根为主，配天枢、带脉。

操作要点：常规消毒，将火针烧白后，直刺，迅速拔出，每周1次，4~8次为1个疗程，疗程间休息两周。

5.刺血拔罐

穴位：膈俞、脾俞、痞根、血海。

操作要点：每周1~2次，每次5~10分钟。

按语：

（1）针灸对本病有效，可经B超复查证实。疗程较长，嘱患者坚持治疗。

（2）子宫大于2.5月妊娠子宫大小，肌瘤大于4 cm，或者肌瘤凸向内膜引起月经量多以致继发贫血者，需中西医多种方法联合治疗，或建议手术治疗。

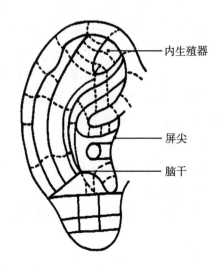

内生殖器

屏尖

脑干

图8-4　子宫肌瘤耳穴示意图

第八节　卵巢肿瘤

1.普通针刺

主穴：第一组子宫、关元、中极、归来；第二组三阴交、血海、膈俞。双侧取穴，两组主穴交替使用。

配穴：气滞血瘀者加痞根、地机、太冲；脾虚痰湿者加脾俞、丰隆、阴陵泉；气血虚弱者加脾俞、足三里。

操作要点：每天治疗1次，每次留针20~30分钟，留针期间行针2~3次，每次行针5~10秒。主穴均用平补平泻法。

2.电针

穴位：第一组子宫、中极、关元、地机；第二组肾俞、脾俞、痞根。双侧取穴。

操作要点：两组穴位每日交替。在两穴位之间，分别连接电针治疗仪的两极导线，采用连续波，刺激量的大小以出现明显的局部肌肉颤动或患者能够耐受为宜。每次电针4~6个穴位（交替使用），每次电针20分钟，每天治疗1次。没有接电疗仪的穴位，按普通体针疗法进行操作。

3.耳穴贴压

穴位：卵巢、子宫、内分泌、皮质下。

操作要点：常规消毒后，用专用耳穴贴，让患者每天自行按压3~5次，每个穴位每次按压2~3分钟，按压的力量以有明显的痛感但又不过分强烈为度。隔天更换1次，双侧耳穴交替使用。

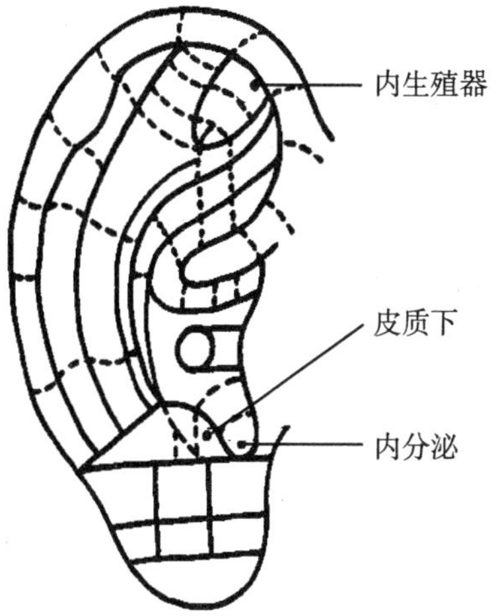

4.灸法

穴位：天枢、关元、中极、归来、血海、三阴交、地机。

图8-5　卵巢肿瘤耳穴示意图

操作要点：每次选双侧6个穴位即可，用艾条温和灸，或隔姜灸，每穴灸15分钟，使局部有明显的温热感为宜。每日治疗1次。

5.皮肤针

穴位：T_{11}~S_5夹脊穴及腰骶部膀胱经第一侧线，脐下任脉，脾经循行线（膝至踝）。

操作要点：常规消毒后，用中等刺激叩刺上述部位，以患者感轻度疼痛，局部皮肤潮红，但无渗血为度。隔日1次，10次为1个疗程。如有皮下结节，需要重手法放血。

按语：

卵巢肿瘤不论是否手术，对卵巢储备功能均有影响，治疗效果欠佳且预后差。

第九节　闭经溢乳综合征

1.普通针刺

主穴：中极、天枢、子宫、关元、期门、足三里、三阴交。

配穴：肝郁气滞者加太冲、肝俞；肝肾不足者加肝俞、肾俞；脾虚痰阻者加脾俞、丰隆、公孙。

操作要点：每天治疗1次，每次留针20~30分钟，留针期间行针2~3次，每次行针

5~10秒。主穴均用泻法。

2.电针

穴位：第一组子宫、太冲，第二组期门、三阴交。

操作要点：每日交替。在两穴位之间，分别连接电针治疗仪的两极导线，采用疏密波，刺激量的大小以出现明显的局部肌肉颤动或患者能够耐受为宜，每次电针20分钟，每天治疗1次。没有接电疗仪的穴位，按普通体针疗法进行操作。

3.耳穴贴压

穴位：皮质下、内分泌、子宫。

操作要点：常规消毒后，用专用耳穴贴，让患者每天自行按压3~5次，每个穴位每次按压2~3分钟，按压的力量以有明显的痛感但又不过分强烈为度，隔天更换1次，双侧耳穴交替使用。

4.灸法

穴位：气海、关元、肝俞、腰阳关、太溪、膻中。

操作要点：用艾条温和灸，使局部有明显的温热感为宜，每日治疗1次。

按语：

（1）研究证实，针刺治疗本病主要通过使脑内多巴胺（DA）合成和释放增加，增强中脑—间脑DA能系统的

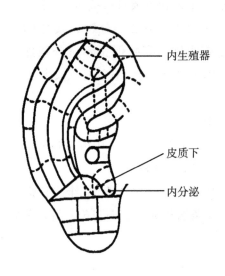

图8-6　闭经溢乳综合征耳穴示意图

活动，抑制催乳素（PRL）分泌，使卵泡刺激素（FSH）、黄体生成激素（LH）及雌激素、孕酮等恢复正常的动态平衡，从而恢复人体正常生理功能，消除临床症状。

（2）一般疗程较长，需4~6个疗程，应嘱患者坚持治疗。

（3）如有垂体肿瘤者采用中西医结合治疗。

（4）在治疗同时尚需配合心理疏导，稳定情绪，使患者消除焦虑、忧郁，并保持充足营养和睡眠。

第十节　免疫性不孕

1.普通针刺

主穴：关元、子宫、阴陵泉、足三里、三阴交、膈俞。

配穴：肝肾阴虚加肝俞、肾俞、太溪；肾阳不足加肾俞、腰阳关；温热蕴结加丰

隆、曲池。

操作要点：每天治疗1次，每次留针20~30分钟，留针期间行针2~3次，每次行针5~10秒。主穴均用平补平泻。

2.电针

穴位：第一组子宫；第二组阴陵泉、三阴交。

操作要点：每日交替。在两穴位之间，分别连接电针治疗仪的两极导线，采用连续波，刺激量的大小以出现明显的局部肌肉颤动或患者能够耐受为宜。每次电针20分钟，每天治疗1次。没有接电疗仪的穴位，按普通体针疗法进行操作。

3.耳穴贴压

穴位：子宫、脾、内分泌、交感、神门、皮质下。

操作要点：常规消毒后，用专用耳穴贴，让患者每天自行按压3~5次，每个穴位每次按压2~3分钟，按压的力量以有明显的痛感但又不过分强烈为度。隔天更换1次，双侧耳穴交替使用。

4.灸法

穴位：气海、关元、肾俞、腰阳关、足三里、太溪。

操作要点：每次选双侧8~12个穴位即可，用艾条温和灸，或用小艾炷直接灸，使局部有明显的温热感为宜。每日治疗1次。

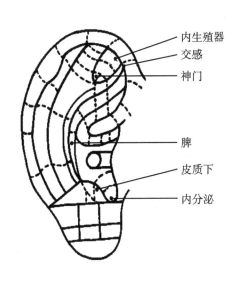

图 8-7　免疫性不孕耳穴示意图

按语：

（1）一般疗程较长，需4~6个疗程，嘱患者坚持治疗。

（2）采用中西医结合治疗：如血清免疫治疗（现治疗方式争论较大），使用球蛋白等。

（3）在治疗同时尚需配合心理疏导，稳定情绪，使患者消除焦虑、忧郁，并保持充足营养和睡眠。

附：外治调理在辅助生殖技术中的应用

在现代医疗过程中辅助生殖技术成为不少不孕患者最后的希望。中医治疗根据其周期不同的特点也可发挥其不俗的疗效。

一、辅助生殖妊娠前

（一）进周前调理卵巢功能（降调期减少治疗量）

1.普通针刺

主穴：关元、中极、三阴交、子宫、肾俞、肝俞、脾俞。

配穴：肾阳虚加命门温肾助阳；肾阴虚加太溪滋养肾阴；肝郁加太冲、期门疏肝理气解郁；痰湿加阴陵泉、丰隆健脾利湿化痰；血瘀加血海、膈俞活血化瘀。

操作要点：每天治疗1次，每次留针20~30分钟，留针期间行针2~3次，每次行针5~10秒。主穴均用平补平泻。

2.耳针

穴位：内生殖器、内分泌、皮质下、肝、脾、肾、子宫。

操作要点：每次选3~5穴，毫针中度刺激，留针15~30分钟；可行埋针或压丸法。

3.皮肤针

穴位：叩刺腰骶部相应背俞穴和夹脊穴、下腹部相关经穴。

操作要点：轻叩手法，以皮肤潮红为度，勿出血。

4.穴位注射

穴位：肾俞、三阴交。

药物：黄芪、当归、红花注射液等，胎盘组织液、维生素B_{12}注射液。

操作要点：每穴注入1~2 ml，3天1次。

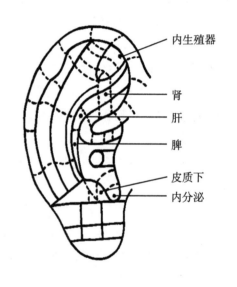

图8-8 进周前调理卵巢功能耳穴示意图

（图中标注：内生殖器、肾、肝、脾、皮质下、内分泌）

5.督灸

穴位：命门至长强。

操作要点：患者俯卧位，在脊柱上敷上中药粉（辨证处方），将纱布覆盖在脊柱上（药粉处）；将姜末做成厚4 cm、宽3 cm的姜柱，长度覆盖脊柱；将艾炷放于姜柱之上，点燃艾炷，温度以感温热且舒适为度。一次治疗时间120分钟，1周1次；用于温通气血，强化真元。

（二）周期中增加卵子质量

1.普通针刺

主穴：①关元、中极、子宫、足三里、三阴交、太溪。②脾俞、肾俞、腰阳关、次髎、交信。

配穴：肾阳虚加命门温肾助阳；肾阴虚加太溪滋养肾阴；肝郁加太冲、期门疏肝理气解郁；痰湿加阴陵泉、丰隆健脾利湿化痰；血瘀加血海、膈俞活血化瘀。

操作要点：每天治疗1次，每次留针20~30分钟，留针期间行针2~3次，每次行针5~10秒。主穴均用平补平泻。

2.耳针

穴位：肾、肝、脾、心、内分泌、内生殖器、皮质下。

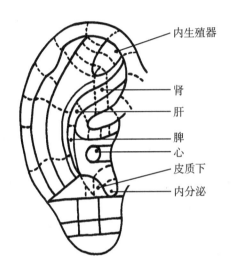

图 8-9　周期中增加卵子质量耳穴示意图

操作要点：每次选3~5穴，毫针中度刺激，留针15~30分钟；可行埋针或压丸法。

3.盆底肌按摩器

穴位：会阴、八髎。每日应用盆底肌按摩器进行按摩盆底肌15~20分钟。

4.超短波治疗仪

操作要点：患者仰卧位，将电极板分别放于患者头部及下腹部以刺激生殖轴。

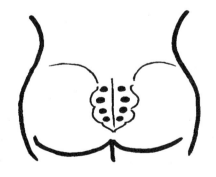

图 8-10　八髎穴

二、辅助生殖妊娠后

（一）移植后辅助着床

经皮穴位电刺激法

穴位：子宫、血海、地机，移植前24小时内进行。中脘、关元、足三里、太溪，移植当天2小时内进行。

操作要点：患者仰卧位，将电极片贴于穴位处；频率选2Hz；刺激强度，移植前20~25 mA，移植后8~10 mA；刺激时间为30分钟。

附：生活调摄

1.起居有常

不过度劳逸，性生活要适度，一般每三五天一次为宜，避免伤精耗阴。

2.注意经期卫生

经期血室正开，邪气易乘虚而入，客于胞宫胞脉，应保持经期用品及外阴的清洁。同时禁房事，避免游泳、盆浴及坐浴，以防生殖道炎症的发生，影响妊娠。

3.学会测基础体温

掌握排卵规律，有利于受孕。

4.戒烟、不酗酒

有文献报道吸烟妇女的不孕率为21%，不吸烟者为14%。因为吸烟可以干扰或破坏卵巢的正常功能而使受孕机会明显减少。吸烟可使男性的精子异常比例升高，从而使男性生育能力降低。适当地喝酒，尤其是糯米酿造的酒，对身体有一定的补益作用，但不能酗酒，因为乙醇对精子的活动能力、形态均有明显抑制作用。

5.提倡婚前检查

以便预先发现生殖系统的先天性畸形或生理上的缺陷，防止婚后不孕及不良后果。对生育力正常的妇女，婚后短时期内不欲生育者，应采取有效避孕措施，不主张人流。尤其已婚妇女第一胎有条件时不建议人流，因反复进行人工流产，或吸宫时负压过高，吸管创面过于锐利或刮匙搔刮过多，尤其是操作动作粗暴，会使子宫内膜基底层及子宫颈管黏膜损伤，导致月经过少、继发性闭经、子宫内膜异位症等而引起不孕；或用品消毒不严密，阴道清洁消毒不足，术后用品不洁等，也常引起继发感染，引起盆腔炎症、子宫内膜炎甚至输卵管炎性疾病等导致继发不孕。尤应避免未婚先孕。

（郑崇勇、王芳革、钟静）

第九章

产　后　病

产妇在产褥期内发生与分娩或产褥有关的疾病，称为"产后病"。从胎盘娩出至产妇全身各器官除乳腺外恢复至孕前状态的一段时期，称产后，亦称"产褥期"，一般约需6周。

第一节　乳汁异常

一、产后缺乳

（一）概述

产后缺乳称为"产后乳少""乳汁不行"，主要表现为在产后哺乳期初始就乳汁甚少或者乳汁全无。产妇患有相关基础疾病或其他建议停止母乳喂养的疾病出现的缺乳，不属于本节讨论范围。而在哺乳中期月经复潮后乳汁的减少，则属于正常的生理现象。产妇若因产后哺乳不按时，或休息不足导致的乳汁分泌减少，经过调整其不当习惯而能恢复乳量的，不作为病态处理。本病发病率高，影响母乳喂养，影响婴儿的身心健康，越来越受到人们的重视。

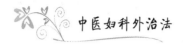

（二）辨证分型

本病可分为虚、实两种，虚者或因患者素有体虚，或因产后气血亏虚，导致乳汁化生不足；实者，多因肝郁气滞、瘀血阻滞、痰湿壅阻，导致乳络不通，乳行不畅而引起少乳或无乳。

1.气血亏虚证

该证患者多由脾胃虚弱，生化之源不足，或因分娩失血过多，或产后摄食不足，气随血耗，导致气血亏虚，乳汁不足或全无。症见产后缺乳，或乳汁清稀，或全无，乳房柔软，无胀感；伴倦怠乏力、面色少华、纳少、头昏心悸，舌淡苔薄，脉虚细。《景岳全书》："妇人乳汁，乃冲任气血所化，故下则为经，上则为乳，若产后乳迟乳少者，由气血之不足，而犹或无乳者，其为冲任之虚弱无疑也。"治当益气养血，通络下乳。

2.肝郁气滞证

该证患者产后情志抑郁，肝失条达，气机不畅，经脉涩滞，阻碍乳汁运行。症见产后乳汁少或全无，乳房胀痛，情志不畅，胸胁胀满，脘胀，食欲不振，舌淡红苔薄黄，脉弦细或数。《儒门事亲》曰："或因啼哭悲怒郁结，气溢闭塞，以致乳脉不行。"治当疏肝解郁，通络下乳。

3.瘀血阻滞证

该证患者多由于不慎受寒或产后气血瘀阻，经络壅滞，阻碍乳汁化生和运行，致乳汁不多或乳汁不畅。症见产后乳汁不行或全无；乳房硬痛拒按，胸闷嗳气，恶露量少，色黯有块，或少腹胀痛，面色略青紫，舌紫暗，脉沉涩。《古今医鉴》曰："妇人乳汁不通有两种。有血气壅盛，乳汁涩而不行者。"《医宗金鉴·妇科心法要诀》："产后乳汁不行，因瘀血停留气脉壅滞者，其乳必胀痛。"治宜活血化瘀，通络下乳。

4.痰湿壅阻证

该证患者多由于产妇孕期、产后多食油腻食物或进食补药，损伤脾胃，运化水谷精微受阻。脾为后天之本，脾失健运，脾胃升清降浊功能失调，津液不能化生乳汁，反变浊为痰，痰湿壅阻经脉，气机不畅，阻滞乳络。症见乳汁稀少，或点滴而出，乳房柔软丰满，无胀感；体肥胖，脘腹胀，纳呆食少，或食多乳汁少，便溏，舌淡胖、苔白腻，脉沉细。《叶天士女科》："……产后饮食最宜清淡，不可过咸，盖盐止血，少乳且发嗽……若肥胖妇人痰气壅滞不来者，宜漏芦汤，壅者行之也；或用赤小豆煮粥食之即通。"

（三）中医外治法

1.普通针刺

治则：虚者补之，针灸并用，用补法；实者泻之，以针刺为主，用泻法。

主穴：膻中、乳根、少泽、足三里。

配穴：气血亏虚加气海、血海、脾俞、胃俞、三阴交补益气血、化生乳汁；肝郁气滞加期门、内关、太冲疏肝理气、通络下乳；瘀血阻滞加合谷、太冲、膈俞、血海活血化瘀、通络下乳；痰湿壅阻加丰隆、三阴交、脾俞、胃俞健脾除湿、通络下乳。

操作要点：膻中穴向两侧乳房平刺1~1.5寸，乳根向乳房基底部平刺1寸左右，使乳房出现微胀感，可加灸；少泽浅刺0.2~0.3寸，留针20~30分钟。

2.推拿

根据中医辨证的结果，虚者侧重全身推拿，补气养血，充盈乳汁；实者侧重局部推拿，疏通腺管，通络下乳。全身推拿与局部推拿相结合，达到更好效果。

全身推拿：产妇取侧卧或者俯卧位，由上至下擦、按揉足太阳膀胱经，点按肺俞、心俞、膈俞、肝俞、脾俞、胃俞、肾俞。按揉足三里、三阴交、少泽、血海、合谷、太冲等穴，每穴操作1分钟左右。拿肩井穴，每次操作10~15分钟。

局部推拿：局部推拿前使用温热毛巾热敷，促进局部血液循环。用掌根或四指指腹环形按揉整个乳房，以指腹轻轻抓揉乳房10~20次，以手掌托住乳房轻轻振抖1分钟，自上而下直推胸骨，分推膻中至乳头各十遍。最后采用梳篦法，即左手托住乳房，右手四指分开呈梳子状，顺着乳腺导管的生长方向，从乳房根部向乳头方向轻拉3~5分钟。

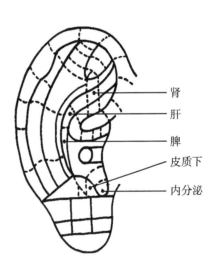

图9-1　产后缺乳耳穴示意图

3.皮肤针

由乳根穴向乳房中轻轻叩刺、按揉。

4.耳针

穴位：肝、脾、肾、内分泌、皮质下。

操作要点：毫针轻刺激，每次20~30分钟，或用耳穴压豆法、压磁法。

5.穴位注射

穴位：合谷、关元、气海、足三里、三阴交等。

药物：黄芪注射液、丹红注射液等制剂。

操作要点详见总论。

（四）生活调摄

（1）产妇应保证充足睡眠，多休息。

（2）饮食应避免过于滋腻的食品，早期饮食应清淡，待乳汁分泌后再适当增加补益之品，避免乳络堵塞。

（3）产妇应调整情绪，保持积极的心态，同时坚定母乳喂养的决心。

二、乳汁自出

（一）概述

产后乳汁自出是指产妇在哺乳期间，不经乳儿吸吮，乳汁自然流出或随泌随溢，乳汁不足以哺养乳儿，又称漏乳或乳泣。产妇身体强壮、气血充足，乳汁胀满而少量溢出，或未能及时哺乳而至乳汁胀满外溢者，属生理范畴，不在本节讨论范围。本病严重影响母乳喂养的质量。《景岳全书·妇人规》："产后乳自出，乃阳明胃气之不固，当分有火无火而治之。无火而泄不止，由气虚也，宜八珍汤、十全大补汤；若阳明血热而溢者，宜保阴煎或四君子汤加栀子；若肝经怒火上冲，乳胀而溢者，宜加减一阴煎。"故本病分为虚实两种，虚者为气虚不固，固摄失常；实者为肝胃郁热，乳胀而溢出。

（二）诊断要点

（1）产妇在哺乳期间乳汁自然流出。

（2）乳汁未经乳儿吸吮即自然流出，造成乳儿喂养不足。

（三）辨证分型

1.气虚不固证

妇女产后耗伤气血，或产后饮食不节，损伤脾胃或素体脾胃虚弱，以致中气不足，固摄无权，故而乳汁自溢。主证：乳头未经乳儿吸吮，乳汁自然流出，或随化随出，乳房柔软不胀，乳汁清稀，精神疲乏，气短乏力，纳谷不香，舌质淡红，舌体胖大，苔薄白，脉细弱。

2.肝胃郁热证

产后情怀不畅，精神抑郁，或素体精神忧郁，肝气郁结，郁而化热，热伤乳络，可迫乳外出。主证：产后漏乳，质地黏稠，色黄白相间，乳房轻度胀痛，头晕胁痛，口干口苦，精神抑郁烦躁，舌质黯红，苔薄，脉弦或滑数。治拟清肝和胃泄热，佐以固摄。

（四）中医外治法

1.普通针刺

治则：虚者补之，针灸并用，重用灸法，手法用补法；实者泻之，以针刺为主，辅以灸法，手法用泻法。

主穴：膻中、乳根、少泽、足三里。

配穴加减：气虚不固证加脾俞、胃俞、三阴交补益气血，神阙、关元、气海、命门、肾俞交替使用灸法，补肾纳气固摄；肝胃郁热证加期门、肝俞、胃俞、内关、合谷、太冲清肝和胃泻热。

操作要点：膻中穴向两侧乳房平刺1~1.5寸，乳根向乳房基底部平刺1寸左右，使乳房出现微胀感，还可加灸；少泽浅刺0.2~0.3寸，留针20~30分钟。

2.推拿

本病的治疗以固摄为主，故在治疗时侧重全身调理。虚者，手法应相对轻柔徐缓，治疗时间宜长，达到补益气血，固摄乳汁的作用；实者，手法则相反，达到疏肝和胃泻热的作用。局部可使用掌根轻轻按揉乳晕。

气虚不固证：产妇取侧卧或者俯卧位，由上至下擦、按揉足太阳膀胱经，点按肺俞、心俞、膈俞、肝俞、脾俞、胃俞、肾俞。按揉足三里、三阴交、少泽、血海、合谷、太冲等穴。

肝胃郁热证：点按膻中、乳根、少泽、足三里、期门、肝俞、胃俞、内关、合谷、太冲清肝和胃泻热。

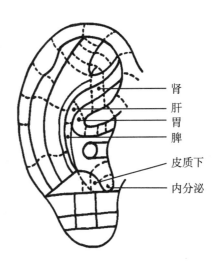

肾
肝
胃
脾
皮质下
内分泌

图 9-2　乳汁自出耳穴示意图

3.耳针

穴位：肝、脾、胃、肾、内分泌、皮质下。

操作要点：毫针轻刺激，每次20~30分钟，或用耳穴压豆法、压磁法。

4.穴位注射

穴位：关元、气海、足三里。

操作要点：交替使用，选黄芪注射液等制剂，每穴注入2~3 ml。

（五）生活调摄

（1）产妇应注意饮食，适当进补，补益气血。

（2）注意乳头部位卫生及干燥，避免局部感染或破溃。

附：回乳

（一）概述

临床上引产或部分产妇因病不能哺乳或哺乳期想停止哺乳者，若不予药物等干预，往往出现两侧乳房胀痛不适、硬块形成，以致产生乳汁淤积、发热，严重者甚至引起急性乳腺炎。中药主要使用大剂量炒麦芽煎服的方法。而外治疗法主要针刺特定穴或独穴，疗效明显，日益受到患者的重视。

（二）中医外治法

1.针刺特定穴法

主穴：特定穴①前臂内侧大陵穴与内关穴连线上，腕横纹上0.5寸；特定穴②前臂外侧阳池穴与外关穴连线上，腕横纹上0.5寸。

操作要点：嘱患者取坐位，手臂前伸，常规消毒穴位，掌心向上，取0.3 mm×40 mm针，针刺特定穴①，与皮肤呈15°角向上透刺至内关，以得气为佳；掌心向下手臂前伸，针刺特定穴②，与皮肤呈15°角向上透刺至外关，得气后留针30分钟。

2.针刺光明穴

穴位：光明穴。

操作要点：针刺得气后留针30分钟，1日1次，10次为1个疗程。

3.中药外敷

药物：芒硝120 g。

操作要点：布包上述药物，排空乳房后湿热敷，每次半小时，每2~3小时1次。

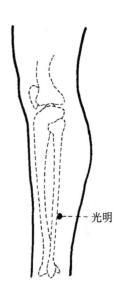

图9-3 光明穴

（三）生活调摄

（1）中医疗法回乳效果确切，不良反应少，不易引发乳腺炎，接受度高，临床上值得推广。

（2）产妇应注意饮食清淡，避免大量进食具有下乳功效的汤水等。

（3）保持心情愉悦，避免因情绪不佳引起乳腺堵塞。

（李鸿儒）

第二节　产后汗证

产后汗证包括产后自汗和产后盗汗两种。产妇于产后出现涔涔汗出,持续不止者,称为"产后自汗"。若寐中汗出湿衣,醒来即止者,称为"产后盗汗"。自汗、盗汗均是在产褥期内汗出过多,日久不止为特点,统称产后汗证。

另不少妇女产后汗出较平时多,尤以进食、活动后或睡眠时为甚,此因产后气血骤虚、腠理不密所致,可在数天后营卫自调而缓解,不作病论。

产后多汗,早在汉代《金匮要略·产后病脉证治》中论述"新产血虚,多汗出,喜中风,故令病痉",认为"郁冒"的发生关系"亡血复汗",临床表现"但头汗出"等,仲景认为产后多汗出,不仅亡其津液,且严重者致阴损及阳,出现亡阴亡阳。故把"多汗出"视为产后三病的病因之一。隋代《诸病源候论》首列"产后汗出不止候",指出其病因主要为产时伤血致"阴气虚而阳气加之,里虚表实,阳气独发于外"。说明汗出不止,津液衰竭,导致"痉"或"经水断绝"的转归。唐代《经效产宝》治疗产后汗不止方以玉屏风散加茯苓、大枣和中,地黄、麦冬养阴,牡蛎固涩止汗,为后世奠立了治疗产后汗证的方药基础。宋代《妇人大全良方》提出"产后虚汗不止"和"产后盗汗不止"病名,将产后汗出不止分为"虚汗"和"盗汗"两类。认为"产后虚寒汗不止",因"阳气频虚,腠理不密而津液妄泄也",以麻黄根汤、止汗散、人参汤等治疗。明代《校注妇人良方》则提出"产后自汗、盗汗"之病名,根据产后亡血伤津,气随血伤的病理特点,认为产后自汗、盗汗均可用补阴血兼益阳气法治疗。《医宗金鉴·妇科心法要诀》根据出汗的部位辨病情,曰:"头汗阴虚阳上越,周身大汗是亡阳。"清代医家多认为产后自汗、盗汗,不同于内科,尤须注意产后亡血伤津的病理特点。如傅青主提出"惟兼气血而调治之"。这些理论至今对临床仍有参考意义。

一、产后自汗

(一)概要

产妇于产后出现涔涔汗出,持续不止者,称为"产后自汗"。其特点为白昼汗多,动则益甚。

(二)诊断要点

1.病史
注意询问患者平素体质情况,有无结核、贫血等慢性病史。

2.临床表现
本病以产后出汗量过多和持续时间长为特点。产后自汗者,白昼汗多,动则益甚。

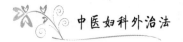

（三）辨证分型

气虚自汗证：产后汗出过多，不能自止，动则加剧；时有恶风身冷，气短懒言，面色㿠白，倦怠乏力；舌质淡，苔薄白，脉细弱。

（四）中医外治法

1.普通针刺法

主穴：关元、气海、膻中、肺俞、脾俞、肾俞、足三里。

配穴：气血两虚加脾俞、血海、气海、足三里健脾养胃以生气血。

操作要点：关元、气海二穴直刺1寸左右，不宜深刺，以免伤及尚未复原的胞宫，用补法或温针灸法；气虚者应注意培元补气不留余邪。

2.灸法

主穴：神阙、百会、足三里、复溜。

配穴：气虚可辨证加气海、脾俞等穴。

操作要点：分别按回旋、雀啄、往返、温和灸四法依次进行。主穴神阙予以隔姜灸，百会、足三里、复溜予以温和灸，主配穴同时进行，以局部产生温热感，皮肤出现红晕不起泡为度。每次约20分钟，1天1次，5天1个疗程。

3.耳针

穴位：子宫、肾、皮质下、交感、神门等穴。

操作要点：毫针强刺激，也可用耳针埋藏或用王不留行籽外贴压耳。

4.中药外敷疗法

穴位：神阙、气海。

药物：五倍子、黄芪为主药。

操作要点：将所选药物研为粉末，加食醋调成糊状后均匀外敷于所选穴位上，敷药范围以穴位为中心，直径约3 cm，然后覆盖无菌纱布，并以胶布固定，自汗者晨敷，盗汗者晚间敷，每日更换1次。

（五）生活调摄

（1）加强产后营养及适当锻炼，增强体质，调和营卫。

（2）适寒温，慎起居，防外感。

二、产后盗汗

（一）概述

产后睡中汗出，醒来即止，犹盗贼入睡，谓之盗汗。《杂症论》云："自汗阳亏，盗汗阴虚。"

（二）诊断要点

1.病史
注意询问患者平素体质情况，有无结核、贫血等慢性病史。

2.临床表现
本病以产后出汗量过多和持续时间长为特点。产后盗汗者，寐中汗出，醒后即止。

3.检查
对于盗汗疑有肺结核者，应进行肺部X线检查。

（三）辨证分型

阴虚盗汗证：产后睡中汗出，甚则湿透衣衫，醒后即止，面色潮红，头晕耳鸣，口燥咽干，渴不思饮，或五心烦热，腰酸膝软，舌质红苔少，脉细数。

（四）中医外治法

1.普通针刺法
主穴：太溪、照海、涌泉、肾俞、心俞、三阴交。

配穴：阴虚可辨证加血海、足三里、肝俞等穴。

操作要点：诸穴均可常规针刺，可针灸并用，平补平泻或用补法。

2.灸法
主穴：神阙、百会、足三里、复溜。

配穴：阴虚可辨证加血海、足三里、肝俞等穴。

操作要点：分别按回旋、雀啄、往返、温和灸四法依次进行。主穴神阙予以隔姜灸，百会、足三里、复溜予以温和灸，主配穴同时进行，以局部产生温热感，皮肤出现红晕不起疱为度。每次约20分钟，1天1次，5天1个疗程。

3.耳针
穴位：子宫、肾、皮质下、交感、神门等穴。

操作要点：毫针强刺激，也可用耳针埋藏或用王不留行籽外贴压耳。

4.中药外敷疗法
同产后自汗。

（五）生活调摄

（1）适寒温，慎起居，防外感。

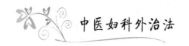

（2）加强产后营养及适当锻炼，增强体质，调和营卫。

（苏丹）

第三节　产后发热

一、概述

产后发热是指产褥期间，出现发热持续不退，或突然寒战高热，或伴有其他症状者。西医学的产褥感染、产褥期上呼吸道感染、产褥中暑等多参照本病辨证治疗。

本病始见于《内经》，《素问·通评虚实论》云："乳子而病热……手足温则生，寒则死。"临床以新产后发热持续不退，常伴有小腹疼痛或恶露异常为特点，严重者常可危及产妇生命，应当引起重视。《医宗金鉴·妇科心法要诀》："产后发热之故，非止一端。如食饮太过，胸满呕吐恶食者，则为伤食发热。若早起劳动，感受风寒，则为外感发热。若恶露不去，瘀血停留，则为瘀血发热。若去血过多，阴血不足，则为血虚发热。"道出本病病因复杂，证有虚实，临床治疗当辨证而治。

二、诊断要点

1.病史
产妇体质素虚；产前不节房事，或产后不禁房事；临产接生不慎，或滞产、难产，产创护理不当；或失血过多，或当风感寒，冒暑受热，或情志不遂。

2.临床表现
发热恶寒，低热不退，或乍寒乍热，或高热寒战。除发热之外，多伴有恶露异常和小腹疼痛，尤其是恶露异常。

3.辅助检查
（1）专科检查：软产道损伤，盆腔炎性体征，恶露臭秽。
（2）实验室检查：血常规检查，阴道或宫腔排出物细菌培养，血培养等。
（3）超声检查：对盆腔脓肿的诊断及鉴别可提供依据。

三、辨证分型

1.感染邪毒证
产后发热恶寒，或高热不退，小腹疼痛拒按，恶露量多或少，色紫黯，臭秽，心烦口渴，尿黄便结；舌质红，苔黄干或厚腻，脉数有力。

2.血瘀证

产后寒热时作，恶露不下，或下亦甚少，色紫黯有块，小腹疼痛拒按，口干不欲饮；舌紫黯或有瘀点，脉涩有力。

3.外感风寒证

产后恶寒发热，无汗，头身疼痛，或见咳嗽，鼻塞流涕；舌质淡红苔薄白，脉浮紧。

4.外感风热证

产后发热而不恶寒或恶寒轻，汗出恶风，头痛口渴，咽喉疼痛，咳嗽痰黄；舌苔薄黄，脉浮数。

5.外感暑湿证

产褥期正值夏令感邪，发热，微恶风，少汗，肢体酸重或疼痛，头昏胀痛，倦怠乏力，心烦口渴，小便短赤；胸闷脘痛，便溏，口腻，渴不多饮；舌质淡或红，苔薄黄腻，脉濡数。

6.血虚证

产时或产后失血过多，身有微热，自汗，头晕目眩，心悸少寐，腹痛绵绵，恶露或多或少，色淡质稀，手足麻木；舌淡红，苔薄，脉细乏力。

四、中医外治法

（一）普通针刺法

1.感染邪毒证

穴位：关元、中极、维胞、阴陵泉、曲池、合谷。

操作要点：①关元、中极直刺，针深1~1.5寸，施捻转泻法；②维胞直刺，深1.5寸，施捻转泻法；③阴陵泉、曲池、合谷均直刺，进针1~2寸，施提插捻转泻法。每次留针30分钟，行针3次，每日1~2次。

2.外感风寒证

穴位：列缺、合谷、风门、风池、三阴交、血海。

操作要点：①列缺向腕关节方向成45°角斜刺，进针0.5~1寸，施捻转泻法；②合谷直刺，深1~1.5寸，施捻转平补平泻法；③风门向脊柱方向斜刺，进针0.5寸，施捻转泻法；④风池向对侧眼眶下缘方向进针，深0.5~1寸，施捻转泻法；⑤三阴交、血海均直刺深1~2寸，施捻转平补平泻手法。每次留针30分钟，行针3次，每日1次。

3.外感风热证

穴位：大椎、曲池、合谷、外关、鱼际、血海、三阴交。

操作要点：①大椎、曲池、合谷、外关、鱼际均浅刺，施捻转泻法；②三阴交、血海施捻转平补平泻法。每次留针30分钟，行针3次，每日1次。

4.外感暑湿证

穴位：合谷、鱼际、血海、三阴交、曲泽、委中、阴陵泉、足三里。

操作要点：①合谷、鱼际、曲泽、委中、阴陵泉、足三里均施捻转泻法，其中合谷、鱼际均浅刺，曲泽、委中用三棱针点刺出血；②三阴交、血海施捻转平补平泻法。每次留针30分钟，行针3次，每日1次。

5.瘀血内停证

穴位：中极、气海、行间、血海、合谷、三阴交、归来。

操作要点：①气海直刺，中极向耻骨联合方向斜刺，针刺1~1.5寸，施捻转泻法；②行间直刺，深0.5寸，血海直刺，深1~2寸，均施捻转提插泻法；③合谷直刺，深1~1.5寸，施捻转泻法；④三阴交、归来，施捻转泻法。每次留针30分钟，行针3次，每日1次。

6.血虚证

穴位：气海、关元、中极、膈俞、血海、足三里、三阴交。

操作要点：针刺提插补法，可配合艾灸。每次留针30分钟，行针3次，艾灸每次15分钟，以温热舒适感为度，均每日1次。

（二）刮痧法

穴位：脊柱两侧和背俞穴。

操作要点：用刮痧板蘸食油或清水，刮痧板按压力度较大，刮拭速度快。刮至皮肤呈红紫色为度，病愈则止。

注意事项：血虚证者禁用。

（三）耳针法

穴位：子宫、肝、下屏尖、神门、卵巢、肾上腺、内分泌、肺、外生殖器，若外感选加内鼻、外鼻、咽喉、额。

操作要点：局部皮肤常规消毒，用0.5~1寸毫针刺之，每日取4~6穴，用提插捻转泻法。每日1~2次，每次留针1~2小时，病愈则止。或用埋针、埋豆法。

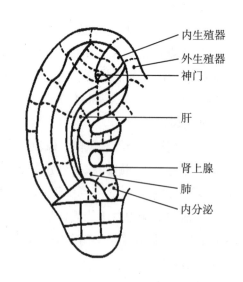

图9-4　产后发热耳穴示意图

（四）灸法

穴位：气海、关元、中极、三阴

交、血海、足三里。

操作要点：每次取3个穴位，施灸艾条距穴位3~5 cm，每穴每次灸15分钟，以局部有温热舒适感为度，每日1次。适用于血虚证。

（五）中药灌肠法

药物：丹参、鸡血藤、蒲公英、草红藤、紫花地丁、败酱草各30 g，桃仁、红花、三棱、莪术各20 g。

操作要点：浓煎至100 ml，保留灌肠，每日1次，病愈则止。此法尤适宜于感染邪毒证。

（六）中药熏蒸法

药物：黄芪、桂枝、白芍、生姜、大枣、赤芍、丹参、桃仁各30 g。

操作要点：上药以2 000 ml水煎取汁置于熏蒸仪中，熏蒸全身。熏蒸后可辅以刮痧治疗，病愈则止。适宜于外感风寒证及血瘀证。

注意事项：一般将蒸汽温度控制在43~45℃，时间设定在30分钟。熏蒸前后嘱患者适量饮水。血虚证者禁用。

（七）中药浴足

药物：荆芥、防风、紫苏叶、陈艾叶、葱白、生姜各30 g。

操作要点：将上药3 000 ml水煎取汁，倒入浴盆中，先熏双足心，待温度适宜时再洗浴双足，并浸泡10~15分钟。每天1剂，每天2~3次，病愈则止。适宜于外感风寒证。

（八）熨烫

药物：桂枝30 g，竹叶、白薇、山栀、黄连各15 g，赤芍、黄芩、丹参各20 g。

操作要点：将上药共研为粗末，分装在2个纱布袋内，略洒白酒，放锅内蒸半小时，取出后放置至温度适合皮肤温度时，放在双侧涌泉及神阙，每日1次，每次20~30分钟。病愈则止。

（九）皮肤针

（1）部位：脊柱两侧、肘窝、大鱼际、小鱼际、风池。适用于外感风寒证。

操作要点：局部皮肤常规消毒，用梅花针扣刺，均采取中度或重度刺激。每日1次，以叩刺局部皮肤潮红或隐隐出血为度，病愈则止。

（2）部位：腰骶部、腹股沟、气海、三阴交、期门。适用于感染邪毒证。

操作要点：局部皮肤常规消毒，用梅花针叩刺，均采取中度或重度刺激。每日1次，以叩刺局部皮肤潮红或隐隐出血为度，病愈则止。

注意事项：局部皮肤有创伤及溃疡者，不宜使用。

本病临床常用多元外治法方案，外感风寒证常中药熏蒸法联合刮痧法或中药浴足法联合刮痧法；感染邪毒证常刮痧法联合中药灌肠法；血虚证常针刺法联合灸法。

五、生活调摄

（1）产褥期适当调理，适寒温，慎起居，衣着被褥温凉适度，室内温暖通风，勿当风坐卧。

（2）产褥期保持外阴及卫生用品清洁，严禁房事及盆浴。

（3）饮食宜富有营养并易于消化，补充充足的水分及维生素。

（4）密切观察产妇子宫复旧情况，重视恶露的量、色、质、味，注意有无异常体征，预防盆腔感染。

（5）恶露未尽者，宜取半卧位，以利于恶露瘀浊排出。

（江雯）

第四节　产后身痛

一、概述

产褥期内，出现肢体或关节酸痛、麻木、重着者，称为"产后身痛"，亦称"产后遍身疼痛""产后关节痛"，俗称"产后痛风"。中医学认为本病的发生与产后营血亏虚，筋脉失养或风寒湿邪稽留关节、经络有关。由于产后气血损伤，以致气血不足，虚损未复，或因经脉失养，营卫不和，不荣则痛。产后余血积滞，或胞衣残留，气虚血亏，致败血内阻，或由风寒湿邪乘虚而入，不通则痛。常见的病因有血虚、外感、血瘀、肾虚。西医学产褥期中因风湿、类风湿引起的关节痛、产后坐骨神经痛、多发性肌炎、产后血栓性静脉炎出现类似症状者，可参照本病辨证施治。

产后身痛的外治法是针对产后身痛疾病的一种外治疗法。临床实践表明，针灸、推拿等治疗产后身痛疗效显著。外治法能直达病所，奏效快，给药途径多样，使用安全，毒副作用少，因此临床上也被广泛运用。具有安全、快速、对婴儿无副作用等优点，不失为一种较好的临床治疗方法，值得推广。

二、诊断要点

1.病史

产时产后失血过多，产褥期调摄不慎、感受风寒湿邪或居住环境潮湿阴冷。

2.临床表现

产褥期出现肢体关节酸楚、疼痛、麻木、重着、畏寒甚至关节肿胀不能行走。本病多突发，常见于冬春严寒季节分娩者。

3.检查

（1）查体可见关节活动不利或关节肿胀。病久不愈者可见肌肉萎缩、关节变形。

（2）实验室检查可见血红细胞沉降率、抗链球菌溶血素"O"均正常。必要时可查血钙、类风湿因子，进行X线摄片等。

三、辨证分型

1.血虚证

产褥期内遍身关节酸楚、肢体麻木甚则疼痛、面色萎黄、头晕心悸；舌淡苔薄、脉细弱。

2.风寒湿证

产后肢体关节疼痛、屈伸不利，或痛无定处，或冷痛剧烈，宛如针刺，得热则舒，或关节肿胀、麻木、重着，伴恶寒怕风；舌苔薄白腻，脉濡细。

3.血瘀证

产后身痛，尤下肢疼痛、麻木、发硬、重着、屈伸不利，按之痛甚，恶露量少、色紫黯、夹血块、小腹疼痛、拒按；舌黯，苔白，脉弦涩。

4.肾虚证

产后腰膝关节或足跟疼痛、头晕耳鸣、夜尿多；舌淡黯，苔薄白，脉沉细。

四、中医外治法

（一）普通针刺法

穴位：三阴交、气海、水分、膏肓、照海和列缺。

操作要点：根据针刺穴位的位置，选择恰当的体位，仰卧位、侧卧位、俯卧位、仰靠坐位、俯靠坐位或侧伏坐位。对针具器械、医者双手、患者施术部位、治疗室等严格做好消毒工作，避免发生感染。注意针灸部位宜忌：避开重要脏器、组织器官和某些特殊部位。注意患者状态宜忌：根据患者体质与机能状态不同，针灸应区别对待。还要注意病情性质的宜忌：根据患者的病情程度与疾病的性质不同，选择不同的针灸方法。医者根据病情需要对能够接受针刺治疗的患者选择单手或者双手（指切进针、夹持进针、舒张进针、提捏进针、弹针速刺法）进针，采用平刺（15°左右）、斜刺（45°左右）、直刺（90°左右）快速进针，在穴位上进行提插或者捻转，使患者自觉针刺部位出现酸麻胀重等反应。留针15~30分钟后出针。

治疗优点。历代医家对于产后身痛治疗腧穴的选取各有不同，经关联分析后，得出在针灸治疗产后身痛关联度较高的腧穴组合分别为组穴：三阴交、气海；组穴：水分、三阴交；组穴：膏肓、三阴交和组穴：照海、列缺，建议使用腧穴三阴交、气海、水分、膏肓、照海和列缺为治疗产后身痛的参考处方。三阴交为足太阴脾经穴，为足太阴、足厥阴、足少阴三阴经之交会穴。可治疗因虚致瘀的疼痛，行血气、散滞、活血祛瘀，具行气活血止痛的作用。气海、水分、关元皆为任脉穴位，具补虚作用，三者有温补脾肾，温通经脉，散寒止痛的作用。列缺是手太阴肺经络穴，宣肺理气，通经活络，能通阳明经气，使气血畅通而痛自除，治疗因经络不通而致的疼痛。照海为足少阴肾经，通于阴跷脉，而列缺通任脉，故照海配列缺能调整阴阳平衡而使经气互通，具"通则不痛"之意。膏肓为足太阳膀胱经穴，具益气补虚的作用，疏通阴经经气，使气机条达，血行通畅而痛止。

（二）针灸、拔罐

穴位：肩髃、曲池、合谷、阴陵泉、足三里、三阴交、关元、肝俞、脾俞、肾俞及阿是穴。

操作要点：穴位常规消毒，每次选取 5~6 个穴位，用 0.35 mm×50 mm毫针针刺，以虚证为主者行补法，余用平补平泻法。在直刺针处得气后，可直接用闪火法将罐扣吸其处；斜刺针处施用手法得气后拔针，然后用闪火法拔罐，留罐20分钟，隔日1次，每次1罐，10天为1个疗程。

（三）电针

穴位：仰卧位取百会、曲池、中脘、关元、足三里、悬钟、三阴交、阴陵泉。俯卧位取风池、肺俞、大椎、心俞、脾俞、胃俞、肾俞、膈俞。

操作要点：针刺方法同普通针刺一样，可选取仰卧位、俯卧位两组穴位。两组穴位交替使用，针刺穴位得气后加用G6 805-1 型电针仪，选用连续波，电流量以患者能耐受为度，治疗时间30分钟，每日1次，10天为1个疗程。

（四）耳针

穴位：主穴一般采用脾、肾、肾上腺、神门、皮质下及相应部位取穴；若兼血虚型加心、肝；兼风寒型加风溪；兼湿热型加耳尖、三焦；兼肾虚型加膀胱；对于血瘀型加子宫。

操作要点：选准耳穴后，对双侧耳廓皮肤用75%的乙醇常规消毒，用8 mm×8 mm的胶布将王不留行籽固定于所贴耳穴上，嘱患者每日自行按压所贴耳穴 2~3 次，每次每穴按压200下，按压力量以患者能忍受疼痛为宜，每周更换1次，5 次为 1 个疗程。

（五）隔姜灸

穴位：肾俞、脾俞、足三里、阿是穴。

操作要点：医者将鲜姜切成直径2~3 cm，厚度约0.3 cm的薄片，在薄生姜片中间针刺数孔，置于治疗所选的穴位上，再将艾炷放于姜片上点燃施灸。若患者有灼痛感可将姜片提起，离开皮肤片刻，再行灸治。艾炷燃尽，易炷再灸，直至灸完6~9壮，使皮肤红润而不起泡为宜，每天1次，2周为1个疗程，治疗2个疗程。

图9-5　隔姜灸

（六）隔蒜灸

穴位：大椎至腰俞。

操作要点：取独头蒜500 g，去皮捣成蒜泥。用75%的乙醇从大椎至腰俞消毒。然后在其上铺敷蒜泥一层，约2 cm厚、3 cm宽，周围用棉皮纸封固，防止蒜泥流散。然后把艾炷（直径约1.5 cm）按每个椎间隙逐个放置于蒜泥上，由大椎至腰俞点火施灸，让艾炷自然燃尽，勿吹其火。一般以每处5~6壮为宜。灸后以温开水渗湿棉皮纸周围，移去蒜泥，用湿热毛巾轻轻揩净。因蒜泥和火热的刺激，脊背部多起水泡，用消毒针刺破水泡，用药棉或纱布揩干，从灸后第2天开始，每隔2日在水泡处用消毒针刺破水泡，再用艾条在局部行雀啄灸，以利于消毒及促进结痂，直至干燥。20天治疗1次，2次为1个疗程。40天后观察疗效。

（七）药物铺灸

穴位：背腰部大椎至腰俞一线，两侧波及夹脊穴以外、背俞穴以内的长方形区域。

药方：风湿散（防风、川乌、细辛、川芎、羌活、独活、桂枝、地龙各30 g，松节、乳香、没药各20 g，伸筋草50 g，全蝎15 g，冰片3 g）。

操作要点：选取背腰部大椎至腰俞一线，两侧波及夹脊穴以外、背俞穴以内的长方形区域为施术区域，中药研为细末，适量均匀铺散于长方形区域内，用姜泥覆盖其上，再将艾炷置于姜泥饼上，共灸3壮，隔日1次，7次为1个疗程。

（八）隔姜蒜督灸

穴位：大椎穴至腰俞穴的督脉端。

药方：附子、桂枝、桑枝、透骨草、川乌、醋延胡索各30 g，乳香、没药各20 g，全蝎15 g，冰片3 g。

操作要点：鲜生姜500 g，大蒜250 g，洗净，切丁，粉碎机打碎为泥。方法：患者裸背俯卧于治疗床上。取大椎穴至腰俞穴的督脉端，医者用拇指指甲沿脊柱（督脉）凸处按压"十"字痕迹，75%乙醇棉球自上而下沿"十"字痕迹常规消毒3遍后涂抹姜蒜汁。沿脊柱凸部"十"字痕迹撒督灸粉，呈线条状。将桑皮纸敷盖在药粉上面，把姜蒜泥牢固地铺在桑皮纸中央，压实，要求泥底宽3 cm、高2.5 cm。在姜蒜泥上顺序放置数个三棱锥形艾炷，首尾紧密相连。点燃艾炷的上、中、下三处，燃毕后换下一炷，共灸3炷，任其自燃自灭。灸后3~6小时，施灸部位起水疱，24小时后放水疱，让其自然结痂脱落。1周1次，4次为1个疗程，3个疗程后观察临床疗效。

（九）莫高艾灸法

穴位：神阙、肩髃、太溪、秉风、犊鼻、阿是穴、大椎、腰阳关、命门、筋缩、十七椎、腰阳关或命门。

操作要点：治疗时在患者舒适的体位上选择相应的穴位，在其周围用柔软的布条围成密闭的环状，直径约7 cm。然后常规消毒，采用28号1~1.5寸毫针，刺入所选的穴位，放置配套的毡垫，将点燃艾团的艾灸器放置其上，随着艾灸器下的温度慢慢上升，操作者可将艾灸器轻轻端起，不断地放置毡垫，使病人在整个治疗过程中一直处于温热舒适的感觉状态中，直到艾团燃尽为止，1个部位放置2次艾团，1次艾团燃尽的时间需40~50分钟。神阙穴艾灸时，在毡垫内需放置0.5~1寸厚的细盐末，一则因为脐部皮肤最薄且娇嫩，盐能起保护作用；二则盐性咸，咸入肾，与艾灸的温热相结合，以养肾阳。整个治疗程序需3 000~4 000 g艾叶，有效治疗时间10~12小时。灸后处理原则：采用莫高艾灸法治疗后，局部皮肤出现微红灼热，属于正常现象，无须处理。如因施灸过量、寒气过重，局部骤然吸收热量过多，有些个别患者艾灸处偶尔会出现小水疱，只要注意不擦破，可任其自然吸收，不做任何处理；如水疱较大、数量过多，可用已消毒的毫针刺破水疱，放出水液或用一次性注射器抽出水液，涂以龙胆紫即可，或辅以TDP照射10~20分钟，效更佳。必须干燥处理，切忌包敷。

（十）中药熏洗、湿热敷和熏蒸疗法

药方：夏枯草、当归、川芎、木瓜、透骨草、地龙、路路通、牵牛子、木香、生姜、威灵仙。

操作要点：将中药用清水浸泡30分钟后，水煎取汁，放入木桶或浴盆内，先熏洗后足浴，2次/天，20~30分钟/次，每剂药液可用2天，15~30天为1个疗程。足浴后取棉被包裹双足，待潮气干后方可取掉棉被，同时用手按摩足跟部10~30分钟。将中药水煎2次取混合液，用毛巾浸取药液热敷患处，每次30分钟，药液变凉，可再加热继续洗用。或将中药渣装入布袋敷于患处，药渣变凉可加热继续使用。可采用中药熏蒸的方法治疗，取温阳补肾通络之品，粉碎成黄豆大小放入熏蒸床中加水加热，对患

者疼痛部位熏蒸。均可再对相关发病部位进行按摩而增加疗效。

（十一）三伏贴

穴位：第1组取肺俞、至阳、膈俞、肾俞、足三里；第2组取外关、气海、关元、血海、足三里穴。

操作要点：取玄胡、细辛、麻黄各4份，甘遂、白芥子各2份，冰片、樟脑各1份，共研细末，使用当日用生姜汁调成膏状，捏成直径为1 cm、厚0.3 cm的贴片。在选定的两组穴位上用防过敏胶布，将贴片固定于单组穴位4~6小时。每隔7天贴敷1次，两组穴位交替使用。一般连续3次为1个疗程。

（十二）穴位注射

主穴：气海、关元、足三里、太溪、脾俞、肾俞。

操作要点：取黄芪注射液10 ml和鹿茸精注射液2 ml混合液共12 ml，对穴位进行消毒，刺入穴位得气后，除足三里注射2 ml外，其他穴位各注射1 ml，每日1次，10次为1个疗程。

五、生活调节

（1）重在预防，注意产褥期护理，要慎起居，避风寒，注意保暖，避免居住在寒冷潮湿的环境。

（2）本病在药物治疗的同时，注意对病人进行心理疏导，饮食调摄，尤其避免辛辣油腻厚味，保持大便通畅等。

（3）加强营养，适当运动，增强体质，调节情志。

（4）产后要充分休息，但并非必须长时间卧床。产后如无特殊情况，应尽早下床活动、散步，并做产后保健操等运动，这样既能避免发生足跟痛，又有利于产后身体恢复。一定要确保房间内的温度，外出时也要注意防寒保暖。

（何苗）

第五节 产后恶露不绝

一、概述

产后恶露不绝是指产后血性恶露持续10天以上仍淋漓不尽者，相当于西医所称的子宫复旧不全，子宫轻度感染，胎盘、胎膜残留等，严重者可引起产妇贫血、感染等，严重影响产妇的康复。称"恶露不绝"，又称"恶露不止""恶露不尽"。本病究其本质是冲任不固，气血运行失常，溢出体外。

二、诊断要点

（1）产后血性恶露持续10天以上。

（2）可以表现为产后20天左右突然出血或者多次反复的出血，也可以表现为产后2周左右突然出血，而后淋漓不断。

（3）排出物有异味，可伴有低热和全身不适等症状。

三、辨证分型

1.气虚失摄证

恶露量多或淋漓不断，色淡、质稀、无异味，小腹空坠，神倦懒言、气短自汗，面色㿠白，舌淡、苔薄白，脉缓无力。

2.血热内扰证

恶露量多，色红、质稠，有臭秽之气，面色潮红，身有微热，口燥咽干，舌红、苔薄黄，脉细数。

3.气血瘀滞证

恶露量少，淋漓不爽，色紫黯、有血块，小腹疼痛、拒按（按之有包块），舌有瘀点或紫斑，脉弦涩或弦紧。

四、中医外治法

（一）普通针刺

治则：固摄冲任、清热凉血、散瘀止血，气虚者针灸并用，补法；血热，气血瘀滞者只针不灸，泻法。

主穴：关元、气海、血海、三阴交。

配穴：气虚失摄加足三里、脾俞健脾益气、摄血生血；血热内扰加中极、行间、然谷疏散热邪，兼清虚热；气血瘀滞加地机、膈俞理气活血化瘀，使瘀血散尽，血自归经；小腹空坠者加灸百会以升阳举陷；腹痛拒按者加灸归来以温通胞脉、化瘀止痛。

操作要点：关元、气海二穴直刺1寸左右，不宜深刺，以免伤及尚未复原的胞宫，用补法或温针灸法；气虚失摄者，刺血海、三阴交，先泻后补，使益气摄血而不留余邪；气血瘀滞及血热内扰者，刺法应补泻兼施，使泻邪而不伤正气，益气而不留瘀浊。

（二）推拿

通过对腹部及乳房部位的推拿，促进瘀血排出，血自归经。同时对一些补益穴位进行推拿，避免疏泄的同时伤及正气。

1.腹部推拿

推运宫体：产妇仰卧位，医者以左手掌根大鱼际侧及其余四指指腹于宫体上方由上而下推而运之，同时右手余四指指腹及小鱼际垂腕呈钩状于耻骨联合上方由下而上运而抹之，左右手于脐下3寸附近相交，左手运行总距离的2/3，右手运行1/3距离。

分腹阴阳：双手分抹腹部，稍有从两侧向正中分压子宫之用。

压放宫体：双手叠于子宫体腹壁上方，压放交替每次3秒左右，做5~8次。

直推任脉：边推边点中脘、关元、气海、中极、子宫。

运运颤颤：双手重叠压放于宫底，由上而下，边运边颤，下推宫体。

摩腹：顺逆时针摩腹（宫体）各18次。

2.乳房推拿

选取乳房部位的穴位，以刺激乳头为主，辅以局部穴位的点按。选穴：膻中、乳根、屋翳、膺窗等。

3.全身推拿

全身推拿主要以全身保健穴位为主，如足三里、血海、三阴交等。

（三）电针

穴位：关元、气海、血海、足三里。

操作要点：针刺得气后接通电针仪，用疏密波，强度以病人能耐受为度，每次20~30分钟。

（四）耳针

穴位：内生殖器、皮质下、交感、内分泌。

操作要点：弱刺激，每次15~20分钟；亦可用埋针法、压籽法、压磁法。

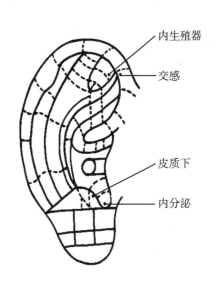

图9-6　产后恶露不绝耳穴示意图

（五）外敷

药物：暖宫贴（主要成分为铁粉、木粉、活性炭等）。

穴位：气海。

操作要点同穴位敷贴（见总论）。

五、生活调摄

（1）产妇应卧床静息，安定情绪。

（2）饮食宜清淡而富有营养，忌食生冷。

（3）起居要调适寒温，避免过热及着凉。

（4）不宜过劳，禁忌房事。

（李鸿儒）

第六节　产后腹痛

一、概要

产妇在产褥期内，发生与分娩或产褥有关的小腹疼痛，称为产后腹痛。其中因瘀血引起者，称"儿枕痛"。孕妇分娩后，由于子宫的缩复作用，小腹呈阵阵作痛，于产后1~2日出现，持续2~3日自然消失，西医学称"宫缩痛""产后痛"，属生理现象，一般不需治疗。若腹痛阵阵加剧，难以忍受，或腹痛绵绵，疼痛不已，影响产后的康复，则为病态，应予治疗。

二、诊断要点

1.病史

素体虚弱，产时产后失血过多，或情志不遂，或当风感寒史。

2.临床表现

新产后至产褥期内出现小腹部阵发性剧烈疼痛，或小腹隐隐作痛，多日不解，不伴寒热，常伴有恶露量少，色紫黯有块，排出不畅；或恶露量少，色淡红。

3.辅助检查

实验室检查多无异常。B超提示宫腔可正常或有少量胎盘、胎膜残留。

三、辨证分型

1.气血两虚证

产后小腹隐隐作痛数日不止，喜按喜揉，恶露量少，色淡红，质稀无块；面色苍白，头晕眼花，心悸怔忡，大便干结，舌质淡，苔薄白，脉细弱。

2.瘀滞胞宫证

产后小腹疼痛，拒按，得热痛缓；恶露量少，涩滞不畅，色紫黯有块，块下痛减；面色青白，四肢不温，或伴胸胁胀痛；舌质紫黯，脉沉紧或弦涩。

四、中医外治法

（一）普通针刺法

主穴：关元、气海、血海、三阴交、足三里。

配穴：气血两虚加脾俞、血海、气海、足三里健脾养胃以生气血；瘀滞子宫加太冲、期门、膈俞行气活血、化瘀通经。

操作要点：关元、气海二穴直刺1寸左右，不宜深刺，以免伤及尚未复原的胞宫，用补法或温针灸法；气血两虚者应注意益气摄血不留余邪；瘀滞子宫者应补泻兼施，使泻邪不伤正气，益气不留瘀浊。

（二）推拿

1.小腹部操作

穴位：关元、气海。

主要手法：摩法、按法、揉法。

操作要点：患者仰卧，医者坐于右侧。用摩法施于小腹，摩法方向为逆时针，腹部移动方向为顺时针，手法要求深沉缓慢，同时配合按揉关元、气海，时间约10分钟。

2.下肢部操作

穴位：血海、三阴交、足三里。

主要手法：按法、揉法。

操作要点：患者仰卧位，按揉血海、三阴交、足三里。

3.腰背部操作

穴位：肝俞、脾俞、肾俞。

主要手法：推法、按法、揉法、滚法。

操作要点：患者俯卧位，医者站于右侧，推揉并用滚法在背部膀胱经进行治疗，并从长强穴捏脊至大椎穴，点按大肠俞、肾俞、脾俞、肝俞、膈俞、肺俞等穴。

（三）激光疗法

穴位：八髎。

操作要点：用4 mW氦-氖光针仪，距离皮肤1 cm左右，使光束照射在穴位上，每侧照射10~20分钟，每日1次，5次为1个疗程。

（四）石蜡疗法

将蜡饼放于腹部，温度45~50℃，治疗时间30~40分钟，每日1次，15~20次为1个疗程。

（五）耳针

穴位：子宫、肾、皮质下、交感、神门等穴。

操作要点：毫针强刺激，也可用耳针埋藏或用王不留行籽外贴压耳。

（六）药熨疗法

材料：麦麸50 g，葱白（切碎）、生姜（切碎）各30 g，食盐15 g，白酒30 ml，食醋15 ml。

操作要点：混匀，放铁锅内炒热，布包，趁热熨疼痛处。药后再炒热再熨。适用于虚寒腹痛。

五、生活调摄

（1）产后腹痛多见于经产妇，应做好计划生育工作。

（2）应消除产妇在产后的恐惧与精神紧张，调摄情志。

（3）注意保暖，适寒温，切忌饮冷受寒。

（4）密切观察子宫缩复情况，注意子宫底高度及恶露变化；如疑有胎盘、胎衣残留，应及时检查处理。

（苏丹）

第七节　产后小便异常

一、产后小便失禁

（一）概要

产后小便失禁，亦称产后尿失禁，是指妇人产后不能约束小便而尿自遗者，属于压力性尿失禁。本病属于中医学"小便不禁""膀胱咳"范畴。现代医学认为，产后尿失禁是由于分娩时，胎儿先露部分对盆底韧带及肌肉的过度扩张，特别是使支持膀胱底及上2/3尿道的组织松弛所致。

（二）中医外治法的优势

目前治疗产后小便失禁的方法分为保守治疗和手术治疗。保守治疗一般推荐盆底肌训练、减肥、戒烟、改变饮食习惯、阴道重锤训练、电刺激治疗、磁刺激治疗和服用 α_1 肾上腺素受体激动剂等。而手术治疗是在可能有膀胱穿孔、耻骨后间隙出血、排尿困难、异物反应、切口延迟愈合、吊带侵蚀、肠穿孔以及感染等并发症出现的情况下选用，且远期有效率有待进一步观察。相比而言，中医外治法具有无创、无痛苦、经济廉便、易操作等特点，并有调节周身气血运行的作用，在治疗压力性尿失禁的同时，患者的合并症如子宫脱垂、阴道炎等也得到不同程度的改善，体现了中医整体观的治疗特色。

（三）诊断要点

我国2007年"女性压力性尿失禁诊治指南"示，轻度：一般活动及夜间无尿失禁，腹压增加时偶发尿失禁，不需用尿垫；中度：腹压增加及起立活动时，有频繁的尿失禁，需要用尿垫生活；重度：起立活动或卧位体位变化时即有尿失禁，严重地影响患者的生活及社交活动。

（四）辨证分型

1.肺气虚证
时有小便不自主排出，面色㿠白，时有虚汗自出，气喘并动则加剧，神疲，易感冒，舌淡苔白，脉虚无力。

2.脾气虚证
时有小便不自主排出，伴有纳差，腹胀便溏，面色萎黄，舌淡，脉缓。

3.肾气不足证
时有小便不自主排出，小便清长，伴有腰膝酸软，畏寒面白，神疲，听力下降，舌淡，脉沉弱。

4.湿热下注证
小便滴沥，淋痛，尿色黄，尿频，口苦，苔黄，脉弦数。

（五）中医外治法

1.盆腔功能锻炼法
患者取仰卧位，双脚屈膝微开7~8 cm，收紧肛门、会阴及尿道5秒钟，然后放松，心里默数5下再重做，每次运动做10次左右，同时有规律地抬高臀部离开床面，然后放下，也做10次左右。起初，收紧2~3秒钟即可，逐渐增至5秒钟，此动作也可站立或坐立时进行。每次20分钟，每日3次，1月为1个疗程，同时训练排尿时有意中断尿流几次，可起加强疗效作用。

2.针灸法
穴位：关元、气海、中极、三阴交、足三里、水道、次髎、环跳、肾俞。

操作要点：选用0.35 mm×40 mm毫针刺入关元、气海、中极、水道，运用呼吸补泻法中的补法(针进入穴位有针感后，呼气进针、转针，吸气时退针、出针)，同时采用艾箱灸此4穴，使小腹部有温热的感觉。针刺三阴交时，用平补平泻方法，使穴位处产生麻胀感，使这种麻胀感沿下肢内侧由下向上传至大腿内侧；针刺足三里用平补平泻法，使穴位处产生沉重感即可，留针20分钟后起针。起针后再嘱患者俯卧位，选用0.35 mm×40 mm毫针针刺次髎、肾俞并行针，选0.35 mm×75 mm毫针针刺环跳并行针。次髎、环跳行针后有放电样麻感至整个会阴、肛门，使肛门及尿道、盆腔收缩，臀部绷紧，产生盆底肌上提，患者有被牵拉向上提的感觉。同时，用艾箱灸肾俞、次髎，使局部产生温热感，留针20分钟后起针。每日1次，10次为1个疗程，疗程间休息3~5天。

3.隔姜灸法

穴位：肾俞、命门。

操作要点：取新鲜生姜粗壮者，切成厚约0.3 cm薄片，用针刺出多个细孔，陈年艾绒揉成直径约3 cm、高约3 cm的艾炷。将姜片放在上述穴位上，置艾炷于姜片上，点燃。尿失禁者每次每穴灸3壮，局部皮肤潮红为度，不起疱，隔日一灸，约灸5~10次后症状可缓解或治愈。

4.推拿法

穴位：俯卧位取三焦俞、肾俞、气海俞、关元俞、膀胱俞、八髎、殷门、承山、承筋、委中、筑宾、阴谷；仰卧位取中极、关元、气海、归来、天枢、三阴交、阴陵泉、箕门、筑宾。

操作要点：

（1）患者俯卧位，医者位其旁，按揉腰骶部，以微热为度。

（2）点按三焦俞、肾俞、气海俞、关元俞、膀胱俞、八髎各0.5分钟，在八髎穴阳性反应点处重点施术。

（3）在腰骶部行擦法，以透热为度。

（4）按揉双下肢后侧，点按殷门、承山、承筋、委中、筑宾、阴谷各0.5分钟。

（5）患者仰卧位，医者位其旁点，按中极、关元、气海、归来、天枢各0.5分钟。

（6）双重叠掌；震颤关元穴达到热感，并向外阴或大腿放射。

（7）按揉下肢部前侧，在下肢部行震颤法，以透热为度。

（8）点按三阴交、阴陵泉、箕门各0.5分钟。在三阴交至筑宾穴连续按压，于阳性反应点重点施术。以上手法隔日治疗1次，每次20分钟，每周3次。10次为1个疗程，一般需3~5个疗程。

（六）中医预防与调护

（1）及时更换尿布，并用温开水清洗会阴部、大小阴唇及臀部皮肤，保持会阴部皮肤清洁干燥。

（2）以清淡饮食为主，忌生、冷、辛、辣食物。注意保暖，预防受凉。

二、产后小便淋痛

（一）概要

产后出现尿频、尿急、淋沥涩痛等症状，称为"产后小便淋痛"，又称"产后淋""产后溺淋"。早在《诸病源候论·产后淋候》指出："因产虚损，而热气客胞内，虚则起数，热则泄少，故成淋也。"《女科证治准绳·产后门》云："产妇小水淋漓或时自出，用分利降火之剂二年不愈，余以肺肾之气虚，用补中益气汤、六味地黄丸而愈。"西医学的产褥期泌尿系感染可参照本病辨证治疗。

（二）中医外治法的优势

产后小便淋痛属临床常见病症，有多种方法可以治疗，如针灸、推拿、拔罐、中药等，各有特色。其中，艾灸及中药外洗等外治法简便廉验，易于掌握，无副作用。在治疗过程中强调心理调护，治疗前向患者详细解释其作用和方法，以取得配合，从而树立战胜疾病的信心。

（三）诊断要点

1.病史
多有产后尿潴留，多次导尿史；外阴伤口愈合不良，或分娩及产后失血过多史；或情志所伤史。

2.临床表现
以产后出现尿频、尿急、淋漓涩痛为主要症状。

3.检查
（1）妇科检查：可见会阴切口愈合不良；尿道口、阴道口充血。

（2）辅助检查：尿常规检查可见白细胞，甚则红细胞；尿细菌培养可见致病菌。

（四）辨证分型

1.湿热蕴结证
产时不顺，产后突感小便频急，淋漓不畅，灼热刺痛，小腹疼痛胀急，尿黄赤或浑浊；口渴不欲饮，心烦；舌红，苔黄腻，脉滑数。

2.肾阴亏虚证
产后小便频数淋漓，尿道灼热疼痛，尿少，尿色深黄；五心烦热，腰膝酸软，头晕耳鸣；舌红，少苔，脉细数。

3.肝经郁热证

产后小便艰涩而痛，余沥不尽，尿色红赤；情志抑郁或心烦易怒，小腹胀满，或两胁胀痛，口苦咽干，大便干结；舌红，苔黄，脉弦数。

（五）中医外治法

1.艾灸法

穴位：关元、气海、肾俞、膀胱俞、水分。

操作要点：点燃艾条一端对这几个穴位进行施灸，选择悬灸中的温和灸，艾条距离皮肤2~3 cm进行烘烤，每穴施灸时间一般5~7分钟。多数患者经3次治疗后，小便淋痛即可缓解，再治疗2次即可痊愈，经5次治疗无效者，应作进一步检查或用其他方法治疗。

2.中药外洗

药物（苍柏洗液）：苍术20 g，黄柏20 g，蛇床子30 g，苦参30 g，白鲜皮20 g，生百部15 g，土茯苓30 g。

操作要点：加水1 500~2 000 ml，沸后煎煮20分钟。患者以温开水清洗外阴后，熏洗坐浴10~20分钟；待药液变冷，再加水500 ml，煎煮10分钟，熏洗坐浴方法同上。早晚各1次，10天为1个疗程。

（六）中医预防与调护

（1）注意孕期与产褥期卫生，保持外阴清洁，预防感染湿热之邪。

（2）积极治疗产后小便不通，若确需导尿，必须严格无菌操作。

（3）鼓励产妇多喝水，饮食宜清淡，忌食肥甘辛辣之品。

三、产后小便不通

（一）概要

产后小便不通也称产后尿潴留，是指产后6~8小时因暂时性排尿功能障碍，使部分或全部尿液不能从膀胱排出。中医虽无此名，但中医文献记载的产后小便不通即指此病，属"癃闭"范畴。产后小便不通是临床常见的产后疾病之一。

（二）中医外治法的优势

产后尿潴留的发生，非单一因素所致，而是多种因素综合的结果。产后尿潴留，经一般处理无效，唯一方法是留置尿管，排空膀胱以利排尿功能恢复，但易感染，中医外治法治疗产后小便不通可以避免尿潴留引起的并发症，去除因导尿引起的痛苦及并发尿路感染的可能。

（三）诊断要点

《现代中医临床诊断学》中产后尿潴留的诊断标准：产后6~8小时不能自行排尿或排尿后残余尿量＞100 ml，临床表现常有滞产及阴道助产史，小腹胀急疼痛，查体示下腹部膨隆，膀胱充盈有触痛，经检查排除因脱水等原因所致尿少或无尿及其他器质性病变所致小便不通。

（四）辨证分型

1.气血虚弱证

产后小便不通，少腹胀急，伴头昏眼花，神疲乏力，少气懒言，或腰部酸胀，或面色无华，或面色晦暗，舌淡苔少，脉缓弱或脉沉迟。

2.寒凝气阻证

产后小便初时不畅，继之逐渐加重，致使小便闭塞不通，腹胀如鼓，汗出淋漓，舌质淡，脉沉无力。

3.气滞不通证

有精神刺激史，小便不通，伴有精神抑郁，烦躁易怒，胁肋作胀，少腹胀痛，苔薄白，脉弦。

4.湿热阻滞证

产后小便不通，或量少而短赤灼热，小腹胀满，口苦口黏，或口渴不欲饮，或大便不畅，苔根黄腻，舌质红，脉数。

（五）中医外治法

1.针灸联合治疗

主穴：神阙、关元、中极、三阴交、阴陵泉、膀胱俞、次髎。

配穴：气滞加气冲，血瘀加血海，气虚加足三里，肾虚加肾俞。虚实证均配神阙穴隔盐灸和关元灸。

操作要点：①患者先取仰卧位，穴区皮肤常规消毒后，以1~2.5寸毫针，针刺中极时针尖向下刺入1~1.5寸（由患者胖瘦和膀胱充盈度决定），不可过深，以免伤及膀胱；余穴常规针刺。手法为提插捻转，实证用泻法，虚证用补法，以针下得气为度，每隔10分钟行针1次，留针30分钟。②同时将纯净干燥的食盐填敷于脐部，使其与脐平，用点燃的艾条行雀啄灸，灸至脐部温热，10~15分钟；再灸关元穴10~15分钟。③患者俯卧位，取膀胱俞、次髎，常规消毒针刺，手法同上，留针30分钟。疗程为1~5天，视患者缓解症状而定。

2.艾灸法

主穴：膀胱俞、中极。

配穴：气虚证加气海，肾虚证加关元、肾俞，湿热证加阴陵泉，膀胱损伤加膈俞。

操作要点：将燃着的艾条回旋灸上述诸穴。先灸腹部及小腿部穴位，后灸腰骶部诸穴。以产妇小腹内有热气窜动为度。病情轻者日灸1次，重者日灸2次，约灸1~6次可缓解或痊愈。

3.针刺法

主穴：尿三针（中极、关元、三阴交）。

配穴：气血不足者加足三里，情志不遂者加太冲。

操作要点：患者仰卧位，医者手部及患者穴位常规消毒，用毫针针刺，留针30分钟，行针1次/分钟，针刺1次/天。关元、中极向耻骨联合方向平刺，行提插捻转，平补平泻手法；三阴交（双侧），直刺，行平补平泻；足三里（双侧），直刺，行补法；太冲（双侧）；直刺，行泻法。通常针刺1~3次可缓解或治愈。

4.推拿法

穴位：肺俞、膀胱俞、肾俞、三焦俞、太溪、三阴交、气海、中极、关元。

操作要点：产妇取坐位，心情放松，医者先用温水毛巾抹去产妇身上的汗气，在患者肺俞、膀胱俞、肾俞、三焦俞等穴位处涂上按摩油，沿膀胱经点按肺俞、膀胱俞、肾俞、三焦俞等穴，每穴按压2分钟，再沿膀胱经用擦法操作2分钟；再取双下肢屈曲仰卧位，用一指禅推法沿足少阴肾经从下往上推，重点按压太溪、三阴交等穴，按压力度以有酸、麻、胀、痛感觉为准；在患者少腹部用摩法顺时针、逆时针各摩50次，在气海、中极、关元等穴用一指禅推法推按5分钟。同时嘱产妇多喝水，尽早排尿。推拿每日2次，小便通畅后停止治疗。

5.生半夏外敷治疗

穴位：神阙、关元。

操作要点：将生半夏15 g左右及大蒜2瓣，加水少许，共捣烂为糊状，敷于穴位上，覆盖胶布，热水袋热敷其上方，觉热气入腹，即有便意。如有灼痛，可先将热水袋去掉。一般1~2小时即可见效，小便自解之后，可继续保留1小时左右，以巩固疗效。

6.白芥子外敷治疗

穴位：神阙。

操作要点：将白芥子5 g研末，纱布包裹，胶布固定后热敷（50℃）约30分钟，每日2~3次。配合诱导疗法，连续治疗1~2日可痊愈。

（六）中医预防与调护

（1）保持个人卫生，每日定期用温水清洗外阴，保持外阴清洁，减少感染机会，注意情绪调畅。对排尿怕痛者，置便盒于其臀部，护士用一茶壶装温水冲洗产妇外阴，且流水声还具有暗示诱导排尿的作用。

（2）顺应季节变化，保暖防寒，预防感冒；夏居虚敞，远避温热燥邪侵袭，消除诱因。注意休息，酌情进行体育锻炼，增强抗病能力。

（3）饮食有节，营养均衡，忌食辛辣肥甘等饮食。

（李倩）

第八节　产后大便难

一、概述

产后大便难是指产后大便秘结，排便困难甚至排便疼痛等，西医学称为"产褥期便秘症"。由于产妇在分娩过程中体力消耗大，腹部肌肉松弛，产后长期卧床，体质虚弱，汗液排泄旺盛，容易造成大便干涩，发生本病，是产后常见病。《金匮要略》有言："新产妇人有三病，一者病痉，二者病郁冒，三者大便难。"治疗不及时常易诱发其他疾患，影响母婴健康。

二、诊断要点

（1）以排便困难为主症，临床上有各种不同表现：排便周期延长，粪质干硬，排出困难；每日大便，但粪质坚硬，排出困难；或粪质并不干硬，也有便意，但排出困难。

（2）可伴有腹胀、腹痛、便血等，可诱发痔疮、肛裂、脱肛甚至子宫脱垂等。

三、辨证分型

1.热秘
大便干结，腹胀腹痛，面红身热，口干口臭，小便短赤，舌红，苔黄燥，脉滑数。

2.气秘
大便秘结，欲便不得，腹痛连及两胁，得矢气或便后则舒，嗳气频作，或喜叹息，苔薄腻，脉弦。

3.冷秘
大便秘结，腹部拘急冷痛，拒按，手足不温，苔白腻，脉弦紧或沉迟。

4.虚秘
虽有便意但排便不畅，或数日不便但腹无所苦，临厕努挣乏力，心悸气短，面色无华，舌质淡，脉细弱。

四、中医外治法

1.普通针刺

治则：通调腑气、润肠通便。热秘、气秘只针不灸，泻法；冷秘，针灸并用；虚秘，针灸并用，补法。

主穴：天枢、大肠俞、上巨虚、支沟、照海、足三里。

配穴：热秘加合谷、曲池清泻腑热；气秘加中脘、太冲疏调气机；冷秘加灸神阙、关元，通阳散寒；虚秘加脾俞、气海，健运脾气以助通便。

操作要点：诸穴均常规针刺；冷秘、虚秘可用温针灸、温和灸、隔姜灸。

2.推拿

患者取仰卧位，医者站于患者右侧，用双掌在患者腹部以脐为中心做摩法，约5分钟；然后在患者小腹部，用单手掌作顺时针揉法，约5分钟（由轻到重再由重到轻）。按揉中脘、天枢、水道、大巨、足三里、三焦俞、大肠俞、膀胱俞，每穴3~5分钟，以酸胀或有传导感为度。推前腹、侧腹5~6次。

3.耳针

穴位：大肠、直肠下段、三焦、腹、肝、脾、肾。

操作要点：每次酌选3~5穴，毫针浅刺，也可用王不留行籽贴压。

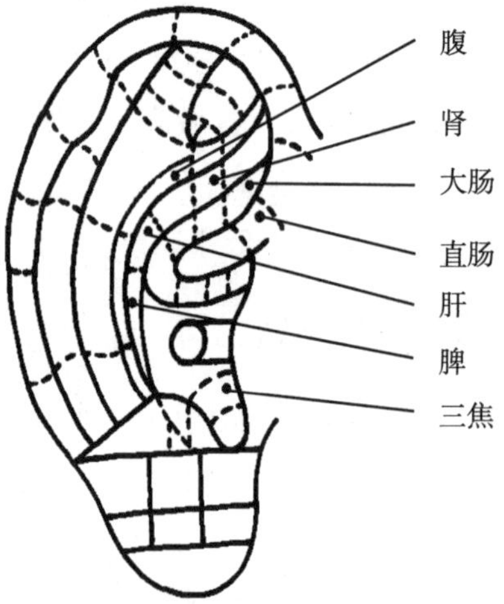

图9-7　产后大便难耳穴示意图

4.穴位贴敷

药物：大黄、芒硝、槟榔、当归等。

穴位：神阙、上脘、中脘、下脘。

操作要点：药物按比例研成粉末，加醋调成膏状，制成直径约1.5 cm、厚度为0.3 cm的药饼，敷于上述穴位，用胶布或敷料固定，每日1次，每次6~8小时。7次为1个疗程。

五、生活调摄

（1）产妇应适当摄入蔬菜等粗纤维食物，避免过食肥甘滋腻之品。

（2）适当运动，避免长时间卧床。

（3）注意补充水分，定时排便。

（李鸿儒）

第九节　产后抑郁

一、概述

产后抑郁是指产妇在产褥期内出现的抑郁症状。多在产后2周内发病，产后4~6周症状明显。多表现为：心情压抑、沮丧、感情淡漠、不愿与人交流，部分产妇出现思维障碍、迫害妄想，甚至出现伤婴与自杀行为。发病率国内报道为3.8%~16.7%，需要重视的是有50%的妇女不被发现患有产后抑郁症。此病已严重影响产妇自身健康及家庭、社会稳定。

二、诊断要点

（1）产后2周内发病，4~6周症状明显。

（2）本病目前无统一的诊断标准，可以通过量表进行辅助诊断。主要有以下三种：①"产褥期抑郁症的诊断标准"美国《精神疾病的诊断与统计手册》（1994年版），该诊断标准中许多指标具有一定的主观性，可能影响正常诊断。②Edinburgh（EPDS）产后抑郁量表。目前多采用此诊断标准。③产后抑郁筛查量表（PDSS），该量表用于产后抑郁的筛查，具有高灵敏度（94%）及特异度（98%），并且在对抑郁程度的判定方面优于爱丁堡产后抑郁量表（EPDS）及Beck抑郁量表（BDI）。

（3）产后抑郁患者不同于典型的抑郁症，抑郁并不一定是最初或者最重要的症状。焦虑、失眠、激动、易激惹以及意识错乱是患者最早期的主要症状，而抑郁则位居其后。

三、辨证分型

产后抑郁在中医属于郁证范畴，根据产后多虚多瘀及气血变化的特点，主要分为以下几种：

1.心脾两虚证

产后焦虑，忧郁，心神不宁，常悲伤欲哭，情绪低落，失眠多梦，健忘，精神萎靡；伴神疲乏力，面色萎黄，纳少便溏，脘闷腹胀；舌淡，苔薄白，脉细弱。

2.瘀血内阻证

产后抑郁寡欢，默默不语，失眠多梦，神思恍惚；恶露淋漓日久，色紫黯有块，面色晦黯；舌黯有瘀斑，苔白，脉弦或涩。

3.肝气郁结证

产后心情抑郁，心神不安，夜不入寐，或噩梦纷纭，惊恐易醒；恶露量或多或少，色紫黯有块；胸闷纳呆，善太息；苔薄，脉弦。

四、中医外治法

（一）普通针刺

治则：健脾益气，活血化瘀，疏肝解郁，宁心安神。气虚者针灸并用，补法；血瘀、肝郁者，只针不灸，泻法。

主穴：神庭、印堂、百会、内关、三阴交、足三里。

配穴：心脾两虚加心俞、脾俞；瘀血内阻加血海、膈俞；肝气郁结加肝俞、合谷、太冲。

操作要点：各腧穴均常规针刺，百会、足三里可加灸。

（二）推拿

以头部保健放松推拿为主，辅以背部腧穴推拿及全身保健穴位推拿。

1.头部推拿

患者取仰卧位，医者用拿法，施于患者头部两侧，10遍左右；按揉印堂，再由印堂双手拇指交替直推至神庭，10遍左右；双手拇指分推前额、眉弓至太阳，点按太阳穴；掌振两颞、头顶约两分钟。

2.背部推拿

患者俯卧，直推背部督脉及两侧膀胱经，每侧推10次左右，力度、速度均匀和缓；双手拇指置于两侧华佗夹脊穴，由上到下，逐个点按，以局部酸胀为度；按揉背部膀胱经，按揉心俞、脾俞、膈俞、肝俞、肾俞，以酸胀为度。

3.全身推拿

点按患者关元、气海、足三里、三阴交、肩井穴等，以酸胀为度。

（三）电针

穴位：神庭、印堂、百会、内关、三阴交、足三里。

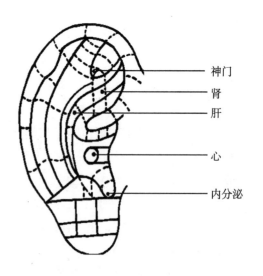

图 9-8 产后抑郁耳穴示意图

（图中标注：神门、肾、肝、心、内分泌）

操作要点：针刺得气后接通电针仪，用疏密波，强度以病人能耐受为度，每次20~30分钟。

（四）耳针

穴位：心、肝、内分泌、神门、肾。

操作要点：强刺激，每次15~20分钟；亦可用埋针法、压籽法、压磁法。

五、生活调摄

（1）孕期应多了解有关妊娠、分娩的常识，减轻紧张、恐惧心情，完善自我保健。

（2）对于有精神疾患家族史的孕妇，应定期密切观察，避免一切不良刺激，给予更多的关爱、指导。

（3）尽量减少无指征的剖宫产术，从而降低产后抑郁症的发生。

（4）对于有不良分娩史、死胎、畸形胎儿的产妇，应向她们说明产生的原因，用友善、亲切、温和的语言，给予她们更多的关心，鼓励她们增加自信心。

（5）本病以预防为主，应积极寻找家人与社会的关怀与照顾。必要时可介入心理治疗。

（李鸿儒）

第十章

产后康复

第一节 产后乳房塑形

一、概要

怀孕期间乳房变得丰满，而产后的哺乳使体内脂肪减少，再加上激素分泌减少和乳房不注意保护，断奶后乳房很容易出现萎缩、松弛、下垂的情况。一些女性为了保持乳房完美的曲线，甚至放弃母乳喂养。其实，哺乳并不是乳房变小的原因，相反，哺乳期是女性乳房的第二次发育。因此，在整个哺乳期以及断奶后做好乳房护理，对于保持乳房的弹性有至关重要的作用。

二、中医外治法

乳房与脏腑经络有着密切关系，如足阳明胃经行贯乳中；足太阴脾经络胃上膈，布于胸中；足厥阴肝经上膈，布胸胁绕乳头而行；足少阴肾经，上贯肝膈而行乳联；冲、任二脉起于胞中，任脉循腹里，上关元至胸中，冲脉夹脐上行，至胸中而散。故有"男子乳头属肝，乳房属肾；女子乳头属肝，乳房属胃"之说。所以，乳房与肝、胃、肾经及冲任二脉有密切关系。故中医治疗采取以下治疗方法：

（一）针刺

穴位：合谷、太冲、足三里、关元、气海等。

操作要点：留针30分钟，取针后迅速按压针孔。1次/天，2~3次/周，10次为1个疗程。

（二）艾灸

穴位：百会、神阙、关元、气海、足三里等。

操作要点：交替艾灸，每次选择两组穴位，艾灸30分钟，以自觉热度渗透为度。1次/天，2~3次/周，10次为1个疗程。

（三）局部外敷治疗

自制中药药包，微波炉打热后，敷于小腹、腰骶部，20分钟/次，1次/天，2~3次/周，10次为1个疗程。

（四）强身浴足

操作要点：自制中药浴足方，每晚泡脚，20分钟/次，10次为1个疗程。

（五）乳腺精油推拿

产妇平躺，充分暴露上半身，乳房周围铺一次性毛巾。施术者清洁双手，将精油适量倒于掌心，搓热后涂抹于乳房，操作时一侧乳房结束再做另一侧乳房。整个手法以疏通为主，按揉乳房穴位（膻中、乳中、乳根等）为辅。每次20分钟，一周2~3次，10次为1个疗程。

三、预防与调护

（一）哺乳期的乳房维护

1. 坚持穿胸衣
选择合适的胸衣，穿上胸衣，乳房有了支撑和扶托，乳房血液循环通畅，对促进乳汁的分泌和提高乳房的抗病能力都有好处，也能保护乳头不受擦伤和碰疼。

2. 正确喂奶
在哺乳期内，要两个乳房交替喂奶，以保持两侧乳房大小对称。同时在喂奶时不要让宝宝牵拉奶头。喂奶前后都需用毛巾热敷乳房。

3. 温水清洗乳房
每日至少用温水洗浴乳房两次。水温以不烫手为宜，这样不仅有利于乳房的清洁卫生而且能增加支撑乳房的悬韧带的弹性，从而防止乳房下垂。洗澡的时候最好用淋浴头从乳房下部往上冲，并环形地摩擦乳头周围，借以增强组织张力，使乳房坚挺。

4. 按摩乳房
每晚临睡前或是起床前，新妈妈可躺在床上自行按摩。将一只手的食指、中指、无名指并拢，放在对侧乳房上，以乳头为中心，顺时针由乳房外缘向内侧划圈，两侧乳房各做10次。

（二）断奶后的乳房塑形

1. 坚持运动

扩胸、健胸的运动可使胸肌结实丰满，乳房挺拔而富有弹性。练健美操、跑步、做俯卧撑、做扩胸运动等都是不错的选择。

2. 按摩乳房

方法同哺乳期按摩手法。

3. 适当的锻炼

很多年轻妈妈觉得产后身体虚弱就放弃了锻炼。产后适度的锻炼是有益无害的，比如坚持做举哑铃、俯卧撑等扩胸运动，可促使胸肌有力，增强对乳房的支撑作用，防止乳房下垂。

（苗润青）

第二节　产后盆底康复

一、概要

盆底器官主要包括子宫、阴道、膀胱、尿道及直肠，妊娠和分娩对盆底神经、肌肉、筋膜和韧带造成不同程度的损伤，这种损伤在产后早期会有一定程度的恢复，但很难完全恢复到孕前水平。产后盆底康复针对产妇这一特殊的生理时期，可以最大限度地改善患者盆底功能，缩短康复时间，提高日常生活能力。

二、中医外治法

产后属气血虚弱，气虚失于固护，血虚失于濡养，故脏器功能恢复缓慢，下陷脱垂，表现为子宫收缩缓慢、脏器脱垂、尿失禁、性欲下降及性交痛等。中医治疗予以补气补血，采取以下治疗方法：

（一）针刺

穴位：合谷、太冲、足三里、关元、气海等。

操作要点：原则上少针，予以补法，留针30分钟，取针后迅速按压针孔。1次/天，2~3次/周，10次为1个疗程。

（二）艾灸

穴位：百会、神阙、关元、气海、足三里等穴。

操作要点：交替艾灸，每次选择两组穴位，艾灸30分钟，以自觉热度渗透为度。1

次/天，2~3次/周，10次为1个疗程。

（三）局部外敷治疗

自制中药药包，微波炉打热后，敷于小腹、腰骶部，20分钟/次，1次/天，2~3次/周，10次为1个疗程。

（四）强身浴足

自制中药浴足方，每晚泡脚，20分钟/次，10次为1个疗程。

（五）盆底特色精油推拿

（1）产妇平躺，充分暴露小腹。施术者清洁双手，将精油适量倒于掌心，搓热后涂抹于小腹，再施以揉法、推法等推拿手法，整个手法以温补为主，按揉小腹穴位（以任脉、胃经为主）为辅。

（2）产妇俯卧，充分暴露腰骶部。施术者清洁双手，将精油适量倒于掌心，搓热后涂抹于腰骶部，再施以揉法、推法、搓法等推拿手法，整个手法以温补为主，按揉腰骶部穴位（以督脉、膀胱经为主）为辅。

两组推拿交替实施，20分钟/次，2~3次/周，10次为1个疗程。

三、预防与调护

（一）自我训练——凯格尔训练

方法：产妇取平卧位，双腿屈曲稍分开，吸气时尽力收缩肛门持续6~8秒，呼气时放松，反复练习直至掌握，避免腹部吸气加压和腿部及臀部肌肉的参与。产后6周起开始盆底肌功能训练，每次15~30分钟，每日3次，6~8周为1个疗程，可在站位、坐位及卧位时进行。嘱产妇逐渐延长每次收缩时间、训练时间。同时训练间断排尿，即在每次排尿时停顿或减缓尿流，以及在任何"尿失禁诱发动作"，如咳嗽、弯腰等动作前收缩盆底肌。

（二）器械训练——阴道圆锥训练

圆锥规格：1#20 g；2#32 g；3#45 g；4#57 g；5#68 g。

方法：首先取仰卧位，选择1#或2#阴道圆锥，外涂专用润滑导电膏，把圆头朝前插入阴道，直到一个指头深度。收缩肌肉，应感觉到阴道圆锥上升，然后站立起来开始进行锻炼。

锻炼方法有两种：

（1）使用最轻的阴道圆锥，使其停留阴道内持续20分钟。当感觉到使用20 g重量的圆锥已经能够控制在阴道内时，可以逐步增加圆锥的重量来练习。

（2）使用较重的阴道圆锥，通过一些活动过程，如上楼梯、搬重物、咳嗽、跳等来进行练习。自然分娩的妇女，应坚持每天进行练习，平时结合凯格尔训练。

（苗润青）

第三节　产后形体康复

一、概要

产后形体训练能使松弛的机体产生运动，恢复皮肤、肌肉、筋膜弹性和紧张度，同时缩小腹部、臀部、大小腿的围度，恢复产妇的美丽与自信，同时减少疾病的发生，提高妇女生活质量。

二、中医外治法

（一）针刺

穴位：重点针对脾经、胃经及肾经的穴位。

操作要点：予以补法，穴位循经络选择即可，留针30分钟，取针后迅速按压针孔。1次/天，2~3次/周，10次为1个疗程。

（二）艾灸

穴位：百会、神阙、关元、气海、足三里等穴。

操作要点：交替艾灸，每次选择两组穴位，艾灸30分钟，以自觉热度渗透为度。1次/天，2~3次/周，10次为1个疗程。

（三）局部外敷治疗

自制中药药包，微波炉打热后，敷于小腹、腰骶部，20分钟/次，1次/天，2~3次/周，10次为1个疗程。

（四）强身浴足

自制中药浴足方，每晚泡脚，20分钟/次，10次为1个疗程。

（五）纤体特色精油推拿

（1）产妇平卧，充分暴露四肢及小腹。推拿顺序先上肢再小腹继而下肢。施术者清洁双手，将精油适量倒于掌心，搓热后涂抹于上肢，再施以揉法、推法等推拿手法，上肢循心包经、三焦经走向予以补法，继而按揉小腹穴位（以任脉、胃经为主）、推任脉，最后推下肢，循脾经、胃经走向予以补法，整个推拿手法旨在通经活络、利水渗湿，继而加速多余脂肪的燃烧以达到消脂塑形的目的。

（2）产妇俯卧，充分暴露背部。施术者清洁双手，将精油适量倒于掌心，搓热后涂抹于背部，再施以揉法、推法、搓法等推拿手法，整个手法以温补为主，按揉腰骶部穴位（以督脉、膀胱经为主）为辅，最后搓龙骨，旨在振奋一身阳气，以达到全身调补的作用。

两组推拿时间为30分钟/次，2~3次/周，10次为1个疗程。

三、预防与调护

产妇从产后第2天开始做康复体操，先作简单的腹肌运动，就是在仰卧下，两臂上举到头部两侧，深呼吸时，腹肌收缩，使腹壁下陷、腹腔内脏器上提，后慢慢呼气，两臂再慢慢复原。以上运动2次/天，10~15分钟/次。随着产妇体力的恢复，即可进行以下的康复体操。

（一）盆底肌张力训练

（1）产妇仰卧，双膝弯曲成直角，双腿稍分开，肩、足跟支持身体，抬高臀部。双膝并拢，同时收缩阴道、骨盆底，坚持1~2分钟。

（2）缓慢蹲下和站起，每次10分钟，每日2次。5天后酌情增加运动次数。

（二）腹部肌肉训练

（1）并腿挺伸运动：仰卧，双手置臀下，头、肩稍离床，双腿并拢，屈膝，小腿离床，停留片刻，然后双腿在不接触床面情况下，用力向下挺伸，尽量伸直，重复30~60次。

（2）进行直立、屈膝、弯腰及平卧，双手交替扶膝运动，吸气、收腹，屏住呼吸直到需要吸气时，再重复10次，每日2次。

（3）交替踢腿运动：仰卧，双手置臀下，双腿交错上抬，足心向上，膝微屈，收腹，保持背部平直，然后轻轻地交替上下踢腿，坚持10分钟。

（4）脚踩踏板运动：仰卧，双手放于臀下，头、肩稍离床，收腹，双腿轮流用力向下做蹬自行车状，重复40~60次。

（三）胸部肌肉训练

（1）向前弯体训练：仰卧，两膝弯曲，双足略分开，双手置于大腿，呼气，抬头及两肩，身体向前伸，两手触摸双膝，吸气并放松。

（2）向后弯体训练：直立，两腿弯曲稍分开，两臂在胸部合拢，呼气时骨盆稍前倾，身体渐渐向后弯，次数不限。

（四）胸腹肌综合训练

（1）躯干扭转运动：仰卧，双手抱头，左腿伸直，右腿屈膝，左肘触右膝，头转向右侧，收腹，左腿屈膝，向上提起，与右腿并拢；右腿伸直，左腿屈膝，扭转身体，向相反方向重复以上动作，重复20~30次。

（2）举腿抬下颌运动：仰卧，两腿并拢抬起，双脚上抬，头部稍离地面。举腿同时抬下颌，收紧腹肌，下颌抵住胸部。头部还原，然后再抬起，再低住胸部，屏住呼吸，重复20~30次。

（苗润青）

第四节　剖宫产术后肠道功能恢复

一、概述

近年来剖宫产率逐渐升高，剖宫产术后因麻醉、紧张和手术中的胃肠激惹及术后盆腔脏器大小位置的改变等因素，导致肠蠕动减弱致肛门排气、排便时间延长。

剖宫产术后12~14小时，均会出现暂时性肠麻痹，随麻醉药物抑制作用的减弱及术后时间的延长而逐渐恢复，一般在术后24小时后排气，术后48~72小时排便，若超过此期限不能自主肛门排气则会引起腹胀。腹胀是妇科腹部手术后最常见的问题之一，同时患者术后呻吟、抽泣等可咽入大量不易被肠黏膜吸收的气体，加重腹胀，影响切口愈合，严重者可致患者膈肌上升，胸部活动受限，引发呼吸困难、下腔静脉回流受阻，诱发下肢深静脉血栓形成。故术后尽早恢复肠蠕动，缩短肛门排气、排便时间，减轻腹胀、便秘，预防术后并发症，促进患者早日康复至关重要。

二、诊断要点

1.病史
滞产、难产、剖宫产，产时、产后失血过多，或汗出过多。

2.临床表现
术后腹胀，肛门排气、排便困难。

3.检查
腹部胀满，或可触及肠型，叩诊呈鼓音。

三、矢气外治法

（一）普通针刺法

主穴：足三里、三阴交、内关、合谷、天枢、中脘。

配穴：阳陵泉、阴陵泉、太冲、上巨虚、下巨虚、章门、膻中、支沟等，根据季节变化，春加井穴，夏加荥穴，长夏加俞穴，秋加经穴，冬加合穴。

操作要点：术后12小时进行双侧取穴，嘱患者取仰卧位，选好穴位。实证用泻法，虚证用补法，每次选3~5穴，每穴作用5~10分钟，每日1~2次；毫针穿刺后提插捻转，得气后留针30分钟；可同时配合对足三里、中脘进行艾灸，每穴灸15分钟，1日1次。

（二）电针

主穴：足三里、内关、合谷。

配穴：太冲、太溪、三阴交、上巨虚、下巨虚、天枢、百会。

操作要点：结合临床实际，选用电针治疗仪，根据患者的实际情况和敏感度不同进行调整，每次治疗30分钟；一般术后6小时病情平稳后给予治疗，数个穴位同时进行，每日1次，5天为1个疗程；留针得气如有酸、麻、胀、痛的感觉，连接电源，根据病情、病人的耐受程度选择脉冲的波形、频率、强度，然后定时，患者会有麻、刺感，电流强度应以患者的耐受为宜。

注意事项：避开手术切口部位。

（三）耳穴压豆

主穴：胃、大肠、小肠、脾、三焦、交感等。

配穴：神门、肝、胆、内分泌等相应耳穴。脾虚加脾，肾虚加肾，肺虚加肺，也可随症加减，伴神经精神症状者加心、肾、枕、脑点。

操作要点：①术前24小时开始进行耳穴按压，每隔3小时按压1次，每日5次，双耳交替进行，按压至术后72小时为止。②可于麻醉清醒后取平卧位操作，在选好的穴位上用探针刺激，找到最敏感点。③将王不留行籽粘贴于小块纱布中央（5 mm×5 mm），先用针灸柄的尾部对耳廓进行按压，找到耳穴敏感处，消毒耳轮后，将药籽粘贴于相应的耳穴上，依次按摩每个耳穴的药籽，每处按压3~5分钟，以产生酸麻、耳微胀及热感为宜。

（四）灸法

穴位与部位：腹部、双下肢。天枢、中脘、神阙，足三里、三阴交、上巨虚、三阴交。

操作要点：①于术后6小时开始。②患者仰卧位或半卧位，操作者手持艾条，将点燃的一端对准足三里、神阙穴，艾条离皮肤2~3cm熏灸，以患者感温热而无灼痛为度，随时弹去艾灰，灸至局部皮肤红晕。每次每穴灸15分钟，每天2次，5天为1个疗程。③或取直径2 cm的艾条，切成长5~7 cm一段，置于艾灸盒温灸。放置在穴位上，以患者透热，局部皮肤潮红为宜，每次灸15~20分钟，每天2次。

（五）灸法联合拔罐

穴位：足三里、上巨虚、下巨虚。

操作要点：患者取仰卧屈膝位。用艾条于足三里穴处行温和灸。施灸时，将艾条一端点燃，对准足三里穴，距皮肤2~3 cm处进行艾灸，使患者局部有温热感无灼痛为宜，灸5~10分钟，随时测知患者局部受热程度，防止烫伤。然后行足三里、上巨虚、下巨虚各穴拔罐约10分钟，以皮肤红紫为度。每日1次，至患者肛门排气。

（六）灸法联合中药贴膏

穴位：足三里、神阙。

药物：吴茱萸、干姜（按3:1比例）。

操作要点：药物配制:选用吴茱萸、干姜按3:1比例研磨成细末用醋调和后制成1元硬币大小的圆饼。取足三里穴进行艾灸，每次施灸10~15分钟，灸至皮肤出现红晕，无水疱及烫伤为宜，每日2次。再将配制好的中药贴膏敷在神阙穴用手压实，用留置针贴膜固定，每日1次，24小时更换。再以暖水袋放至中药贴膏上每日热敷2次,每次15~20分钟,保持水温在55℃左右，至肛门排气后2天停止。

注意：中药贴膏外敷时要避开切口，在药膏上贴留置针贴膜，既能使药膏保持湿润又不易致皮肤过敏。热敷注意温度避免烫伤。

（七）推拿

1.腹部操作

穴位:中脘、天枢。

主要手法：按法、揉法、摩法。

操作要点：施术者站在患者侧边，用拇指指腹轻柔点按中脘、天枢穴。点按重中有轻，轻中有重，每次按摩40分钟。随后按照顺时针方向从右上腹开始，以左上、左下、右下、右上的顺序循环按摩10~20圈，每天2次。避开手术切口部位。

2.四肢部操作

穴位与部位:足三里、上巨虚、三阴交、内关、合谷；足底。

主要手法：按法、揉法、推法、扣拳法。

操作要点：以右手拇指尖垂直着力于穴位上，以点、按、揉的方式按摩，由轻到重逐渐加重，以患者感到酸胀为度，每穴持续按3分钟，每次25～30分钟。随后行足底按摩，先用热毛巾敷足10分钟，涂按摩膏，由足外侧向足内侧用单食指扣拳法压刮按摩双足肺反射区5分钟，用手鱼际肌推揉双足小肠反射区5分钟，然后用拇指握推法由下向上推右足升结肠反射区5分钟，由足外侧向足内侧推双足横结肠反射区5分钟，由上向下推左足降结肠反射区5分钟，共计30分钟左右，每日2次。或外涂强生牌润肤露，用拇指压双足胃穴5分钟，用手鱼际推揉双足小肠穴5分钟；用拇指从下向上推右足的升结肠穴5分钟；用拇指从外向内推右足的横结肠穴5分钟；用拇指从内向外推左足的横结肠穴5分钟；用拇指从上向下推左足的降结肠穴5分钟；用食指按揉法按压直肠及肛门穴5分钟。首次为术后4小时，每日2次，直至患者排气为止。

3.背部操作

穴位：脾俞、胃俞、大肠俞。

主要手法：按法、揉法。

操作要点：待术后生命特征平稳后，患者取侧卧位，医者以拇指指端着力，按揉相应背部穴位，每穴3～5分钟，每天2次。

（八）敷贴法

（1）穴位：神阙、足三里。

药物：根据临床实际情况而定。

患者腹胀甚者，选方药：厚朴30 g，木香30 g，枳壳30 g，青皮30 g，小茴香30 g，莱菔子50 g，细辛50 g，三花酒。可酌情加用（通气散）乌药10 g，槟榔10 g。

患者排便困难者，选方药：生大黄20 g，厚朴10 g，枳实10 g，莱菔子10 g，木香10 g，牵牛子10 g，甘遂50 g，青皮10 g，冰片10 g。

操作要点：上药味混合均匀研成细末，加醋或香油调成糊状，在腹部术后6小时外贴穴位，覆盖无菌纱布，外用胶布固定，直至肛门排气。

（2）部位：腹部。

药物：小茴香100～200 g。

操作要点：将小茴香炒热，用棉布包好，备用。术后6小时热敷于患者的腹部。

注意：温度高时在患者的腹部垫干毛巾。

（九）中药灌肠

药物：炒莱菔子30 g，厚朴20 g，大黄（后下）、枳实、芒硝（后下）、赤芍各15 g，桃仁9 g。

操作要点：先下药物与600 ml水混合在一起，浸泡30分钟，武火煮开，文火煮20分钟，后下药物待其他药物煮开时再放，煎5分钟。1天1副，浓煎至200ml，分两袋装。灌肠操作：患者取左侧位，臀部抬高10cm，药液100 ml倒入空输液瓶中，插入肛门10~15 cm，缓慢滴入。嘱患者更换卧位，尽量保留2小时以上，每日灌肠2次，恢复排便后停药。

（十）足浴

药物：当归10 g，丹参10 g，赤白芍10 g，红花10 g，陈皮10 g，川芎10 g，桂枝10 g。

操作要点：术后予温水足浴，温度适宜，水位线超过三阴交穴水平线。

（十一）穴位注射

穴位：足三里。

（1）药物：新斯的明1 mg。

操作要点：术后6~12小时，病人取仰卧屈膝位，取双侧足三里穴，常规消毒后，垂直进针，患者感酸胀时，回抽无血后，即注射新斯的明，一侧穴位注射0.5 mg。

（2）胃复安注射液10 mg（适用于腹胀伴呕吐患者）。

操作要点：于术后6~12小时给予胃复安注射液10mg，于双侧足三里各5 mg封闭，每天2次，穴位处皮肤常规消毒后，针刺入穴位，行针至得气(患者有酸、麻、胀、痛的感觉)后，回抽无回血时将胃复安每侧穴位注射0.5 ml（5 mg），1日1次，10天为1个疗程。

四、通便外治法

（一）普通针刺法

主穴：大肠俞、中脘、足三里、内关、膈俞、天枢、肝俞。

配穴：肝肾亏虚加肝俞、太溪；气血不足加气海、血海、脾俞、足三里；气滞血瘀加太冲、期门、膈俞；寒湿凝滞加命门、大椎。

操作要点：大肠俞、膈俞、肝俞向下或朝脊柱方向斜刺，不宜直刺、深刺；气血不足、寒湿凝滞者可在背部穴或腹部穴加灸；气滞血瘀者可配合刺络拔罐。

（二）电针

主穴：足三里、天枢、中脘、上巨虚、下巨虚、梁门、气冲、内庭、膻中、膈俞。

操作要点：常规消毒后，采用毫针进行针刺，期门、膻中平刺0.3~0.5寸，其余穴位采用常规针刺，行平补平泻法得气后接电针治疗仪（腹部穴位除外），采用连续波，强度以患者耐受为度，留针30分钟。每日1次，3天为1个疗程。

注意：局部选穴时避开伤口。

（三）耳穴压豆

穴位：大肠、直肠、脾、胃、三焦、内分泌、皮质下、肺。

操作要点：于术后30分钟，消毒操作者手指及患者耳部皮肤，将王不留行籽敷贴于患者大肠、直肠、脾、胃、三焦、内分泌、皮质下、肺等耳穴上，给予适当力度按压，每次每穴按压30~60秒，每4小时重复1次。

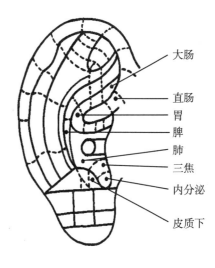

图 10-1　通便外治法耳穴示意图

（四）灸法

穴位：神阙。

操作要点：将生姜洗净、切片（直径约20 mm、厚3 mm），并在中心处穿刺数孔。将艾绒搓成直径为1 cm的圆锥。患者取仰卧位，双下肢屈曲（腹部完全放松）后在神阙穴及其附近涂抹少量万花油（以避免姜片过热灼伤皮肤），将生姜片置于神阙穴，并将艾炷放于生姜片上后点燃。观察患者感受，待温热不能耐受时，即刻取走艾炷，待皮肤冷却后，更换新艾炷重新施灸。施灸1次为1壮，每次灸5壮，每日2次，3天为1个疗程。

（五）推拿

穴位：天枢、迎香、支沟、上巨虚、足三里、八髎。

主要手法：摩法、揉法、按法、擦法。

操作要点：首先，产妇取仰卧位。按摩者施摩法自脐部开始从左向右按顺时针方向操作10分钟。接着以拇指指端着力，点揉天枢穴，两侧各揉3~5分钟后，再用双手拇指或者食指附着在鼻翼两侧的迎香穴上，按压3~5分钟。随后产妇取正坐位，按摩者用一只手的拇指附着在产妇一侧支沟穴上，其余四指与拇指对合，按压支沟穴1~2分钟。再按压另一侧的支沟穴。接着产妇仰卧位，伸直双腿，按摩者以拇指指端吸定在一侧小腿的上巨虚穴、足三里穴上，每穴用力按压揉动1~2分钟。完后换另一侧。然后产妇取俯卧位，按摩者伸出手掌以手掌心横擦产妇腰骶部，以透热为度，以掌跟着力按压骶部的八髎穴，以产妇感觉酸胀为宜。

（六）敷贴

（1）穴位：神阙。

药物：吴茱萸40 g，小茴香30 g，葱白20 g。

操作要点：上前两味药研末，葱白切碎，香醋适量调和以纱布包裹，在术后1小时，外敷脐部，无效者次日再敷1剂。

（2）部位：腹部。

药物：大黄10 g，厚朴10 g，芒硝10 g，枳实12 g，水（适量），氯化钠（适量），木粉（250 g），活性炭（250 g），铁剂10 g，醋酸（适量）。

操作要点：上述药物研末混合均匀，做成熨烫剂，外敷腹部。

注意：控制温度，预防烫伤。

（七）中药灌肠

药物：莱菔子10 g，大黄10 g，厚朴10 g，枳壳10 g，大枣10 g，黄芪10 g，延胡索10 g，五灵脂10 g，干姜10 g，番泻叶6 g，杏仁6 g，桔梗6 g，夜交藤30 g，马齿苋30 g。

操作要点：取上述药煎液500 ml，加入5%葡萄糖盐水500 ml，10%葡萄糖500 ml，50%葡萄糖100 ml，维生素E 1 g，加温至38℃左右，取120~160 ml所配药液。术后6小时，患者取左侧卧位，将患者臀部适当垫高并对肛门进行润滑处理，用导尿管插入肛门约16~20 cm，随后进行灌肠，根据实际情况调节速度，最好控制在30分钟内。灌肠后，要平卧休息1小时以上才可以运动，每隔2小时灌肠1次，直至排气或排便为止（多数病人排气、排便同时出现）。

（八）肛滴

药物（加味厚朴枳实汤）：厚朴15 g，枳实12 g，木香9 g，黄连6 g，槟榔15 g，大黄9 g。

操作要点：上述药煎液200 ml，术后1天开始，每日2次肛滴，保留20~30分钟。

（九）足浴

药物：当归10 g，丹参10 g，赤白芍10 g，红花10 g，陈皮10 g，川芎10 g，桂枝10 g。

操作要点：术后予温水足浴，温度适宜（40°左右），水位线要超过三阴交穴水平线，每次20分钟，每日1次。

（十）穴位埋线

穴位：气海、建里、天枢（双侧）、水道（左）、足三里（双侧）、大肠俞（双侧）。

操作要点：常规消毒局部皮肤，镊取一段1~2 cm羊肠线，放置在腰椎穿刺针管的前端，后接针芯，左手拇、食指绷紧或提起进针部位皮肤，右手持针，刺入到所需深度，当出现针感后，边推针芯，边退针管，将羊肠线埋填在穴位的皮下组织或肌层内，针孔处敷盖消毒纱布。若用特制的埋线针埋线时，局部皮肤消毒后，以0.5%~1%盐酸普鲁卡因做浸润麻醉，剪取羊肠线一段（约1 cm），套在埋线针尖缺口上，两端用血管钳夹住，右手持针，左手持钳，针尖缺口向下以15°~40°方向刺入，待针头完全埋入皮下，再进针0.5cm，后把针退出，用棉球或纱布压迫针孔片刻，再用纱布敷盖保护创口。

六、生活调摄

（1）饮食指导：先禁食，待肛门恢复排气后可逐步进流质-半流质-软食-普食。

（2）鼓励早期活动，硬膜外麻醉术后6小时内给予去枕平卧位，以减少手术和麻醉所带来的副作用，并交替应用斜卧和侧卧位，减少伤口牵拉，促进血液循环通畅和炎性渗出吸收。术后6~24小时，可让患者在床上进行四肢活动，包括关节屈伸、内翻、外翻等动作，24~72小时可增加床上活动量，并尝试下床活动，完成床上坐起、床边站立和扶床行走活动。

（3）患者因腹胀、疼痛影响，可出现焦虑紧张心理，通过术后腹胀、大便难知识的宣讲，减轻患者焦虑感。

（黄叶芳、苏丹、杨姣）

第五节 产后切口愈合不良的康复

一、概述

切口愈合不良是剖宫产术后严重并发症之一。由于产妇肥胖、贫血、低蛋白、腹壁水肿、阴道试产、羊水污染、妊娠期糖尿病等多种原因，使术后切口愈合不良的发生率相对较高，不但增加患者痛苦、住院时间及经济负担，甚至会引发医疗纠纷。剖宫产术后切口愈合不良的病因病机复杂，多与感染、伤口潮湿密切相关，也与患者皮下脂肪厚度增加、贫血等有关，常见临床症状为脂肪液化、疼痛、伤口延迟愈合等，给患者带来极大痛苦，严重影响手术效果和预后。

中医学将切口愈合不良归为"金创""外伤血瘀"范畴。中医认为手术造成局部气血流通受阻而成血瘀为其病机。中药在治疗慢性难愈性创面溃疡中可以很有效地控制感染，在腐肉基础上化腐生肌，改善局部血运，调节生长因子，可有效地促进其伤口早期愈合。产后病治疗"勿拘于产后，勿忘于产后"，对术后切口愈合不良的治疗颇有指导意义。所谓的"勿拘于产后，勿忘于产后"，即治疗产后疾病的时候不要拘泥于产妇气血俱虚而不敢用药；也不要忘记产后气血俱虚多瘀而随意用方。术后切口愈合不良的患者，除"瘀"之外，与妇人产后的身体情形和病机有很多相似的地方。剖腹等大手术后，皮损肉毁、失血耗气，患者气血亏虚是必然的状态。如平素身体虚弱，则气血亏虚更甚。故治疗须中规中矩，药物选择应中正平和。各种治疗，都应在补气养血的基础上进行。

二、诊断要点

手术切口愈合不良以切口脂肪液化最为多见，目前尚无统一诊断标准，符合以下条件可诊断为脂肪液化：

（1）术后3~7天内，切口处有黄色水样状的分泌物，且周围有轻微硬结或不明显红肿，挤压切口时，会有较多的渗出液。

（2）切口不愈合，且周围并没有压痛感和红肿，没有组织坏死的征象，皮下的组织分离。

（3）渗出液经涂片检测，有大量的脂肪滴。

三、辨证分型

1.血瘀证

寒热时作，恶露不下或下亦甚少，色紫黯有块，小腹疼痛拒按，口干不欲饮，舌紫黯或有瘀点，脉弦涩。

2.血虚证

身有微热，头晕目眩，心悸少寐，腹痛绵绵，手足麻木，舌淡红、苔薄，脉虚微数。

3.阴虚内热证

午后热甚，两颧红赤，大便干燥，小便黄赤，舌质红、苔薄黄而干，脉细数。

四、中医外治法

1.中药外敷

药物：大黄50 g，芒硝60 g。

操作要点：将两味药研末混合装入无菌纱布袋，置于无菌纱布上方，每天换药1次，外敷可预防剖宫产切口愈合不良的发生。采用大黄、芒硝两药充分混合后合装外敷切口，具有软坚化瘀、清热解毒、收敛渗湿、消肿止痛的作用。

2.保留灌肠

药物：红藤、紫花地丁、蒲公英、败酱草、鸭跖草、苦参等。

操作同剖宫产术后肠道恢复中药灌肠法。

3.红外线理疗

红外线照射能减少手术切口的渗出、抗感染、减缓疼痛及促进创面愈合，激发体内抗病因子，自身调整，增强免疫功能，达到改善组织供氧能力，加强血液循环，促进细胞新陈代谢，加速肉芽组织生长，加快伤口和溃疡愈合。

五、预防调摄

（1）预防切口愈合不良，应在手术开始前严格规范无菌操作，术中避免钳夹、长期压迫皮下组织，尽量减少脂肪坏死，缝合时生理盐水反复冲洗切口，将已坏死脂肪组织洗掉，止血，干净纱布擦拭，避免皮下积液，全层缝合，避免死腔。

（2）手术前制定合理的治疗方案，规范手术操作，注意组织保护，彻底止血，避免大束组织结扎；避免组织切割和遗留残腔；缩短手术时间，减少组织暴露，降低因组织脱水缺氧而致的愈合不良。

（3）围手术期患者有缺氧表现时，应及时给氧，改善组织的缺氧状态，提高组织愈合能力。

（4）合理使用电刀，缩短电刀与组织接触，电凝止血灼点应准而小，避免反复及大面积灼烧。

（5）缝合切口皮下前用生理盐水将脂肪颗粒冲洗掉，减少局部坏死组织残留。

（6）注意精神调摄，保持乐观，情绪稳定，避免暴怒、过度紧张和压力过大。

（7）注意营养均衡，饮食适宜，以保养脾胃，增强体质。

（吴玉珊）

第六节　产后性功能恢复

一、概述

产后性功能障碍是女性发病率较高的疾病。女性在生育完成后，特别是有多次生育史或人工流产史者，其盆底及阴道组织会松弛，引起性生活不适或缺乏性快感，使夫妻性生活质量下降。有报道指出妊娠期间缺乏盆底训练、分娩时胎儿损伤阴道及其周围的神经肌肉组织结构、盆底结构及功能的改变是产后女性性功能障碍的主要原因。

中医称为性冷淡或阴冷。其病因辨证各异，虚者多因肾精不足或脾肾阳虚，实者多责之肝气郁结或下焦湿热。治疗时除针对辨证虚实的不同合理选穴外，还应配合必要的精神治疗及性教育。

二、诊断要点

（1）初始对性交不感兴趣，或对性生活接受能力降低，长时间缺乏对性活动的主观愿望（包括性梦交、性幻想），甚或厌恶性交及性活动。

性欲淡漠分级：

Ⅰ级：性欲明显减弱，但尚可接受配偶的性要求，从而进行性活动。

Ⅱ级：性欲较正常时减弱，或在某特定环境中出现性欲，性兴奋短暂，很快消失。

Ⅲ级：长时间性欲冷漠，每月性活动不足两次，或虽超过两次，但系配偶压力下被动进行。

Ⅳ级：长时间性欲冷漠，中断性活动6个月或以上。

（2）性交时阴中、小腹疼痛，甚者性交后疼痛持续一两日，反复出现或每每发作。

三、辨证分型

1.肾虚证

长期性欲低下，厌恶性交，或虽有性欲要求，但性交无快感。身体虚弱，腰膝酸软，气短懒言，纳呆乏力，小腹冷感，四肢不温，经行后期，量少色淡，经后小腹隐痛。或兼有糖尿病、结核病等慢性消耗性疾病。脉沉细迟或沉弱无力。

2.肝郁证

平时急躁易怒，或精神抑郁，或悲伤欲哭。长期性欲低下，或性交时阴道痉挛，性交困难，接触疼痛。或兼经行先后不定期，经前乳房胀痛，两胁刺痛。舌红尖赤，或舌黯，苔薄白或薄黄，脉弦或弦数。

3.湿热证

性欲正常，性交时无阴道痉挛，但性器官接触时即出现疼痛、出血，疼痛程度与用力大小呈正比。常伴带下量多、色黄、质秽、有异味，平时腰腹隐痛，或兼痛经。舌红，苔薄黄，脉沉弦或沉数。

四、中医外治法

1.普通针刺

主穴：阴都、四满、三阴交。

配穴：肾虚者加肾俞、命门、气海、关元；肝郁者加阴廉、急脉、曲骨、蠡沟、太冲；湿热者加中极、子宫、次髎、阴廉、足临泣。

操作要点：每天治疗1次，每次留针20~30分钟，主穴均用平补平泻法针刺，肾虚配穴用补法针刺；肝郁、湿热配穴用泻法。

2.电针

穴位：与普通针刺的选穴相同。

操作要点：常规针刺得气后，选取4~6个穴位，分别连接电针治疗仪的两极导线，采用连续波，刺激量的大小以出现明显的局部肌肉颤动或患者能够耐受为宜。每次20分钟，每天治疗1次。没有接电疗仪的穴位，按普通针刺进行操作。

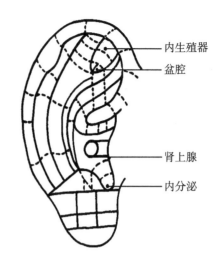

内生殖器
盆腔
肾上腺
内分泌

图 10-2 产后性功能恢复耳穴示意图

3.耳穴贴压

穴位：子宫、盆腔、肾上腺、内分泌。

操作要点：让患者每天自行按压3~5次，每个穴位每次按压2~3分钟，按压的力量以有明显的痛感但又不过分强烈为度。隔天1次，双侧耳穴交替使用。

4.头针

穴位：足运感区、生殖区。

操作要点：毫针刺法，隔天治疗，留针40~50分钟。

5.灸法

穴位：第一组肾俞、关元、足三里、志室；第二组会阴、百会。

操作要点：艾条温和灸或隔姜灸，以局部有温热感为宜。每日1次。

6.推拿

主穴及操作要点：会阴点按，八髎、风府使用震法。

鉴于操作不便，现多用盆底按摩机替代。

（郑崇勇、王芳革）

第十一章

术 后 康 复

第一节　人流术后康复

一、概述

人工流产是指因意外妊娠、疾病等原因而采用人工方法终止妊娠，是避孕失败的补救措施，包括手术流产和药物流产，其中以手术流产中适用于妊娠10周之内的负压吸宫术最为多见。人工流产术后常见的并发症有出血、人工流产综合征、吸宫不全、感染，包括远期并发症如宫颈粘连、宫腔粘连、盆腔炎性疾病、月经失调、继发不孕等。

中医无人流术后相关病名，人流后诸症候包括人流术后恶露不尽、腰腹疼痛、带下量多色黄味臭、月经失调、不孕、下腹结块等，可参照产后病中"产后腹痛""产后血晕""产后血崩""产后发热""产后恶露不绝""胞衣残留"等病名辨证论治。根据中医学理论，产后具有"夹虚夹瘀"的病机特点，而《女科撮要·小产》："盖大产如粟熟自脱，小产如生采，破其壳，断自根蒂，岂不重于大产？"人工终止妊娠与自然分娩不同，不似瓜熟蒂落，而似青藤摘瓜，金刃使胎元伤损殒堕，损伤胞宫，肾气受伤，冲任气血受损，血溢脉外，瘀阻胞络，新血不得归经，郁而化热，血室正开，湿热之邪易扰，属本虚标实。虚，为气血虚弱，实，有血瘀、血热。治以"补虚化瘀清热"，以辨证内服中药为主，针灸、针药结合或其他外治法辅助治疗，具有确切的疗效。

二、诊断要点

（1）有人工流产病史。

（2）继而出现的一系列相关症候群，如恶露不尽、腰腹疼痛、带下量多色黄味臭、月经失调、不孕、下腹结块等。

三、辨证分型

1.血瘀证

人流术后小腹疼痛拒按，得热痛减，恶露量少，或阴道流血量多，色紫黯，夹有血块，块下痛减，形寒肢冷，面色青白；舌紫黯，或有瘀点瘀斑，脉沉紧或沉涩。

2.气虚证

人流术后阴道流血量多，色鲜红，头晕目花，心悸怔忡，气短懒言，精神倦怠，四肢无力，小腹空坠，面色苍白，肢冷汗出，舌淡，脉虚数。

3.血虚证

人流术后小腹隐隐作痛，喜揉喜按，恶露量少，色淡质稀，或身有微热，或头晕眼花，心悸怔忡，面色无华，少寐多梦，大便秘结，舌淡红，苔薄白，脉细弱。

4.感染邪毒证

人流术后小腹疼痛拒按，或灼热疼痛，恶露初期量多，继而量少，色紫黯或如败酱，气秽臭，发热恶寒，或高热寒战，心烦不宁，口渴欲饮，小便短赤，大便秘结；舌红绛，苔黄而干燥，或起芒刺，脉弦数有力。

5.气滞证

人流术后少腹胀痛，月经延期，量多少不定，甚则月经停闭，情志抑郁，或胸胁不舒，经前乳房胀痛，烦闷不安，烦躁易怒；舌红苔薄，脉弦。

6.气逆证

人流术后心下满闷，气粗喘促，痰涌气急，恶心呕吐，神昏口噤，不省人事，两手握拳，面色青紫；唇舌紫黯，脉涩缓。

四、中医外治法

（一）艾灸法

主穴：神阙、关元、子宫、血海。

配穴：血瘀证加石门、气海、地机行气活血、化瘀止痛；气虚证加气海、足三里、隐白、脾俞健脾益气生血；血虚证加足三里、膈俞；气滞证加太冲、期门行气活血。

操作要点：①采用温和灸法。每次30分钟，每日1次，1周为1个疗程。②艾灸有温经散寒、通络止痛的功效，艾灸法较针刺法更具温经补虚、散寒通络的优势，适用于产后体虚，人流术后的调治，达到祛瘀生新之效。

（二）针刺法

（1）以活血行气、益气固本为法。

主穴：合谷、血海、三阴交、足三里。

配穴：气虚证加关元、归来、肾俞、太溪；血虚证加气海、肾俞、脾俞；血瘀证加中极。

操作要点：气虚证、血虚证采用常规针刺，行补法，关元、足三里、背俞穴加灸；血瘀证采用常规针刺，行泻法。每次30分钟，每日1次，1周为1个疗程。

（2）气逆证治以益气固元、回阳救逆。取任脉经穴为主。

主穴：中极、关元。

配穴：胸闷呕恶加内关、中脘；神昏不安或晕厥加人中、后溪；腹胀痛加足三里、公孙。

操作要点：针刺以补法，或加灸。每次30分钟，单次治疗。

（三）耳针

（1）穴位：合谷、三阴交、足三里。

操作要点：补合谷，泻三阴交、足三里，行综合补法。用30号不锈钢毫针，针刺施以较强刺激量，留针10~30分钟，只针1次。在药流服用米索前列醇后实施，或在人流后实施。

（2）气逆证：治以益气固元，回阳救逆。

穴位：子宫、卵巢、神门、内分泌、肾上腺、心、肾、胃。

操作要点：术前选上穴3~5个，用毫针针刺，中等强度刺激，使患者有发热、胀痛感、耳廓充血发红。术毕取针，单次治疗。

（四）耳穴贴压法

穴位：子宫、神门、耳中、内分泌、肾、肝、交感。

操作要点：耳廓用75%酒精消毒，采用王不留行籽贴压上述耳穴，用手按压3分钟，施以同等量刺激，以耳廓小血管充盈及耳发热、微痛为度。嘱患者当日观察期间，每30分钟按压1次，回去后每日自行按压3~5次，5日后将耳豆自行取下，停止贴压。

（五）耳穴压豆联合生物电反馈

穴位：一侧耳廓的肾、脾、神门、失眠、内分泌、皮质下、交感耳穴；双侧子宫穴。

操作要点：

1.耳穴压豆

选一侧耳廓的肾、脾、神门、失眠、内分泌、皮质下、交感耳穴。在无痛人流术当天术前30分钟用王不留行籽进行耳穴贴压，在无痛人流术后行生物电反馈同时，用手指按压，使耳廓部有胀、热、痛感，生物电反馈治疗结束后，教会患者按压方法，在日常生活需每天按压3次，每次5分钟，保留5天，分别于术后第5天、第10天返医院更换对侧耳廓进行贴压，共治疗15天。

2. 生物电反馈

患者取仰卧位，将PHENIX神经肌肉刺激治疗仪USB4转至止痛模式，然后由临床医师在患者脐部定双侧子宫穴位置，做好标识，将专用治疗片涂上耦合剂，分别放于双侧子宫穴上，并固定好，调节合适的频率（以患者能耐受为度）。生物电反馈疗法每次30分钟，疗程为2次，人流术后当天及术后第1天各行1次治疗。

（六）推拿

部位与穴位：腹部；中脘、关元、中极、子宫。

操作要点：患者平卧，摩腹—分腹阴阳—横擦腹部—滚绣球—点穴—运运颤颤—摩腹，按摩20分钟。每次30分钟，每日1次，1周为1个疗程。

（七）穴位贴敷

穴位：神阙、气海、关元、中极、子宫。

操作要点：①制作浸膏：取当归530 g，三七270 g，川芎530 g，炮姜160 g，吴茱萸530 g，煅牡蛎210 g，置入提取罐内，加入饮用水过面(约4 000 ml)，浸泡30分钟，武火煎煮60分钟，200目过滤，即为第1次提取液；将第1次提取后的药渣加入饮用水2 000 ml，文火煎煮45分钟，200目过滤，即为第2次提取液；将第2次提取后的药渣加入饮用水2 000 ml，文火煎煮30分钟，200目过滤，即为第3次提取液；将3次提取液混合，浓缩至相对密度1.27，用玻璃容器收集，入冷库备用，即得到浸膏。②制作中药粉：取当归265 g，三七135 g，川芎265 g，炮姜80 g，吴茱萸265 g粉碎，过6号筛，收集细粉备用。③制作穴位贴敷药膏：将上述粉碎后的混合细粉加入浸膏内，搅拌加热使混合均匀。取以上混合物倒入灭菌黄凡士林(取黄凡士林5 000 g加热，煮沸10 分钟），70~80℃时加入煅牡蛎粉加热5分钟，冷却降温，加适量灭菌石蜡调硬度，搅拌混合均匀，分装至铝管，每支20 g，压尾，贴标签，装盒，入库。④穴位贴敷法：患者行人工流产术后30分钟内，首先以75%乙醇棉签清洁患者脐部，再将1.5 cm×1.5 cm×0.5 cm的膏剂置于4 cm×7 cm的输液贴中央，将膏剂贴敷于选取的神阙、气海、关元、中极、子宫穴位，贴敷4 小时。

（八）施氏砭术综合疗法

施氏砭术综合疗法：温推督脉，督脉、膀胱经刮痧，按压、拍打八髎、肾俞、命门穴，针刺气海、关元、中极、子宫穴位，针刺三阴交透悬钟。

操作要点：人流术后30分钟用石板温熨下腹，术后1周、术后2周、1个月分别实施施氏砭术综合疗法，1月为1个疗程。

（九）肛门纳药

操作要点：人流术后第2日起应用康妇消炎栓（成分包括败酱草、穿心莲、紫草、紫花地丁、蒲公英等），便后洗净肛门，将1粒栓剂送入直肠约7 cm处，连续应用14天。临床观察提示可缩短人流术后阴道流血时间，减少阴道流血量。

五、生活调摄

（1）避风寒，慎起居，多休息。
（2）禁止性生活一月。
（3）术后禁盆浴及阴道冲洗，应淋浴及每日清水清洁会阴部。
（4）保持适宜的室温，避免寒冷和过热。
（5）流产后应注意及时排尿、排便，有利于子宫收缩复旧。
（6）晚期流产应及时回乳。
（7）落实避孕措施。

（杜娟、尹巧芝）

第二节　盆腔术后康复

一、术后腹胀和肠麻痹

（一）概述

术后常出现胃肠道运动功能障碍，表现为嗳气、纳差、恶心呕吐、腹胀、腹痛、不排气、便秘等症状，经检查排除炎症、感染、肿瘤及器质性病变的一组胃肠综合征，西医称为胃肠功能紊乱。

中医学没有明确的病名，属于中医学"胃肠疲劳状态"范畴，脾气亏虚、本虚标实是其基本病机。手术创伤、麻醉、禁食等因素可耗伤人体气血，引起气血亏虚，气机失调，瘀血阻滞。术后正气亏虚，脾失健运，气血两虚，气虚大肠传导无力，血虚津液枯少,不能滋润大肠,以及气滞血瘀、胃肠积热等,均导致脾胃升降气机失调,胃气不降、腑气不通,表现为术后腹胀、腹痛、恶心、呕吐、停止排气、排便等。治以理脾胃、调中气、和胃消滞、疏风化湿、通调经络气血、扶正培元等。

(二)中医外治法

1.普通针刺

穴位:中脘、梁门、天枢。

操作要点:平补平泻,足三里、合谷补法。每次30分钟,每日1次,1周为1个疗程。

2.艾灸

穴位:关元、气海、中极、神阙。

操作要点:艾炷灸,一般5~10壮。每次30分钟,每日1次,1周为1个疗程。

3.针灸并用

穴位:足三里、三阴交、天枢、气海。

操作要点:针刺足三里、三阴交、天枢、气海,强刺激,留针30分钟,每日2次,同时艾灸天枢、气海穴,可以促进肠蠕动,缓解腹胀。1周为1个疗程。

4.耳穴压豆

穴位:肝、脾、神门、交感、皮质下。

操作要点:术后6小时开始,每日按压3~5次,每次1~3分钟,配合多功能艾灸仪艾灸双侧足三里穴,每日2次,每次30分钟,1周为1个疗程。

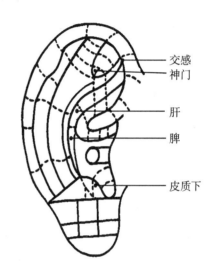

图11-1 盆腔术后康复治疗耳穴示意图

5.推拿

穴位:中脘、足三里和上巨虚。

操作要点:术后6小时后开始进行穴位按摩,配合低频电流,取腰骶部两侧背俞穴。单次治疗。

6.中药熨烫

操作要点:芒硝200 g,加冰片少许,放入两层纱布内包好,外敷脐部和下腹部;或用葱熨法或麸熨法,热熨脐部和腹部;或以莱菔子或吴茱萸粗粉末20 g调酒外敷脐部;或冰片0.25 g放入脐中,再用黑膏药(镇江膏等)烤热化开,趁热外贴脐部;均可20~30分钟交替热敷中、下腹部,以矢气、腹胀减轻为度,每日1~2次,1周为1个疗程。

7.中药灌肠

操作要点:术后用复方大承气汤(基础方加炒莱菔子、赤芍、桃仁各10 g)保留灌

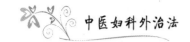

肠；或大黄、芒硝、枳壳、木香、当归、炒莱菔子等12味中药各10 g制成通腑冲剂直肠高位滴注。每次30分钟，每日1次，1周为1个疗程。

二、术后尿潴留

（一）概述

麻醉后，以及腹部、盆腔、会阴、肛门手术后，均可能发生尿潴留。尿潴留在古籍中并无相关病名记载。中医认为，尿潴留是由于手术损伤经络脏腑，元气亏虚，脾肾阳气不足，脉络瘀滞，经气不通而膀胱气化不利所致水道不通，以小便不利，少腹胀满，甚则小便闭塞不通，排尿困难为主症，属祖国医学"癃闭"范畴。病位在膀胱，与肺脾肾三焦密切相关，病性属于因虚致实，虚实夹杂。

（二）治疗方法

1.针灸并用

多取任脉、膀胱经、足三阴经（肾经、肝经、脾经）、胃经，穴位多分布于下腹部、腰骶部及四肢肘、膝关节以下。如针刺关元、中极、三阴交，强刺激，留针30分钟，同时艾灸关元穴。单次治疗。

2.耳针

主穴：一侧膀胱穴。

配穴：另一侧的盆腔神经丛、腰骶区。

操作要点：常规消毒后，用28号0.5~1寸毫针斜刺或平刺耳穴。每隔1小时针刺1次，每次留针20分钟，留针期间行针2~3次，用强刺激手法行针，捻转的幅度为3~4圈，捻转的频率为每秒3~5个往复，每次行针5~10秒。

3.耳穴压豆法

主穴：一侧膀胱穴。

配穴：另一侧的盆腔神经丛、腰骶区。

操作要点：用王不留行籽进行贴压。常规消毒后，用5 mm×5 mm的医用胶布将王不留行籽固定于选用的耳穴，每穴固定1粒。每穴位每次按压2~3分钟，按压的力量以有明显的痛感但又不过分强烈为度。半小时后两侧交替。

4.热敏灸法

热敏灸法又称为"腧穴热敏化悬灸疗法"。

穴位：关元、中极、脾俞、膀胱俞、肾俞。

操作要点：两根药艾条同时点燃，距离穴位3~4 cm，分别行回旋灸、雀啄灸、循经往返、温和灸4步法。单次治疗。

5.推拿

推拿箕门（病人两股内侧部位）。单次治疗。

6.穴位注射

穴位：次髎、足三里、三阴交。

操作要点：使用1 ml注射器，抽取0.5 mg硫酸新斯的明注射液加生理盐水稀释至1 ml，于穴位处直刺，得气后注射药物。单次治疗。

7.敷贴疗法

穴位：神阙。

操作要点：莱菔子5 g放入神阙穴后用麝香止痛膏固定。单次治疗。

8.热敷法

用葱熨法热熨下腹部，或下腹部湿热敷。单次治疗。

9.导尿

经治疗无效，膀胱膨胀明显，可进行导尿。

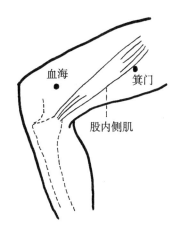

图 11-2　箕门穴

三、肠粘连

（一）概述

盆腔手术后可能出现肠粘连、盆腔粘连。患者在手术后可能间断发生腹痛，为腹胀痛、隐痛或窜痛，或常在腹部切口处疼痛，当进食不消化食物后容易发作腹痛，发作过后，腹痛消失，但不引起肠梗阻。腹腔肠粘连主要表现为气滞血瘀证，治疗应松解、消除腹腔粘连，宜用软坚散结、活血化瘀、通络止痛法。

（二）中医外治法

用冰片0.25 g，或麝香少许，放入肚脐（神阙穴）中，再将黑膏药烤热化开，趁热外贴脐部。每日或隔日加冰片1次，膏药继续应用5~10天。

四、膈肌痉挛

（一）概述

膈肌痉挛又称呃逆，多见于腹部手术后，膈下积血、感染常引起呃逆。间断性不规则发作呃逆，影响患者休息，常使切口疼痛，增加患者痛苦。术后正气亏虚，脾胃运化失常，胃失和降，气机上逆致呃逆。

治疗方法：

（1）针刺法。

穴位：内关、足三里、阳陵泉、攒竹。

操作要点：强刺激，留针30分钟。单次治疗。

（2）在胸背部膈俞穴拔火罐，留罐15分钟。单次治疗。

（3）将黑膏药烤热化开，掺入冰片0.25 g，稍加糅合，趁热外贴膈俞穴。单次治疗。

（4）用冰片0.25 g放入肚脐（神阙穴）中，再将黑膏药烤热化开，趁热外贴脐部。单次治疗。

五、切口感染

（一）概述

手术时污染切口，切口内血肿、异物等均可引起切口感染。患者常有切口疼痛，逐渐局部隆起，出现红肿热痛，有波动感，伴有发热、白细胞增高。

（二）中医外治法

应及时拆除缝线，敞开切口，充分引流。切口内有坏死组织、脓液多时，可撒少许五五丹、九黄丹、追毒丹、化腐生肌丹，以提脓祛腐，外盖大黄油纱布包扎；或赤黄液湿敷伤口：黄芩、大黄、赤芍、丹参各200 g，煎成500 ml，高压灭菌，用药液浸消毒纱布湿敷伤口，每日1~2次。换药时应注意消除切口内坏死组织和线头异物，并使脓液引流通畅。当伤口干净，肉芽组织比较新鲜，但愈合缓慢时，可撒少许生肌散、生肌珍珠散、回阳生肌散、八宝丹，外盖玉红膏油纱布包扎，直至伤口完全愈合。

六、术后下肢静脉血栓

（一）概述

深静脉血栓形成是指血液在深静脉系统内不正常的凝结，多发于下肢，是手术后常见的并发症，严重者可因栓子脱落引起肺血栓栓塞症导致死亡。我国妇科术后有0.13%~6.78%的患者发生下肢深静脉血栓。

中医古代文献中没有与之对应病名的描述，大多归于"股肿""水肿""瘀血流注""股痹"等范畴。本病以术后阳气不足、气血虚弱为本，血瘀、湿浊、热邪侵袭为标，瘀血贯穿始终，引起气血不畅，脉络滞塞不通，营血回流受阻，水津外溢。术后应积极预防本病发生。

（二）中医外治法

1.足浴联合气压疗法

选用黄芪桂枝五物汤加减方煎汤（黄芩、桂枝、当归、白芍、红花、海风藤各20 g）足浴半小时，每日1剂，每天1次。联合间断充气加压泵，术后返回病房、术后12小时、24小时、36小时、48小时各1次，每次30分钟，4次为1个疗程。

2.分期外治法

急性期多属于湿热壅滞，治以清热消肿，活血止痛，用复方消肿散（芒硝500 g，冰片5 g，红花30 g）外敷，需卧床，不宜下床活动，避免血栓脱落引起肺栓塞；迁延期证属血瘀湿阻，治以活血化瘀，通络消肿，用活血消肿散（丹参30 g，赤芍30 g，红花15 g，鸡血藤15 g，苍术15 g，延胡索9 g，木瓜9 g，冰片2 g）塌渍患肢，此期应早日下地适当活动，以促进患肢静脉侧支循环建立，促进静脉血液回流。每日1次，2周为1个疗程。

3.中药封包外敷

当归15 g，金银花15 g，玄参12 g，甘草6 g，土茯苓12 g，炒白术12 g，伸筋草5 g，路路通10 g，将药物加工成大颗粒状，装入药包内用缝线缝好，放入锅中蒸煮60分钟左右，取出后轻轻拍打散热至38℃左右，将药包均匀放置患肢上，用隔热装置包裹使其保温，治疗时间为30分钟，每日2次，2周为1个疗程。

4.湿敷法

冰片研末，与利多卡因注射液混合，将10 cm×10 cm纱块浸入混合液中，取出拧至不滴水为度，外敷血栓处（一般在压痛点附近），蜜制金黄膏敷于其上。每天1次，15天为1个疗程，治疗时患肢抬高15°。

七、盆腔瘀血症

（一）概述

盆腔瘀血症也称盆腔瘀血综合征，常见于输卵管结扎术后，是指输卵管结扎前无本症表现，术后出现典型的症状、体征，经腹腔镜或盆腔静脉造影检查或手术证实者。输卵管结扎术损伤血管或挫伤组织过多或致盆腔感染、粘连，影响静脉回流，静脉迂曲、充盈、扩张，大量血液淤积在静脉系统，引起一系列症状和相应的体征。其症状繁多，临床表现复杂，但体征常与症状的严重程度不相符，主要表现为慢性下腹部疼痛，低位腰痛，性感不快，极度的疲劳感，白带过多和痛经及神经衰弱的症状。约90%的患者具有不同程度的上述症状，常导致劳动能力部分或全部丧失，严重影响患者生活质量。

中医古代文献没有本病名，根据相关临床特征归于"妇人腹痛""腰痛""痛经""带下"等疾病中。多数医家认为此病病因病机与"瘀"有关，术后因虚致瘀、因瘀更虚，属于虚实夹杂、本虚标实之候，治疗多以活血化瘀为主。

（二）中医外治法

1.针刺法

主穴：肾俞、命门、腰骶部阿是穴、太溪、太冲、三阴交、气海、关元。

配穴：脾虚者加足三里、脾俞、中脘。失眠加安眠、内关。

操作要点：30号针，1.5寸，留针40分钟，配合针刺后原穴拔火罐。每日1次，10次为1个疗程，疗程间休息1周。

2.刺络配合艾灸

对盆腔瘀血综合征以"腰腹疼痛"为主症的患者，选非空腹时间，站立位。选择委中、足三里、阴陵泉、阳陵泉等膝关节周围穴位附近瘀络进行刺络放血，每3天1次，2次为1个疗程，疗程间休息1天。灸法取穴：关元、中极、归来、膀胱俞、八髎，用3支药艾条施以回旋灸，在距离皮肤4 cm处行定点悬灸，然后交替，以熏至穴位皮肤微红，深部组织发热为度，每穴灸5分钟左右。疗程每日1次，每次30分钟，6次为1个疗程，疗程间休息1天，月经期停灸。

3.热敷法

大青盐软坚散结，热敷于少腹。每天1次，2周为1个疗程。

4.敷贴法

蛇床子、水蛭、莪术免煎颗粒制成消瘀贴，敷贴于脐部，16小时更换1次，15天1个疗程，连用3个疗程。

5.中药灌肠

药物：红藤、红花、桃仁、牛膝、鸡血藤、延胡索、香附各10 g。或丹参、紫草、地丁、川芎、莪术、桃仁、三棱、乳香、没药、川楝子各10 g。

操作要点：水煎，药液温度36~40℃，保留灌肠，每晚睡前1次，每次50 ml，6天为1个疗程，共2个疗程，疗程间休息1天，经期停止用药。

八、术后疲劳综合征

（一）概述

术后疲劳综合征是外科手术后普遍存在的一组症候群，在接受手术后康复过程中，患者出现时间长短不一、程度不等的疲倦感觉期，主要表现在脑神经系统、心血管系统、骨骼肌系统的疲劳，以乏力、失眠、注意力不集中、抑郁、紧张、焦虑等为主要表现，主要出现在术后1个月内，甚至持续更长时间，是患者恢复期的主要并发症之一。中医认为，妇科手术过程中的麻醉、失血、创伤和围手术期的饮食改变、情志不调等因素均可能导致气机不畅、气血损伤、脏腑失调，这是导致术后疲劳的主要病因。多以健脾调肝，调理气血为主。

（二）中医外治法

1.针刺

穴位：取具有益气补气、补血活血功效的穴位，如：百会、膻中、中脘、关元、内关、大椎、足三里等。

操作要点：用补法。每次30分钟，每天1次，1周为1个疗程。

2.艾灸

穴位：足三里、肾俞、脾俞。

操作要点：将艾条投入艾箱点燃，以局部皮肤潮红、汗出、灼烫感为度。术后第2~7天，每日2次，每次15分钟。

3.推拿

通过推拿疏通经络气血。可按摩背部沿椎体两侧对称分布的膀胱经，或腹部按摩。每次30分钟，每天1次，1周为1个疗程。

（杜娟、尹巧芝）

第十二章

妇 科 杂 病

凡不属于经、带、胎、产疾病范畴，而与妇女解剖、生理、病因病机特点密切相关的各种妇科疾病，统称为妇科杂病。

本书收入的常见妇科杂病有：盆腔炎性疾病（针对粘连、痛证、腹胀、包块等）、子宫内膜异位症与子宫腺肌病、子宫肌瘤、卵巢囊肿、子宫脱垂、外阴营养不良、盆腔瘀血综合征、痤疮、黄褐斑、失眠。

第一节 盆腔炎性疾病

一、概述

盆腔炎性疾病是指女性上生殖道的一组感染性疾病，主要包括子宫内膜炎、输卵管炎、输卵管卵巢脓肿、盆腔腹膜炎。炎症可局限于一个部位，可以同时累及几个部位，以输卵管炎、输卵管卵巢炎最常见。盆腔炎性疾病多发生于性活跃期、有月经的妇女。临床上可分为急性盆腔炎和慢性盆腔炎，急性盆腔炎若未及时救治，可引起弥漫性腹膜炎、感染性休克等，危及生命；若急性期未彻底治愈，可转为慢性盆腔炎，迁延不愈。

二、诊断要点

1.病史

急性盆腔炎者多有经期、产后余血未净，摄生不洁，或不禁房事，或妇科手术后感染邪毒。慢性盆腔炎者多有急性盆腔炎、阴道炎、节育及妇科手术感染病史，或不洁性生活史。

2.临床表现

急性盆腔炎者呈急性面容，小腹疼痛难忍，带下量多，色黄质稠，甚至如脓血，其气臭秽，伴见高热烦躁、便结尿黄等。慢性盆腔炎者下腹部疼痛，痛连腰骶，常在劳累、长时间站立、性交后及月经前后加剧，可伴月经不调或不孕，平素疲乏、低热、失眠等。

3.检查

（1）妇科检查：急性盆腔炎者下腹部紧张，有压痛及反跳痛；阴道及宫颈充血，脓性分泌物量多，宫体及附件区压痛明显，可触及包块。慢性盆腔炎者子宫多后倾，宫体压痛，活动受限，一侧或双侧附件增厚，压痛，亦可触及囊性包块。

（2）辅助检查：急性盆腔炎者血常规见白细胞及中性粒细胞升高；阴道及宫颈分泌物或血培养可有致病菌；盆腔若形成脓肿可在后穹隆穿刺吸出脓液；B超见盆腔积液或盆腔肿块、输卵管积液等。慢性盆腔炎者B超见两侧附件增宽、增厚，或有炎性肿物；子宫输卵管造影可见输卵管堵塞、积液。

三、辨证分型

（一）急性盆腔炎

1.热毒炽盛证

下腹疼痛拒按，带下量多色黄，质稠，甚至如脓血，其气臭秽，伴见高热恶寒，咽干口苦，大便秘结，小便短赤，月经量多等；舌质红，苔黄厚，脉滑数。

2.湿热瘀结证

下腹疼痛拒按，或胀满，带下量多色黄，质稠，其气臭秽，伴见寒热往来，大便稀溏或燥结，小便短赤，月经量多，淋漓不尽等；舌红有瘀点，苔黄厚，脉弦滑或滑数。

（二）慢性盆腔炎

1.湿热瘀结证

下腹部疼痛拒按，或隐痛，痛连腰骶，经期或劳累时加重，带下量多色黄，质稠，其气臭秽，伴见低热起伏，胸闷，大便稀溏或燥结，小便短赤，月经量多，淋漓不尽等；舌红有瘀点，苔黄厚，脉弦滑或滑数。

2.气滞血瘀证

下腹部胀痛或刺痛，经期加重，带下量多，伴见月经量多，夹血块，经前情绪不宁，乳房胀痛，婚久不孕；舌紫黯有瘀点、瘀斑，苔薄白，脉涩或脉弦。

3.寒湿凝滞证

下腹部冷痛或胀痛，痛连腰骶，经期加重，得热痛减，带下量多淋漓，伴见月经经期延后，经血量少而色黯，神疲乏力，喜热恶寒，婚久不孕；舌黯红，苔白腻，脉沉迟。

4.气虚血瘀证

下腹部隐痛或结块，痛连腰骶，延绵日久，经期加重，带下量多，伴见经血量多有血块，神疲乏力，少气懒言；舌质紫黯有瘀点，苔白，脉涩而无力。

四、中医外治法

1.普通针刺

主穴：水道、归来、次髎、秩边、三阴交。

配穴：热毒蕴结证加下髎、交信；湿热瘀结证加蠡沟、阴陵泉；气滞血瘀证加太冲、血海；寒湿凝滞证加子宫、关元、中极；气虚血瘀证加气海、血海。

操作要点：水道、归来直刺1~1.5寸，针感向小腹部放射；秩边向内下方倾斜45°深刺，进针2~3寸，使针感向外生殖器方向扩散；次髎向内斜刺入骶后孔，进针1~2寸，使针感向盆腔扩散；三阴交平刺0.5~0.8寸；先仰卧位针刺腹部穴位，再俯卧位针刺腰骶部穴位，各留针15分钟，留针期间行针2~3次，每次行针5~10秒，10次为1个疗程。

2.穴位注射

穴位：子宫、水道、次髎。

操作要点：穴位常规消毒后，湿热瘀阻证及热毒蕴结证选用鱼腥草注射液，气滞血瘀证选择丹参注射液，每穴刺入提插有针感，抽吸针筒无回血后注入1 ml药液，隔日1次，5次为1个疗程。

3.掀针

主穴：子宫、水道、次髎。

配穴：热毒蕴结证加下髎、交信；湿热瘀结证加蠡沟、阴陵泉；气滞血瘀证加太冲、血海；寒湿凝滞证加关元、中极；气虚血瘀证加气海、血海。

操作要点：穴位常规消毒后，撕开0.2 mm×1.5 mm掀针一半的剥离纸及胶布，将针体刺入穴位，贴好后撕除另一半的剥离纸，轻轻按压穴位30秒，嘱患者每日按压4~5次，每次1分钟，隔日自行撕去，5次为1个疗程。

4.耳穴压豆

穴位：内生殖器、盆腔、内分泌。

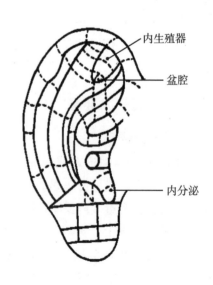

内生殖器

盆腔

内分泌

图 12-1 盆腔炎性疾病耳穴示意图

操作要点：耳部消毒后，每次选3~4穴，用王不留行籽贴压固定，每天按揉4~5次，每次5~10分钟，以发热为度。

5.灸法

（1）穴位：中极、气海、关元、子宫、水道。

操作要点：采用隔姜灸或温和灸，灸至皮肤出现红晕，每次20~30分钟，10次为1个疗程。此法适用于寒湿凝滞证。

（2）穴位：子宫穴附近的热敏化腧穴（即子宫穴附近的痛点、结节点）、腰骶部热敏化腧穴。

操作要点：患者仰卧位，暴露下腹，医者在子宫穴附近的热敏化腧穴处施以热敏灸，分别按雀啄、往返、温和灸依次进行回旋。只要出现以下1种（含1种）灸感反应就表明该腧穴已发生热敏化，如：透热、扩热、传热、局部不热远部热，表面不热深部热，施灸部位或远离施灸部位产生酸、胀、麻、痛等非热感；隔日俯卧位，对腰骶部热敏化腧穴施以热敏灸，每次20~30分钟，10次为1个疗程。此法适用于寒湿凝滞证。

6.推拿法

操作要点：①振腹疗法，医者将前臂自然放于患者腹部，充分放松，以高频率、低振幅、中强度的规律的振动手法进行操作，用时约30分钟；②待患者自觉腹内有发热感，点按气海、关元穴，3~5分钟。③三阴交、八髎穴点穴，3~5分钟，点按或擦八髎穴，以发红、发热为度。

7.敷贴

穴位：神阙、气海、关元、子宫。

操作要点：川椒10 g，细辛10 g研为细末，用蜂蜜调为糊状，每次取蚕豆大小药团置于2 cm×2 cm穴位敷贴胶布中央，贴于穴位上，配合TDP使用效佳。此法适用于寒湿凝滞证。

8.灌肠

（1）四逆散加减：丹参20 g，泽兰15 g，醋香附15 g，赤芍10 g，归尾10 g，醋延胡索15 g，柴胡12 g，枳实12 g，白芍15 g，紫花地丁15 g。湿热下注证加败酱草、红藤各30 g；热毒蕴结证加蒲公英30 g，忍冬藤15 g，白花蛇舌草15 g。腹痛甚者，酌加川楝子、荔枝核、乌药；少腹冷痛者，酌加艾叶、小茴香；腰骶酸痛者，酌加川断、杜仲、牛膝；盆腔包块者，酌加路路通、穿山甲、三棱、莪术；腹股沟淋巴结肿大者，酌加玄参、贝母、夏枯草、山慈姑；外阴瘙痒者，酌加地肤子、白鲜皮、苦参；带下色黄有异味者，酌加败酱草、土茯苓、草红藤；白带量多者，加苍术、白果。

操作要点同前章节中药灌肠。

（2）慢盆炎一号方：桂枝12 g，羌活12 g，醋香附15 g，青皮9 g，仙茅12 g，醋延胡索15 g，台乌药12 g，柴胡12 g，荔枝核18 g，白芍15 g，醋艾叶12 g，酒川芎12 g。

操作要点同前章节中药灌肠。此法适用于寒湿凝滞证。

9.肠道纳药

康妇消炎栓，每晚睡前将栓剂1粒纳入直肠，10日为1个疗程。

10.熏洗

药物：地肤子、蛇床子、苦参、蒲公英、黄柏、泽泻、龙胆草、栀子各10g。

操作要点：药物煎汤液1 000~2 000 ml，趁热用热气熏蒸，后坐浸于药液中。1日1次，10天为1个疗程。

11.中药熨烫

慢盆炎三号方：黄柏10g，败酱草30g，虎杖10g，土茯苓15g，忍冬藤30g，乳香15g，没药15g，桃仁10g，莪术15g，三棱 15g，透骨草30g，皂角刺15g。海盐300g，布袋、治疗盘、远红外线灯（TDP）、微波炉。

操作要点：以上药物打粉混入海盐，装入布袋，置于微波炉高火中加热1~2分钟，趁热覆于患者下腹部，配合TDP使用。每日1次，10天为1个疗程。

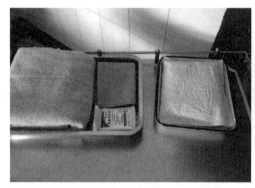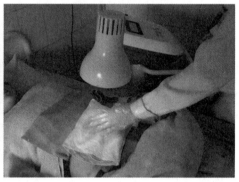

图 12-2　中药熨烫

12.离子导入法

慢盆炎二号方：败酱草20g，红藤20g，醋延胡索15g，蒲公英15g，丹参15g，川楝子10g。药物离子导入治疗仪、纱布、医用垫。

操作要点：上述药物煎汁取液，将2块5层纱布(药垫) 在药液中浸湿，患者取仰卧位，暴露小腹，将其中1块药垫平放于一侧子宫穴，另1块置于对侧子宫穴。连接直流药物离子导入治疗仪，将输出引线的插头插在放置好的电极板上，病变部位接正极（＋），对侧接负极(－)。治疗处加盖一层医用垫，用沙袋压实，使电极片贴紧接触皮肤。打开总电源，调节定时器，治疗 30分钟后取下电极板。每日1次，10次为1个疗程。

五、中医预防与调护

生育期妇女注意个人卫生保健。积极锻炼身体，增强体质。急性盆腔炎、阴道炎、生殖道支原体及衣原体感染者及时彻底治疗。

（郑霞）

第二节　子宫腺肌病

一、概述

子宫腺肌病是指子宫内膜向肌层良性浸润并在其中弥漫性生长，其特征是在子宫肌层中出现了异位的内膜和腺体，伴有其周围的肌层细胞肥大和增生。多发生于30~50岁的经产妇，约15%同时合并内异症，约半数合并子宫肌瘤。与子宫内膜异位症病因不同，但两者均受雌激素调节。西医目前主要根据患者的症状、年龄、生育要求来制定治疗方案，如症状轻、有生育要求及近绝经期患者可以试用达那唑、孕三烯酮或GnRH-α来缓解症状，但副作用较明显；年轻或希望生育的子宫腺肌瘤患者，可以试行病灶挖出术，但术后有复发的风险；对症状重，无生育要求或药物治疗无效的患者可以行子宫切除术。

中医学文献的相关记载散见于"痛经""癥瘕""不孕"等疾病中，如《妇人大全良方》所载："妇人腹中瘀血者，由月经闭积，或产后余血未尽，或风寒致瘀，久而不消，则为积聚癥瘕矣"，说明外邪入侵、情志内伤、手术损伤等可导致机体脏腑功能失调，冲任损伤，气血失和，"离经之血"淤积，结留于下腹，形成本病。中医学通过针刺、推拿、敷脐、药熨、直肠给药等外治的方法，可以避免手术以及降低西药治疗的副作用，且外用药物可以直达病所，避免口服药物对胃肠道的刺激，攻邪不伤正，能有效缓解痛经、减少经量、促进受孕，患者易于接受。

二、诊断要点

1.病史

多为30~50岁，经产或有宫腔手术史，或有子宫内膜异位症史。

2.临床表现

①痛经与慢性盆腔疼痛，大多数患者以继发性、进行性加重的痛经为特点，经前一周开始，持续到月经结束；②月经失调，如经量增多，经期延长，经血块多等；③原发或继发性不孕，或早期流产；④妇科检查：子宫呈均匀性增大或有局限性结节隆起，质硬而有压痛。

3.辅助检查

B超、MRI、CA125初步诊断，确诊依赖于组织学检查。

三、辨证分型

1.肾虚血瘀证

经行下腹坠痛，伴见腰脊酸楚，痛引下肢和阴户，月经先后不定期，色黯红，夹血块，不孕或屡孕屡堕，头晕耳鸣，健忘失眠，舌质黯红或紫斑，苔薄白，脉沉细，或弦紧。

2.气滞血瘀证

下腹胀痛、拒按，精神抑郁，胸闷烦躁，经前乳房或胸胁胀痛，两少腹酸胀，经行少腹胀痛剧烈，经行不畅，经量或多或少，色紫红，有小血块，苔薄腻，脉弦或弦细。

3.气虚血瘀证

经前或经将尽时，小腹及肛门坠痛，劳累后加重，经行量少色淡红，或暗红，无血块，伴面色少华，肛门坠胀，神疲乏力等症状，舌质淡红，苔薄白，脉细弱。

4.寒凝血瘀证

经前或经期小腹冷痛，得热痛减，经色黯，有瘀块，伴见畏寒肢冷、面色苍白、乏力倦怠等，舌质黯，苔白，脉沉而紧。

四、中医外治法

1.普通针刺

主穴：中极、关元、血海、三阴交。

配穴：足三里、地机、太冲、商丘、合谷。

操作要点：2天治疗1次，每次留针20分钟，留针期间行针2~3次，每次行针5~10秒或针刺后接双频针灸治疗仪，频率控制在200次/分，两日1次，每次20~30分钟，经前治疗3~4次。

2.电针

穴位：同普通针刺。

操作要点：①针刺得气后，选用连续波，中度刺激为宜；②每次取5~6个穴位，每日1次，每次通电20~30分钟；③于每次月经来潮前3天左右开始施治，至痛经缓解为止，10天为1个疗程。

3.温针

穴位：气海、关元、子宫。

操作要点：①得气后取4节1寸长的艾条，分别套在针柄上；②针孔处垫4块纸板，以防烫伤；③从艾条下端点燃艾条；④月经前1~2天或行经疼痛时均可。

4.耳针

穴位：子宫（双侧）。

操作要点：①采用泻法捻转2分钟，隔10分钟后再捻转1次，每次留针20分钟；②3次为1个疗程，连续2~3个疗程。

5.耳穴压豆

主穴：交感、神门、子宫、皮质下。

配穴：肾虚血瘀证配肝、肾；气滞血瘀证配神门、卵巢、三焦；气虚血瘀证配脾、胃、小肠；寒凝血瘀证配肾、内分泌。

操作要点：①常规消毒耳廓，待干后应用耳穴诊断仪探取所用穴位，然后贴压固定；②用拇指食指对压耳穴，手法由轻至重，使之产生酸、麻、胀、痛感；③嘱患者每日自行按压3~5次，每次1~3分钟，至耳廓有发热感为宜；④经前3~7天进行治疗，左右耳交替贴压，每2天更换1次，重者贴压双侧，3次为1个疗程。

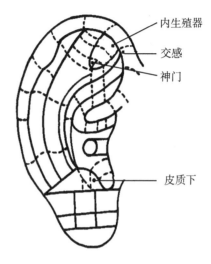

图12-3　子宫腺肌病耳穴示意图

6.灸法

主穴：地机、至阴、中极、子宫、三阴交。

配穴：肾虚血瘀证配肾俞、肝俞、太溪；气滞血瘀证配太冲、气海；气滞血瘀证配足三里、血海；寒凝血瘀证配关元、命门。

操作要点：①经前3~5天开始施灸，每日1~2次，每穴用艾条灸疗10分钟；②灸至月经来潮为1个疗程。

7.推拿

操作要点：①捏脊法：先在骶尾部向左右两侧推拿半分钟，后提起脊柱下端正中两侧的皮肤及皮下组织，沿脊柱正中线向上移动，边提边捏，推进到膈俞处。②腹部摩法：患者取仰卧位，沿任脉上下摩擦，从神阙穴开始，逐次摩气海、关元、中极，随之摩双侧的天枢、四满、归来、子宫、气冲等穴位，经前7天开始施术，经后3天停止，每个月经周期为1个疗程。

8.敷贴法

药物：白芷、川乌、草乌各6g。

操作要点：①上药研成细末，再加入姜汁、蜂蜜调匀，取适量调敷痛处；②于月经周期第1~5天，贴神阙穴，隔天更换1次；③1个月经周期为1个疗程。

9.刮痧

药物：川乌、肉桂、丹参各15 g，桃仁、细辛、干姜各12 g，红花10 g，菜籽油500 g；将上药浸泡在菜籽油中3~4天后，置于铜锅或搪瓷锅内用文火熬，熬至药物呈焦褐色，弃渣取油，经过滤去除杂质，储瓶备用。

操作要点：①患者取仰卧位，于气海至曲骨涂抹刮痧油，医者持刮痧板（水牛角材质或搪瓷汤匙亦可），与皮肤成45°角，由气海向曲骨方向轻轻刮拭，由上而下，由轻至重，多次刮拭，刮至局部出现红色痧疹或紫红色瘀斑为止；②每次刮痧15~20分钟，每个月经周期治疗1次，一般治疗1~2次。

10.中药灌肠

药物：红藤15 g，蒲公英15 g，血竭9 g，莪术9 g，没药9 g，川楝子10 g，路路通15 g，浓煎至200 ml。

操作要点同前章节中药灌肠。

11.浴足

药物：蒲黄、五灵脂、香附、延胡索、当归各20 g，赤芍15 g，桃仁、没药各10 g。

操作要点：①先以药液蒸汽熏蒸双足，待温度适宜后将双足浸泡于药液中；②每次浸泡15~20分钟，每日中午、晚上各熏洗1次，每剂药使用2天；③于月经前3天左右开始用药，连用3~5天，3个月经周期为1个疗程。

12.离子导入

药物：当归、延胡索，白芍、吴茱萸各15 g，丹参30 g，香附10 g，赤芍12 g，官桂6 g。

操作要点：①将上药水煎25分钟，取浓汁再煎，取汁250 ml，用医用纱布浸入药液中5分钟取出，放在子宫穴，双侧各1块将离子导入仪的正极板放在子宫穴，负极板放在腰部的太阳经即可，打开离子导入仪，调至患者能耐受为度；②每次治疗25分钟；③从经前3~5天开始，每日1次，直至腹痛停止，3个月经周期为1个疗程。

13.穴位注射

药物：当归注射液。

主穴：中极、三阴交。

配穴：地机、次髎。

操作要点：①垂直刺入穴位1~1.5寸，有酸、麻、胀、痛感，回抽无回血后，缓慢注射药物2 ml；②术后休息30分钟，每日1次，7次为1个疗程。

14.药熨法

药物：生姜120 g，花椒60 g。

操作要点：①上药捣细末，炒热，热熨痛处；②温度适宜，以防烫伤皮肤。

六、中医预防与调护

1.防止经血逆流

及时发现并治疗引起经血潴留的疾病，如先天性生殖道畸形、闭锁、狭窄和继发性宫颈粘连、阴道狭窄等。

2.防止医源性异位内膜种植

尽量避免多次的宫腔手术操作，如尽可能避免人工流产，月经过多者尽量不用宫内节育器避孕，宫颈冷冻、电灼、激光、微波等妇科手术均应避免近经期施行。

3.调畅情志

子宫腺肌病患者应调畅情志，避免精神高度紧张，尤其是经前期的时候，有助于改善痛经等不适。

（陈淑涛）

第三节　子宫肌瘤

一、概述

子宫肌瘤是女性生殖器最常见的良性肿瘤，好发于生育期年龄，青春期少见，绝经后萎缩或消退，具体发病原因不详，可能与女性生殖激素有关。子宫肌瘤的治疗应根据患者的症状、年龄和生育要求，以及肌瘤的类型、大小、数目全面考虑。西医目前的治疗方法主要是手术剥除肌瘤，手术切除子宫，高能量聚焦超声治疗，子宫内膜消融术，口服GnRh、孕激素拮抗剂等药物治疗。

中医学将子宫肌瘤等表现为小腹结块的疾病统称为"癥瘕"。发病原因多是情志失调，忧思过度引起肝脾不和，导致冲任功能紊乱，气血淤积或痰浊凝结，久而形成癥瘕。癥瘕有良、恶性之分，子宫肌瘤属于良性癥瘕。癥瘕病名首见于《神农本草经》及《金匮要略》，《诸病源候论》全面阐述了癥瘕的病因病机和临床证候特点，指出其病因多由于脏腑虚弱，气候变化，寒温不调，饮食不节等原因导致，后世医家多遵从巢氏观点，并衍生出"肠覃""石瘕""七癥八瘕"等辨证分类方法，为后世所用。中医学目前治疗子宫肌瘤等癥瘕的方法多样，中药口服主要从活血化瘀角度入手。中医外治法能配合内服治疗提高疗效、有效缓解痛经、减少经量、促进受孕、协助术后康复，患者易于接受。

二、诊断要点

1.病史

有情志抑郁、经行产后感受外邪、月经不调、带下异常等病史。

2.临床表现

多无明显症状，仅在体检时发现，比较常见的症状有经量增多及经期延长、下腹包块、白带增多、压迫症状等。

3.体征

下腹部触及实性不规则肿块，子宫增大，表面不规则凸起，若黏膜下肌瘤脱出于宫颈口外，则阴道窥器检查可见到宫颈口处有肿物。

4.辅助检查

B型超声是最常见的影像学检查。MRI可准确判断肌瘤大小、数目和位置。另可选择宫腔镜、腹腔镜、子宫输卵管造影等协助诊断。

三、辨证分型

1.气滞血瘀证

情志内伤，肝气郁结，阻滞经脉，血行受阻，气聚血凝，积而成块。或经行产后，血室正开，风寒侵袭，血脉凝涩不行，邪气与余血相搏结，积聚成块，逐日增大而成癥瘕。

2.痰湿瘀结证

脾阳不振，饮食不节，脾失健运，水湿不化，凝而为痰，痰浊与气血相搏，凝滞气血，痰湿瘀结，日久渐生癥瘕。

3.湿热瘀阻证

经行产后，胞脉空虚，正气不足，湿热之邪内侵，与余血相结，滞留于冲任胞宫，气血循行不利，湿热瘀阻不化，久而渐生癥瘕。

4.肾虚血瘀证

肾藏精，主生殖，妇人以血为本，气血之根在于肾。若先天肾气不足或后天伤肾，肾虚则气血瘀滞而为肾虚血瘀；或瘀血久积，化精乏源，亦可成肾虚血瘀，阻滞冲任胞宫，日久渐成癥瘕。

四、中医外治法

1.普通针刺

主穴：气海、大赫、气穴、子宫、天枢等。

配穴：足三里、阴陵泉、三阴交、血海、太冲。

操作要点：①气海、大赫、气穴、天枢直刺1.5寸，平补平泻；②子宫穴向中线斜刺1.5寸，得气即可；③配穴皆直刺1.5~2寸，其中足三里、阴陵泉、三阴交以补法为主，血海、太冲以泻法为主。

2.电针

主穴：子宫、关元、血海、三阴交、阴陵泉、地机、合谷。

配穴：阿是穴。

操作要点：①直刺2寸；②得气后接通电针仪，连续波，输出频率为70 Hz；③20分钟/次，1次/日。

3.温针

主穴：关元、三阴交、血海、子宫。

配穴：气滞血瘀加合谷、太冲；痰湿瘀结加丰隆、阴陵泉；湿热瘀阻加阴陵泉、次髎；肾虚血瘀加气海、太溪。

操作要点：①主穴加灸法；②1个月为1个疗程。

4.耳针联合耳穴压豆

穴位：子宫、内分泌、交感、三焦。

操作要点：①行中等强度刺激，留针30分钟；②起针后，穴位压王不留行籽1粒，小方胶布（0.6 cm²）固定；③嘱患者自行按摩穴位压籽，1~2次/天，10~20分钟/次，强度以得气感为宜，两耳轮流或同时进行；④经期停用，每月重复针灸1次，并重新压籽。

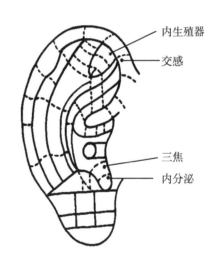

图12-4　子宫肌瘤耳穴示意图

5.六合灸法

穴位：石门、关元、中极。

操作要点：①将艾条呈向心形摆放在丝网米筛子底部，用蜡烛或酒精灯点燃，置于少腹部施行温和灸，热量可辐射石门、关元、中极部位，乃至整个少腹都有热感。由患者双手端着丝网米筛子；②每次40分钟可以全部燃尽；③冬季为每日11点左右，夏季为每日下午1~3点。

6.推拿

穴位：神阙、气海、关元、中极、子宫、曲骨、肾俞、次髎、血海、足三里、三阴交、涌泉。

操作要点：①第一步用拇指查找敏感点；第二步选取5个左右敏感点，用拇指指面或肘尖按压，使之产生酸、麻、胀、热、沉重、冷或放电样等气感并渗透扩散至腹部；②每个穴位治疗3分钟。

7.神阙穴经期敷贴

药物：三棱50 g，莪术50 g，路路通50 g，土鳖虫50 g，芒硝50 g，益母草100 g，蒲黄50 g。

操作要点：诸药研末，取适量温水调，以纱布敷神阙穴，每晚敷，晨起可取下，以温水清洗脐部。

8.石门穴联合足三里敷贴

穴位：石门、足三里。

操作要点：取1粒芡实敲碎，敷在石门穴（脐下2寸）处，取一小截甘草捣软或捣碎，贴在右侧足三里穴，均用胶布固定，每晚敷，次日早上取下，经期停用。

9.任脉经穴外敷

穴位：关元、气海、中极、子宫。

药物：天南星、乳香、没药各30 g，滑石粉60 g。

操作要点：将上述药物研成粉末，加上甘油调制成膏状，将药膏置于纱块上制成5 cm×8 cm大小，厚度约2 mm的膏贴，外敷上述穴位，每天1次，每次6~8小时，3月为1个疗程。

10.下腹部药酒外敷

药物：三棱、莪术、血竭、乳香、没药、益母草、丹参、夏枯草各500 g，三七、土鳖虫各400 g。

操作要点：①上药浸泡于75%酒精中，1个月后，用10 cm×10 cm的纱布（12层）浸汁，置于相当于子宫部位的少腹处，用TDP灯照射约30分钟，以温热能忍受为度。②1周为1个疗程，隔3日进行下1个疗程。

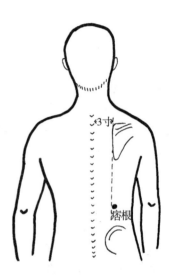

图12-5　痞根穴

11.火针法

穴位：气海、关元、中极、水道、阿是穴、痞根。

操作要点：①采用速刺法，点刺不留针；②针刺深度1.5寸左右；③隔日1次，经期停针；④10次为1个疗程，共治疗3个疗程。

12.针刺联合电脑康复仪

主穴：三阴交、气冲、曲骨。

配穴：气滞加气海，肝郁加太冲，气虚加足三里。

操作要点：①康复机板放压在曲骨和气冲上20分钟；②10天为1个疗程，每疗程结束后休息2天，再行下1个疗程。

13.针灸推拿联合卵巢周期法

（1）排卵期、黄体期治疗

主穴：关元、子宫、足三里、三阴交。

配穴：肝郁血瘀证加蠡沟；气虚血瘀证加阴陵泉。

操作要点：①先针腹部穴位，后针肢体穴位；②留针20分钟，温针灸2壮。

（2）经期、卵泡期治疗

主穴：关元、八髎。

配穴：肝郁血瘀证加蠡沟、太冲；气虚血瘀证加气海、血海。

操作要点：摩下腹8~10分钟，揉关元8~10分钟，擦八髎以热为度。

14.穴位埋线

主穴：中极、关元、水道、归来、痞根。

配穴：气滞血瘀配曲池、合谷；气虚血瘀配足三里、照海；痰瘀互结配曲池、合谷、足三里。

操作要点：患者经净后第3天给予穴位埋线，隔7天1次，疗程3月。

注意事项：①穴位应碘伏严格消毒；②选用7号埋线针、0号羊肠线；③埋线后用棉签按压针孔或创可贴贴敷。

15.灌肠

药物：桃仁、三棱、赤芍、丹皮、延胡索、败酱草、莪术、鳖甲、牡蛎各15 g，三七2 g。

操作要点：①中药冷水浸泡30分钟，浓煎取汁100~150 ml；②每晚1次保留灌肠，灌肠毕抬高臀部，左侧卧位，保留2小时；③每月15~20次；④经净开始，经期停药。

16.外敷联合灌肠

（1）方法一

药物：红藤20 g，鸡血藤30 g，昆布30 g，五灵脂20 g，牡蛎20 g，桃仁12 g，红花10 g。

操作要点：将药末喷湿后装入布袋，隔水蒸30分钟，用白酒做介质，于灌肠前热熨下腹部，待冷移去，加热后第2天再用，1周后换同药外敷。

（2）方法二

药物：桃仁12 g，红花9 g，三棱10 g，莪术10 g，蜈蚣2条，皂角刺10 g，桂枝9 g，木香9 g，槟榔15 g。

操作要点：上药冷水浸泡30分钟，浓煎取汁100 ml，带药液温度38~40℃时，则行保留灌肠，每周3次，经期停用。

17.离子导入

部位：耻骨联合上2横指腹正中线、腰骶部。

操作要点：①患者于月经干净3天起开始接受治疗；②主电极药垫置于耻骨联合上2横指腹正中线处接阳极，副电极置于相

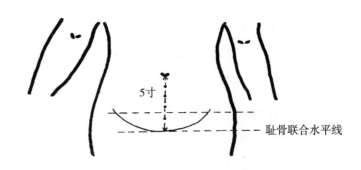

图 12-6　耻骨联合上 2 横指位置图

对应腰骶部接阴极，电流强度为0~100 mA可调，以有针刺感为度；③通电30分钟，每日1次，3个月为1个疗程。

五、生活调摄

1.定期筛查

坚持做好妇女保健工作，定期开展妇女疾病筛查。尤其是40岁左右女性，最好每年普查1次，以期早发现，早治疗。

2.情志调理

肝气不畅，气滞血瘀，是子宫肌瘤等癥瘕的发病机制之一，保持情志调畅，心情愉快，能够避免肝气郁结，防止癥瘕形成。

3.饮食调理

子宫肌瘤好发于生育期妇女，提示子宫肌瘤的发生可能与体内雌激素水平有关系，更有研究发现，患子宫肌瘤的女性体内雌激素水平较正常女性稍高，故建议女性饮食均衡，避免食用含有性激素的食物及保健品等。

（陈淑涛）

第四节　卵巢囊肿

一、概述

卵巢囊肿指卵巢内囊性肿物形成，是女性生殖器官常见的良性肿瘤，分黏液性囊腺瘤、浆液性囊腺瘤、纤维瘤、良性畸胎瘤、含睾丸母细胞瘤等类型，有恶变的可能性，常见于20~50岁妇女。属中医"癥瘕""积聚""肠覃"范畴。

二、诊断要点

1.病史

有情志抑郁、经行或产后感受外邪病史；或经、带异常等病史。

2.临床表现

临床上病情发展较缓慢，随囊肿的缓慢增大，常有月经紊乱、腹胀腹痛等表现。

3.检查

（1）妇科检查：附件区可触及包块，包块无压痛，若合并感染，可有压痛，甚或出现腹膜刺激征。

（2）辅助检查：B超见卵巢区囊性占位。

三、辨证分型

1.湿热瘀阻证

下腹部结块，疼痛拒按，痛连腰骶，经行量多或经期延长，带下量多色黄，质稠，或赤白相兼，伴见身热心烦，口渴，大便干结，小便黄赤；舌红有瘀点，苔黄厚，脉弦滑或滑数。

2.气滞血瘀证

下腹部结块，触之有形，经血色黯，夹血块，经期淋漓不尽，伴见经前情绪不宁，胸闷不舒，面色晦暗；舌紫黯有瘀点、瘀斑，苔薄白，脉涩或脉弦。

3.痰湿瘀结证

下腹部结块，触之有形，固定难移，经血量多，淋漓不尽，带下量多，伴见胸脘痞满，梦多，大便黏腻不爽；舌体胖大，紫黯，有瘀点、瘀斑，苔白厚而腻，脉滑或脉涩。

4.肾虚血瘀证

下腹部结块，隐痛，经血量多或少，经血紫黯，夹血块，伴见腰酸耳鸣，头晕乏力；舌质紫黯，有瘀点，苔白，脉涩而无力。

四、中医外治法

1.普通针刺

主穴：水道、归来、子宫、三阴交。

配穴：湿热瘀阻加蠡沟、阴陵泉；气滞血瘀加太冲、血海；痰湿瘀结加丰隆、天枢；肾虚血瘀加命门、太溪、血海。

操作要点：水道、归来直刺1~1.5寸，子宫直刺0.8~1.2寸，针感向小腹部放射；三阴交平刺0.5~0.8寸；留针20~30分钟，留针期间行针2~3次，每次行针5~10秒，10次为1

个疗程。

2.火针

穴位：水道、归来。

操作要点：取患侧水道、归来穴，采用0.5 mm×50 mm规格火针，在乙醇灯上均匀加热针身后，继续加热针尖部位至鲜红，以发白为度，将针迅速刺入穴位，针刺深度在3 cm以内，捻转行针得气后即可取针。3日1次，5次为1个疗程。

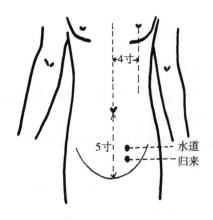

图12-7　水道穴、归来穴

3.耳穴压豆

穴位：内生殖器、盆腔、内分泌、肝、脾、肾。

操作要点：耳部消毒后，每次选3~4穴，用王不留行籽贴压固定，每天按揉4~5次，每次5~10分钟，以发热为度。

4.灸法

穴位：中极、气海、关元、子宫、水道、归来。

操作要点：采用隔姜灸或温和灸，灸至皮肤出现红晕，每次20~30分钟，10次1个疗程。此法适用于寒湿凝滞证。

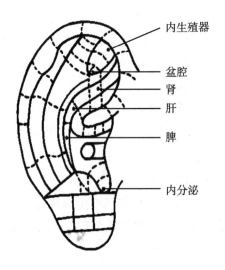

图12-8　卵巢囊肿耳穴示意图

5.灌肠

桂枝茯苓丸加减：桂枝20 g，茯苓15 g，赤芍10 g，丹皮10 g，桃仁15 g，泽兰15 g，枳壳12 g。湿热瘀阻证加败酱草、红藤；气滞血瘀证加川楝子、皂角刺；痰湿瘀结证加浙贝母、山慈姑；肾虚血瘀证加川断、杜仲、牛膝。

操作要点同前章节中药灌肠。

五、中医预防与调护

避风寒，慎起居，节饮食，畅情志，定期妇科检查，锻炼身体，增强体质。

（郑霞）

第五节　子宫脱垂

一、概要

子宫脱垂是指子宫从正常位置沿阴道下降，宫颈外口达坐骨棘水平以下，甚至子宫全部脱出于阴道口以外，称为子宫脱垂，中医又名阴挺。临床根据子宫脱垂的程度，分为Ⅲ度。Ⅰ度：子宫颈下垂到坐骨棘以下，但不超越阴道口。轻型：宫颈外口距处女膜缘<4 cm，未达处女膜缘。重型：宫颈已达处女膜缘，阴道口可见子宫颈。Ⅱ度：子宫颈及部分子宫体已脱出阴道口外。轻型：宫颈脱出阴道口，宫体仍在阴道内。重型：部分宫体脱出阴道口。Ⅲ度：子宫颈及子宫体全部脱出阴道口外。

临床表现为轻度患者一般无明显不适，中度以上子宫脱垂对子宫韧带有牵拉，盆腔充血，患者有不同程度的腰骶部酸痛或下坠感，站立过久或劳累后症状明显，卧床休息后症状减轻。重度子宫脱垂伴有排便、排尿困难，或遗尿，部分患者存在残余尿和张力性尿失禁，易并发尿道感染。外阴“块物”脱出患者经卧床休息后，有的能自行回缩，有的经手也不能回纳。暴露在外的宫颈长期与衣裤摩擦，可致宫颈、阴道壁溃疡，伴感染，有脓性分泌物。不能回纳的子宫脱垂常伴有直肠、膀胱脱垂，阴道黏膜增厚角化，宫颈肥大并延长等发生。

二、中医外治法的优势

本病临床上Ⅰ度及Ⅱ度可考虑中医外治法。外治法方法较简单，方便易操作，临床实用性强，疗效显著，容易为患者所接受，其主要方法有针灸、中药熏洗等，药物通过皮肤孔窍，腧穴直接吸收，针灸改善全身气血从而达到改善临床症状目的，临床应用广泛，值得推广。

三、诊断要点

1.病史
临床上多有分娩或多产病史，或产后较早负重，或长期咳嗽，或长期便秘等。

2.临床表现
自觉阴道口有肿物脱出，负重或咳嗽或增加腹压可导致肿物脱出，平卧休息可全部或部分还纳等，伴或不伴小腹隐痛，小便频数等。

3.专科检查
患者平卧，根据用力屏气时子宫下降的程度分为Ⅲ度。

Ⅰ度：子宫颈下垂到坐骨棘以下，但不超越阴道口。轻型：宫颈外口距处女膜缘<4 cm，未达处女膜缘。重型：宫颈已达处女膜缘，阴道口可见子宫颈。

Ⅱ度：子宫颈及部分子宫体已脱出阴道口外。轻型：宫颈脱出阴道口，宫体仍在阴道内。重型：部分宫体脱出阴道口。

Ⅲ度：子宫颈及子宫体全部脱出阴道口外。

以上根据病史、临床表现及专科检查，根据宫颈、宫体与宫颈位置可诊断。

四、辨证分型

1.气虚证

子宫下移或脱出于阴道口外，劳则加剧；小腹下坠，四肢无力，少气懒言，面色少华，小便频数，带下量多，质稀色白，舌质淡红，苔薄白，脉细弱。

2.肾虚证

子宫下脱，日久不愈，头晕耳鸣，腰膝酸软冷痛，小腹下坠，小便频数，夜间尤甚，带下清稀，舌质淡，苔白，脉沉弱。

五、中医外治法

1.普通针刺法

穴位：百会、维道、关元、提托、子宫。

操作要点：患者仰卧位，取百会、维道、关元、提托、子宫穴局部常规消毒后，采用毫针由维道穴进针斜刺向内下方的关元穴，再由提托穴斜刺子宫穴，捻转得气，其他穴位采用常规刺法留针30分钟。可同时配合温和灸百会穴30分钟，以患者局部有温热感、皮肤潮红为度。

2.中药熏洗法

（1）方法一

药物：蛇床子30 g，五倍子20 g，黄柏、苦参、苍术、升麻、柴胡各10 g，乌梅15 g。

操作要点：上药水煎沸，置于盆中，烫时熏蒸，稍凉后坐浴，擦洗温水，每次15~30分钟，每日2次，3剂为1个疗程。

（2）方法二

药物：蛇床子15 g，五味子10 g，石榴皮10 g，升麻10 g，补骨脂10 g，生艾叶10 g，益母草15 g，乌梅15 g。

操作要点同方法一。

（3）方法三

药物：生大黄20 g，黄柏20 g，苦参20 g，蛇床子20 g，花椒10 g，龙胆草20 g，紫草30 g，蒲公英20 g。

操作要点：上药文火浓煎出药液500 ml，用纱布蘸药液，用食指和中指伸入阴道内外擦洗，注意阴道前后壁、阴道穹窿处。药液涂洗均匀，擦洗完毕后忌用清水冲洗。2次/天，1周为1个疗程。

六、中医预防与调护

（1）生活规律，增强体质，调畅情志，保持乐观心态，积极配合治疗。

（2）宜清淡易消化食物，保持大便通畅。

（3）避免过度劳累，适当卧床休息。

（4）每日进行提肛训练（有规律地往上提收肛门，然后放松，一提一松），每天2次，一次30分钟。

（5）避免重体力劳动或负重，减少咳嗽或久蹲等增加腹压而加重子宫脱垂的动作。

（6）注意会阴部清洁卫生。

（7）坚持到医院分娩，有会阴裂伤者及时治疗。

（8）定期体检，有慢性咳嗽、腹泻、便秘者应积极治疗原发疾病。

（查娟）

第六节　外阴营养不良

一、概要

外阴营养不良指妇女外阴皮肤和黏膜组织发生变性、色素改变的慢性妇科疾病，又被称为外阴白色病变、外阴白斑、外阴上皮非瘤样变等，临床上以外阴瘙痒、干涩疼痛，皮肤黏膜变白、皴裂、萎缩等为主要表现。外阴营养不良，中医古代医家根据其临床表现将其命名"阴痒"。其病名目前首出自《肘后备急方》，又名阴门痒、外阴瘙痒。指妇女外阴及阴中瘙痒，甚则波及肛门周围，痒痛难忍，坐卧不宁等。而在《诸病源候论·妇人杂病诸候》中阐述了其病因病机：妇人阴痒，是虫食所为，三虫九虫，在肠胃之间，因脏虚，虫动作，食于阴，其虫作势，微则痒，重则乃痛。后世医家在前人的基础上对其有新的认识，完善丰富了阴痒的病因病机，更好地指导临床。

二、中医外治法的优势

目前西医对外阴营养不良，临床多以激素等外用，激光、冷冻、封闭手术等。中医外治法治疗外阴营养不良有丰富的经验，主要有针灸，中药熏蒸、坐浴疗法等，临床疗效好，操作简便，易于患者接受。

三、诊断要点

1.临床表现

外阴瘙痒、干涩疼痛，皮肤黏膜变白、皲裂、萎缩。

2.辅助检查

病理活检可确诊。

四、辨证分型

1.肝肾阴虚证

视物昏花，眩晕耳鸣，腰膝酸软，齿摇发脱，咽干口燥，五心烦热，颧红盗汗，尿黄便干，外阴刺痒萎缩、干燥易裂，舌红少苔或无苔，脉沉弦细数。

2.血虚风燥证

面白无华，头晕目眩，心悸失眠，肢体麻木，肌肉震颤，皮肤干涩粗糙，外阴色淡、瘙痒、皲裂，舌淡红苔干，脉细或细数。

3.肝经湿热证

口苦胁痛，身困重，小便淋浊，带下量多色黄，黏稠臭秽，阴部潮湿、红肿痒痛、破流黄水，舌苔黄腻，脉濡数或弦数。

4.脾肾阳虚证

形寒肢冷，面色㿠白，腰酸膝冷，小便频数，余沥不尽或小便不利，面浮肢肿，带下清稀，外阴色白萎缩与增厚粗糙相间，舌质淡胖而有齿痕，脉沉迟细弱。

五、中医外治法

1.普通针刺

主穴：中极、会阴、曲泉、阴陵泉、蠡沟、三阴交、太溪。

配穴：足三里、丰隆、太冲、肾俞、肝俞。

操作要点：上述穴位常规消毒后普通针刺。每天治疗1次，每次留针20分钟，留针期间行针2~3次。每次行针5~10秒。

2.中药熏洗法

（1）方法一

药物：皮肤康洗液20 ml，黄芪霜15 g。

操作要点：将皮肤康洗液20 ml倒入盆中，加入200 ml开水，利用热气熏蒸外阴；待水渐冷以皮肤不烫时，坐浴熏洗；熏洗至水冷却后在外阴皮肤瘙痒处涂抹黄芪霜，顺时针或逆时针加压涂抹至局部皮肤发热发烫为度。每晚1次，每次操作时间30~60分钟。

（2）方法二

药物：苦参30 g，白鲜皮15 g，蛇床子30 g，地肤子15 g，川椒15 g，百部30 g，枯矾30 g，黄柏15 g，透骨草15 g，仙茅15 g，知母15 g，紫草15 g。

操作要点：先用温水冲洗前后二阴，上药水煎取药液熏蒸阴部，待药液温度降至36~42℃，浸浴阴部，每次15~20分钟，1天2次，7天为1个疗程，4个疗程后观察疗效，经期禁用。

六、中医预防与调护

（1）生活规律，避免过度劳累，适当锻炼，增强体质。

（2）调畅情志，保持乐观心态，积极配合治疗。

（3）宜清淡食物，避免辛辣刺激食物。

（4）会阴瘙痒者避免肥皂水或温度较高的水搓洗，避免搔抓，皮肤损伤等。

（5）注意会阴部清洁卫生，内裤应以棉质、透气、宽松为宜。

（6）定期体检，早期治疗，注意防癌筛查，同时与其他疾病（如糖尿病、湿疹、股癣、恶性肿瘤等）所引起的外阴瘙痒相鉴别。

（查娟）

第七节　盆腔瘀血综合征

一、概要

盆腔瘀血综合征，又称盆腔静脉综合征或卵巢静脉综合征，是指由于慢性盆腔静脉血液流出不畅，盆腔静脉充盈、瘀血所引起的一类综合征，主要临床表现为下腹部坠胀、腰骶部疼痛、性交痛、月经紊乱、白带增多等一系列症状，而妇科查体阳性体征少，是造成女性盆腔疼痛的原因之一，多见于30~50岁育龄期妇女，因其症状涉及面广，而患者自觉症状常与客观检查不相符合，在体征上易与慢性盆腔炎、子宫内膜异位症相混淆，故该病易误诊为慢性盆腔炎、子宫内膜异位症等而致使病情难愈。

中医古籍无盆腔瘀血综合征病名，据其临床表现及体征，可归属于腹痛、痛经、带下等病证范畴，并与《金匮要略·妇人杂病脉证并治》所载"妇人腹中诸疾痛""妇人腹中痛"，《证治要诀·妇人门》所载"经事来而腹痛，不来腹亦痛，皆血不调也"有相似之处。多认为其病机主要是瘀血阻滞、脉络不通。

二、诊断要点

1.病史

患者多为育龄妇女，有过多次孕产史，多习惯于仰卧位睡眠或多有久病、长期站位、长期坐位、子宫后位、便秘、过劳等习惯或病史，其症状的出现多在末次分娩或流产后不久。主要临床表现为慢性盆腔坠感或坠痛，自月经中期开始逐渐加重，月经来潮或劳累后加重，伴深在的性交痛和低位腰痛，有时难以忍受，呈周期性。可伴有疲劳感、瘀血性痛经、乳房胀痛、泌尿道症状或神经衰弱，易怒激动，失眠、头痛，心前区闷胀感或心悸，全身酸痛不适等自主神经功能紊乱症状。

2.体查

腹部检查所见常与上述主观症状的严重程度不一致，检查可见下腹轻度深压痛，痛无定处或痛处固定，无肌紧张及反跳痛。妇科检查见外阴静脉充盈，甚至静脉曲张，阴道、宫颈黏膜常为紫蓝色，子宫多为后位质软，宫旁附件区有明显的压痛及饱满感，但无明显增厚及块状物。

3.辅助检查

超声检查、盆腔静脉造影术、腹腔镜检查及磁共振成像（MRI）或计算机断层扫描（CT）等均可辅助诊断。

三、辨证分型

1.气滞血瘀证

下腹及腰骶部坠胀疼痛，经前乳房胀痛，舌暗或边有瘀点，苔薄白，脉弦或涩。

2.湿热瘀阻证

少腹拘急、坠胀，腰骶部酸痛，白带量多、色黄，小便黄，大便秘结或不畅，舌红，苔薄黄腻，脉弦数或濡数。

3.气虚血瘀证

少腹坠胀疼痛，劳累后加剧，白带量多、色白清稀，头晕，神疲，面色萎黄，大便溏薄，舌淡，苔薄白，脉细无力。

4.阴虚血瘀证

下腹、腰骶疼痛，头昏眼花，手足心热，舌红，苔薄或少苔，脉细数。

四、中医外治法

1.普通针刺

穴位：关元、中极、三阴交、肾俞、上髎、中髎、足三里。

操作要点：穴位均常规消毒，关元、中极采取舒张进针法进针，直刺1.5~2.5

寸，分别采用捻转平补平泻法、捻转泻法；肾俞朝向脊柱方向斜刺1寸，采用捻转提插平补平泻法；上髎、中髎朝向盆腔底部方向直刺略斜向脊柱1.5寸，令气感向会阴部放射；足三里、三阴交直刺1.5寸，提插平补平泻，使酸胀感向足部下行或沿经络上行。每日针刺1次，留针15~30分钟，10次为1个疗程。

2.艾灸

穴位：中极、关元、行间、气海、血海、神阙。

操作要点：点燃艾条，右手持艾条在上述穴位施灸，距离皮肤表面2~3 cm，使患者局部有温热感而无灼痛为宜，施灸部位宜先上后下，先灸头顶、胸背，后灸腹部、四肢。一般每穴施灸10~20分钟，以皮肤红晕为度，每日1次，一般7日为1个疗程，经期停用。

3.耳穴贴压

穴位：子宫、交感、内分泌、肾、神门。

操作要点：取0.6 cm×0.8 cm的胶布，将光滑饱满的王不留行籽贴于胶布上，耳廓局部行严格消毒，根据辨证选用3~5穴，每次只贴单侧耳穴，两耳交替应用，贴紧后加压力，让患者感到局部有酸、麻、胀、痛或发热感。每日按压穴位2~3次，每次1~2分钟，1周更换1~2次，3周为1个疗程，经期停用或酌情使用。

4.中药灌肠

药物：红藤30 g，败酱草20 g，赤芍、牡丹皮、郁金、王不留行、路路通各15 g，川芎、三棱、莪术各10 g，桂枝5 g。

操作要点同前章节中药灌肠。

5.中药外敷法

药物：当归、丹参、红花、制乳香、制没药、桃仁、苏木、鸡血藤、透骨草各等份，各30 g。

操作要点：以白色棉布袋装入中药，首次以温水浸湿后，隔水蒸30~40分钟，趁热敷下腹部及两侧少腹或腰骶部，封包下垫毛巾1~2张，每日隔水蒸30~40分钟，每个药包约可使用5次。封包治疗时间一般为半小时，每日1次，以14日（非经期连续用药）为1个疗程，治疗2个疗程。经期停用。

六、中医预防与调护

（1）适寒暑，慎起居，节饮食，畅情志，节欲防病。

（2）生育期妇女要坚持个人卫生保健。

（3）积极锻炼身体，增强体质。

（4）正确认识疾病，解除思想顾虑，增强治疗信心，应及时检查治疗。

（廖芝）

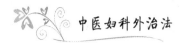

第八节　痤　疮

一、概要

痤疮是一种发生于毛囊及皮脂腺的慢性炎症性皮肤疾病，青春期发病率较高，临床表现不一，从生理性粉刺到炎症性丘疹、脓疱、结节、囊肿，严重者易形成瘢痕、面部黑色素沉积。痤疮影响人的美观，对人的情绪和心理健康以至行为方式也产生一定影响，已成为一个不可忽视的心身疾病。随着医学的发展，对痤疮的病因及外治法有了更深入的研究，并在临床实践中取得了良好的疗效。

《内经》云："诸痛痒疮皆属于心，汗出见湿乃生痤痱。"清代吴谦《医宗金鉴·外科心法要诀》记载"此证由肺经血热而成。每发于面鼻，起碎疙瘩，形如黍屑，色赤肿痛，破出白粉汁……"并提倡外敷"颠倒散"治疗痤疮。随着历代医家对痤疮病因病机认识的深入，可将痤疮病因病机归结为外感风热、血热郁滞、饮酒生热及体虚感邪。现代医家总结前人的经验将痤疮的病因病机分为外感、饮食、情志、肾虚四大因素。

二、中医外治法的优势

痤疮的发病并不是任何单一因素造成的，其发病机制较复杂，关系到内分泌、免疫、毛囊微生物、皮脂腺角化等环节，在治疗和预防过程中应从多方位考虑，目前仍没有一种公认的治疗方案。西药由于方便、见效快、成分明确、剂型相对完善等优势成为目前常用药物，但易反复、易耐受。中医外治法在遵循辨证论治的原则下以其操作简单、不易复发、价廉等特点在临床中发挥着良好的作用。《理瀹骈文》曰："外治之理，即内治之理，外治之药，即内治之药，所异者法耳。"在选择治疗方法时应灵活变通，内外同治、中西医结合、综合治疗才能取得好的效果。中医外治药应和现代医学技术相结合，深入研究药物成分，采用现代药剂学技术成果，如提取制备、药剂分析，开发安全、高效、长效、无刺激的外用制剂，缩短患者疗程，提高其生活质量。

三、诊断要点

1.临床表现

（1）局部表现：局部呈明显的红、肿、热、痛、压痛，活动受限。病变区与周围皮肤无明显分界。范围迅速扩大。而发生在深部组织者，皮肤充血不明显，常有皮肤水肿和深部压痛。发生在口底、颌下和颈部的急性蜂窝织炎，可引起喉头水肿和压迫气管而导致呼吸困难和窒息。

（2）全身症状：高热、寒战、脉搏增快、头痛、全身不适。少数严重者可引起中毒性休克。

2.检查

（1）局部穿刺：可抽出暗红色稀薄的脓液。

（2）实验室检查：白细胞计数增高，中性白细胞增高。

（3）多见于青年男女。

四、辨证分型

1.肺胃蕴热证

额面部黑头粉刺，额面潮红，与毛囊一致的散在丘疹无自觉症状，舌淡红苔薄黄，脉浮数。

2.胃肠湿热证

表现为皮疹色红，或伴有脓疱，炎症显著可自觉局部皮损灼热焮痛，伴有纳呆腹胀，舌苔黄腻，脉滑数。

3.痰湿血瘀证

皮疹结成囊肿，纳呆，便溏，舌淡胖，苔腻，脉滑。

4.热毒血热证

皮疹表现以丘疹、脓疱为主，丘疹基底周边伴有红晕，甚者可伴有结节，自觉局部焮热疼痛，脓疱破溃或吸收后可遗留暂时性色素沉着或凹陷性小瘢痕，伴口苦咽干，大便干结，舌红，苔黄燥，脉数。

五、中医外治法

1.普通针刺法

穴位：心俞、肺俞、肾俞、肝俞、脾俞。

操作要点：三棱针点刺放血，1天1次，5次为1个疗程，共治疗3个疗程。

2.外敷膏法

药物（消痤膏）：夏枯草、羌活、海藻、白芷、僵蚕各6 g，黄连1.6 g，冰片少许，白蜂蜜60 g。

操作要点：上药共研细末，入蜂蜜调膏备用。用时洗净患处擦干，涂药膏于患处，或将药膏摊于纱布上，贴敷患处，固定，晚贴晨去，10次为1个疗程。如有囊肿或瘢痕疙瘩者，加密陀僧、滑石各9 g。

3.中药面膜粉

药物：绿豆、白莲、茯苓、白附子、白蔹、丁香、野菊花、桑叶、僵蚕等。

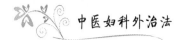

操作要点：取适量面膜粉加生理盐水或凉开水混匀，涂抹面部，30分钟后温水洗净，每周3次，共治疗4周。

4.刮痧

材料：刮痧板，润滑油等。

操作要点：取项背部督脉、膀胱经共5线，督脉经从哑门刮至腰俞以下，两侧膀胱经则分别从天柱至大肠俞以下，从附分至胞肓。以刮痧板蘸刮痧油由上向下顺经络下刮，以刮出痧为度。刮完后，嘱患者饮下2大杯白开水（300 ml以上）促进水液代谢。

5.耳穴贴压法

穴位：神门、肺、胃、内分泌、卵巢、面颊、皮质下。

操作要点：将王不留行用胶布贴于耳穴下并用手进行按压刺激，使患者耳朵感到酸、麻、胀、痛或发热。每日揉按3~5次，每个穴位按揉1~2分钟，留置1~5天，连续贴压1个月。

六、中医预防与调护

1.情志调护

《素问》云："郁乃痤"，"郁"就是积聚而不得发越的意思。情志影响，肝气郁结、湿浊内阻，蕴结化热熏蒸皮肤，体内湿浊郁阻不能排泄。在进行药物治疗时，应要求患者节欲息怒，积极调节情绪于不郁不亢，保证肝主疏泄，肺合皮毛功能正常，促使皮脂腺功能改善，达到预期的治疗效果。

2.饮食调护

《素问·生气通天论》云："膏粱之变，足生大疔。"嗜食肥甘厚味者，易患痤疮；嗜食酒、麻辣、海鲜等，亦可加重或诱发痤疮。要求患者保证饮食清淡，吃含纤维素高的食物，保证大便通畅，调节脾肺功能，以平为期。

3.生活起居调护

《素问·生气通天论》云："汗出当风，乃生痤疿。"指人体正在出汗之际，皮脂腺工作加速，突遇寒湿，致肺气郁闭或收敛，阻塞皮脂腺导管，致内热郁结，与湿相搏，面部痤疮即成。故忌汗出之时冷水洗浴，是预防和减轻痤疮的方法之一。根据天人相应的观点，人随自然而寤寐，使各脏腑功能正常而皮肤健康。一般而言，一日之中，夜间十时至二时是皮肤最能得到充分休息之时，故告诫患者保证八小时睡眠的同时，还要求尽力做到夜间十时即入睡。

4.颜面调护

颜面痤疮的发生，与局部滥用各种清洁剂、护肤品有关。这些物品的刺激性或副作用妨碍了皮脂腺导管通畅，致局部发生了炎症性反应而发病。要求患者以温水洗脸，不涂抹任何物品，慎用或少用面部清洁剂、护肤品，禁用收敛剂或阻塞皮脂腺通畅之物品，即可减轻局部炎症性反应，疏通皮脂腺导管，加速痤疮痊愈。

（刘梦）

第九节　黄褐斑

一、概要

黄褐斑也称为肝斑，是面部黑变病的一种，是发生在颜面的色素沉着。临床表现为皮损表皮中色素过度沉着，真皮中噬黑素细胞有较多的色素。真皮血管和毛囊周围有少许淋巴细胞浸润。黄褐斑皮损为淡褐色或黄褐色斑，边界较清，形状不规则，对称分布于眼眶附近、额部、眉弓、鼻部、两颊、唇及口周等处，无自觉症状及全身不适。

中医称本病为"面上杂病""黧黑斑""面尘""蝴蝶斑"等。其机制为邪犯肌肤，气血不和，肝郁气滞，气滞血瘀所致。中医治疗通过内外结合方法等，可取得较好的效果。中医认为黄褐斑的病因如下：一是由于肝功能失调导致气郁，使面部气血失和；二是肾精受损而久伤肾阴，肾阴不足而不能滋养面部而使面部不荣；三是气滞血瘀而致不荣肌肤；四是肝脾不和，气血失调而不能上荣于面。

二、中医外治法的优势

黄褐斑往往是体内疾病的信号，脏腑之间关系失调，经脉阻滞、气血不足等均可以"形之于面"，大部分黄褐斑实质上是全身机能失调的外在表现。中医认为多数黄褐斑患者多因情志不畅、肝气郁结，脾胃虚弱、气血亏虚，肾阴不足、水不制火，气滞血瘀、瘀阻经络，肠虚便秘、痰浊内停所造成。本病主要与肝、脾、肾三脏关系密切，治疗重在辨证论治，对症下药，必有疗效。

根据临床经验表明，单纯内服祛斑药，能治本但疗程较长，患者容易失去信心；单纯外用祛斑药，虽可显效于一时，但易于复发，使患者烦恼，只有中西医结合，内服与外用结合，内外并举、标本兼治，获得长远的祛斑效果。

三、诊断要点

（1）面部淡褐色至深褐色、界限清楚的斑片无炎症表现及鳞屑。

（2）无明显自觉症状。

（3）主要发生在青春期后，女性多发。

（4）病情有一定季节性，夏重冬轻。

（5）无明显内分泌疾病，并排除其他疾病引起的色素沉着。

（6）色素沉着区域平均光密度值大于自身面部平均光密度值20%以上。

四、辨证分型

1.肝郁内热证

多见于女性，除典型皮损外，兼有情志抑郁，胸胁胀满，面部烘热，月经不调，口干苦，舌红，苔薄黄，脉弦细。

2.肾气不足证

皮疹颜色深褐，边界截然，状如蝴蝶，面色多晦暗无华，兼有头昏耳鸣，腰膝酸软，舌淡，苔少，脉细弱。

3.气滞血瘀证

多由慢性肝病引起，症见皮疹灰褐发青，兼有肝区胀痛不舒，舌质暗或有瘀斑，脉弦细。

4.脾虚湿热证

皮疹黄褐，状如尘污，兼有胃纳不香，脘腹闷胀，大便异常，小便黄赤，苔黄腻，脉滑数。

5.阴虚内热证

皮疹黄褐而色淡，边界模糊，兼有低热，神疲，头昏，月经不调，舌质红，苔薄黄，脉细数。

五、中医外治法

1.耳针加体针法

主穴：肾、肝、脾、内分泌。

配穴：均为体穴，按色素沉着部位选加。前颊区配上星、阳白；颧颊区配颊车、四白；鼻梁配印堂、迎香；上唇配地仓。

操作要点：每次主穴均取。采用耳穴毫针刺及贴敷相结合，即一侧耳穴针刺，以0.5寸长28号不锈钢毫针，在敏感点刺入，不宜过深透过耳软骨，有胀痛即可。另一侧耳以王不留行籽或磁珠贴敷。隔日1次，两耳交替。配穴用针刺法，以28~30号毫针（长1.0~1.5寸），均采用向色素沉着区方向斜刺，得气后，予小幅度捻转轻刺激。耳针和体针均留针30分钟，其间行针2~3次。体针亦隔日1次，和耳针同步进行，15次为1个疗程，疗程间隔7天。

2.祛斑面膜

加减玉容散（源自清《医宗金鉴》玉容散）面膜。

药物：僵蚕30 g，白及30 g，白茯苓30 g，白附子30 g，白莲子30 g，白丁香 30 g，羌活15 g，红花10 g等。

操作要点：将上药研为细末，过 120 目筛，每次取3 g于容器中，放蜂蜜或鸡蛋清调成糊状，洁面后敷于面部，30分钟后洗净，隔日 1 次。

玉容散（源自《中西医结合皮肤病学》）。

药物：绿豆粉90 g，白菊花30 g，白附子30 g，白芷30 g，食盐15 g，冰片1.5 g。

操作要点：上药研为细末。用清水调匀外搽，代肥皂洗面，外搽10分钟洗去。

3.祛斑洗面方

药物：白僵蚕、黑牵牛各100 g，北细辛100 g。

操作要点：研细蜜丸弹子大，日洗数次。一月后其斑退，并治雀斑、面生黑点。

4.五白膏

药物：白及6 g，白芷6 g，白蔹4.5 g，白附子6 g，白丁香（即雀粪）4.5 g，密陀僧3 g。

操作要点：上药共研极细末，每次用少许药末放入鸡子清或白蜜内搅调成稀膏，晚睡前先用温水浴面，继后将此膏涂于斑处，晨起洗净。

5.耳穴贴压

主穴：面颊、子宫、内分泌、皮质下。

配穴：肺、肾、肝、脾、大肠、外鼻。

操作要点：先以耳穴探测仪找到穴区敏感点，每次主穴必贴，配穴根据症情酌加。用王不留行籽或磁珠作为压物，置于0.7 cm×0.7 cm的小方胶布上，敷贴于敏感点。即予按压2~3分钟，使耳廓潮红发热。每日自行按压3~4次。每次敷贴一侧耳，隔日换贴1次，15次为1个疗程，两耳交换贴敷。一般需3个疗程。

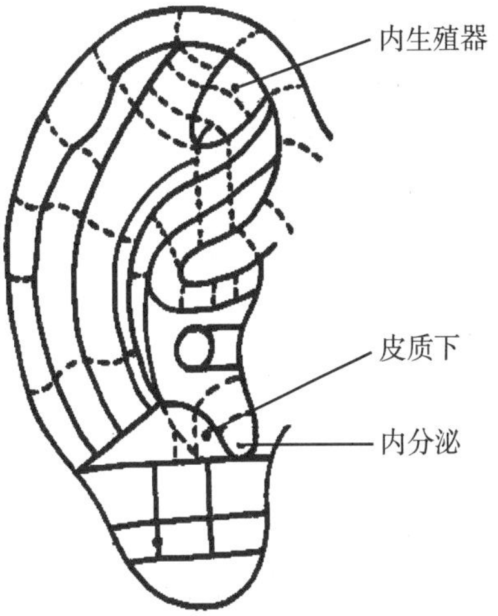

图 12-9　黄褐斑耳穴示意图

6.面部刮痧

材料：刮痧板或棒，按摩膏等。

操作要点：①清洁皮肤，涂介质根据需要选用保湿或美白祛斑按摩膏，涂抹于额头、双颊、下颌等部位，用玉棒均匀涂抹于全面部。②点穴按照由下向上、由中线向两边的顺序进行，点承浆—地仓—水沟—承浆—颊车—地仓—颧髎—耳门—听宫—听会—迎香—翳风—印堂，用玉棒顶部的尖端点压穴位，停留一次，重复一次，并在结束时将玉棒由印堂穴经眉滑向耳后。③玉棒交叉刮痧面颊部，用玉棒的顶部按照下颌—耳后、地仓—耳前、迎香—太阳的顺序，进行交叉移动，重复一次，额部按照从左—右—左的顺序交替往复交叉移动，重复一次。④用玉棒的顶部做滑动的动作，同时按照交叉刮痧的顺序滑动，重复一次。⑤面部排毒用玉棒顶部的尖端点太阳穴，一侧静止，另一侧沿面颊滑下，从下颌经对侧绕过下颌—上唇—鼻侧—同侧眼周环绕—

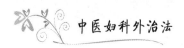

点同侧太阳穴，再换另一侧，反复操作一次。⑥每周1次，4周为1个疗程。

六、中医预防与调护

1.饮食调理

注意饮食营养，以水果、蔬菜等清淡的食物为主，补充维生素C，避免油腻、辛辣刺激食物。

2.情志保养

保持心情舒畅，避免过度的情志刺激，树立治疗信心，耐心持久，坚持正确的系统治疗。

3.寻找病因，针对治疗

积极寻找病因，对症处理，勿滥用化妆品，尤其是有刺激作用的祛斑增白类的化学性化妆品。

4.防晒方面

避免日晒，外出时戴宽边帽，穿长袖衣服或涂擦防晒用品。

5.配合内服药，内外合治

平时可以服用维生素C等进行预防性治疗。

（刘梦）

第十节　失　眠

一、概要

失眠，是以经常不能获得正常睡眠为特征的一种病症。通常指患者对睡眠时间和（或）质量不满足，并影响白天社会功能的一种主观体验。按临床常见的失眠形式有睡眠潜伏期延长：入睡时间超过30分钟；睡眠维持障碍：夜间觉醒次数＞2次或凌晨早醒；睡眠质量下降：睡眠浅、多梦；总睡眠时间缩短：通常少于6小时；日间残留效应：次晨感到头昏、精神不振、嗜睡、乏力等。

失眠在中医又称为"不寐"，围绝经期综合征则无专属的中医病名，但文献中有"郁证""汗证""不寐""心悸""百合病"等病名的阐述。不寐的表现，轻则入寐困难或寐而易醒，醒后不寐，重则彻夜难眠。中医认为睡眠的生理机制主要是靠营卫阴阳调和，营卫阴阳调则心神得养，心神调节是寤寐的基础，引起不寐的原因有很多种，常见的有情志不调，肝气郁结，肝郁化火，邪火扰动心神，神不安则不寐；饮食不节，脾胃受损，酿生痰热，胃气不和而不得安寐；劳倦过度，伤及心脾，神不守舍而不寐；病后体虚，心失所养，心神不安而不寐。治疗上以补虚泻实，调整脏腑阴阳为主。

二、中医外治法的优势

失眠是临床常见的病症，严重者影响患者的工作学习及生活质量，失眠的根本病机在于阴阳失调，阳不入阴，治疗失眠的根本在于调和脏腑，平衡阴阳，使机体恢复到"阴平阳秘"的正常状态。中医外治法治疗失眠方法众多，简单实用，疗效显著，其最大特点在于辨证论治，注重整体功能的调整，只有在机体的整体状态得到改善后，失眠才能得到根本性的改善。较之西药治疗失眠，突显其安全性、有效性、无毒副作用、无药物依赖性等特点。

三、诊断要点

失眠患者轻者入寐困难或寐而易醒，醒后不寐，连续3周以上，重者彻夜难眠。常伴有头痛、头昏、心悸、健忘、神疲乏力、心神不宁、多梦等症。本病常有饮食不节，情志失常、劳倦、思虑过度，病后体虚等病史。

四、辨证分型

1.肝火扰心证

不寐多梦，甚则彻夜不眠，急躁易怒，伴头晕头胀，目赤耳鸣，口干而苦，不思饮食，便秘溲赤，舌红苔黄，脉弦而数。

2.痰热扰心证

心烦不寐，胸闷脘痞，泛恶嗳气，伴口苦，头重，目眩，舌偏红，苔黄腻，脉滑数。

3.心脾两虚证

不易入睡，多梦易醒，心悸健忘，神疲食少，伴头晕目眩，四肢倦怠，腹胀便溏，面色少华，舌淡苔薄，脉细无力。

4.心肾不交证

心烦不寐，入睡困难，心悸多梦，伴头晕目眩，腰膝酸软，潮热盗汗，五心烦热，咽干少津，男子遗精，女子月经不调，舌红少苔，脉细数。

5.心胆气虚证

虚烦不寐，处事易惊，终日惕惕，胆怯心悸，伴气短自汗，倦怠乏力，舌淡，脉弦细。

五、中医外治法

1.普通针刺

主穴：神门、照海、申脉、安眠、印堂、四神聪、三阴交。

配穴：痰热内扰加丰隆、内庭；肝火扰心加行间、侠溪、太溪；脾胃不和加公孙、足三里；心脾两虚加心俞、脾俞、隐白、足三里；心肾不交加心俞、肾俞；心胆气虚加胆俞、心俞、丘墟。

操作要点：诸穴位常规消毒，神门、印堂、四神聪，用平补平泻法，平刺或斜刺0.5寸，背部脾俞、肾俞、心俞等用1.5寸针刺1~1.2寸，向脊柱方向斜刺0.5~1寸，后捻转1分钟左右得气出针，不留针；其余穴位直刺0.5~1寸，得气后平补平泻，配穴按虚补实泻法，留针30分钟，每日1次，10天为1个疗程。

2.耳穴贴压

主穴：心、神门、内分泌、交感、皮质下。

配穴：肝火扰心加肝、三焦；心脾两虚加脾、小肠；心肾不交加肝、肾；心胆气虚加肝、胆；痰火扰心加脾、大肠。

操作要点：耳廓常规消毒后，将王不留行籽用0.5 cm×0.5 cm大小的白色胶布贴于右耳（或左耳）相应穴位，3天后换另一只耳，每日按压5次，每次5分钟，强调睡前加强按压，以耳部发红并感觉热胀酸痛为宜，刺激强度以患者能耐受为度，连续10天为1个疗程，中间休息3天，继续下1个疗程，共3个疗程。在睡前有服用催眠药物习惯者，治疗期间，嘱其尝试着逐渐减量，直至停服。

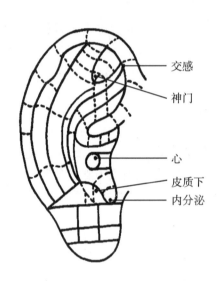

图12-10　失眠耳穴示意图

3.推拿

穴位及部位：印堂、神庭、睛明、攒竹、太阳、角孙、风池、肩井、中脘、气海、关元、头面及肩颈部、腹部。

操作要点：头面部手法主要采用一指禅偏峰推法、揉法、抹法、扫散法、拿法等，操作时手法频率适中，切忌太快；在腹背部推拿应先使腹部肌肉充分放松，再运用摩法、按法、揉法推拿，必要时使用按摩油或按摩介质。①患者坐位。医者以一指禅推法，从印堂开始向上至神庭，往返5~6次；再从印堂向两侧沿眉弓至太阳穴往返5~6遍；一指禅推眼眶周围，往返3~4次；再从印堂沿鼻两侧向下经迎香沿颧骨，至两耳前，往返2~3次，治疗过程中以印堂、神庭、睛明、攒竹、太阳穴为重点。②分抹前额3~5次，抹时配合按睛明、鱼腰穴。③五指拿法，从头顶至枕骨下，到枕骨下改用三指拿法，拿2~3遍，并揉按风池穴半分钟，拿揉肩井穴半分钟。④患者仰卧位，在腹部顺时针摩腹2~3分钟，再用中指点按中脘、气海、关元穴，每穴半分钟。⑤患者俯卧位，医者以滚法作用于背腰部，重点在心俞、肝俞、脾俞、肾俞、胃俞、命门穴，3~5分钟，再用推、揉、点等手法对患者背部两侧的膀胱经进行推拿。⑥一指禅推法推心俞、肝俞、脾俞、肾俞、胃俞、命门穴，每穴1~2分钟。每日1次，6天为1个疗程，共4个疗程，疗程之间休息1天。

4.穴位贴敷

主穴：神门、三阴交、心俞。

配穴：辨证取穴，肝郁化火证加行间、太冲；痰热内扰证加内关、丰隆；阴虚火旺证加肾俞；心脾亏损证加脾俞；心胆气虚证加胆俞。

药物：酸枣仁、茯神、吴茱萸、川芎、当归、丹参、冰片等中药，粉碎成粉末加熟凡士林拌匀制膏，制成2 cm×2 cm、厚0.5 cm的药饼。

操作要点：75%酒精棉球消毒局部，药饼贴敷于上述穴位，每次贴敷6~8小时后取下。注意观察患者局部皮肤有无红肿、水疱、瘙痒及睡眠改善情况，同时进行心理疏导，消除患者紧张情绪，保持心情愉悦，若出现皮肤起疱、奇痒等不适，则暂停治疗。10天为1个疗程，隔日1次，连续敷贴2个疗程。

5.中药熏洗

药物：酸枣仁30 g，鸡血藤30 g，吴茱萸10 g，川牛膝10 g，肉桂6 g，合欢皮30 g，夜交藤30 g，丹参20 g，当归20 g。

操作要点：每日临睡前将中药煎煮成5 000 ml，倒入木桶内，趁药液温度高时先将双足隔药液熏蒸，将浴巾搭腿上保暖，待药液温度冷却至40~45℃，将双足放入药液中浸洗，相互搓洗，水温下降时应及时添加热水，熏洗双足30分钟，结束后擦干双足即可入睡。每天晚上1次，7天为1个疗程。

六、中医预防与调护

（1）重视精神调摄和讲究睡眠卫生尤其重要，积极进行心理情志调节，克服过度的紧张、惊恐、兴奋、焦虑、抑郁、愤怒等不良情绪，做到喜怒有节，保持良好的情绪状态，睡前避免情绪激动。

（2）调整作息时间，起居应有规律，不熬夜，睡前不吸烟、不喝茶、不喝咖啡，不玩手机，晚餐要清淡，睡前避免从事兴奋和紧张的活动，养成定时就寝的习惯；保持周围环境的安静，空气清新，温度适中，创造一个易于入睡环境。

（吕景）

第十三章

乳腺疾病

第一节　乳腺增生

一、概要

乳腺增生病是一种既非炎症又非肿瘤的病变，根据其病理类型可分为单纯乳腺增生病（又称乳痛症）、乳腺腺病、乳腺囊性增生三类。其发病原因为体内女性激素代谢障碍，尤其是雌、孕激素比例失调，使乳腺实质增生过度和复旧不全。本病多好发于30~50岁妇女，以乳房疼痛和肿块为临床特征，且症状与月经周期关系密切。本病发病率高，约占育龄女性的40%，且呈逐年增高和年轻化趋势，具一定癌变率。乳腺增生病属中医"乳癖"范畴，证候分型为肝郁痰凝和冲任失调两型。

二、中医外治法的优势

乳腺增生病的治疗，迄今仍没有特别高效的治疗方法，主要为对症治疗，多予以激素类药物，副作用较大，可能导致已经紊乱的内分泌功能更加紊乱；乳腺增生一般不选择手术治疗，对于肿块增长迅速，影像学诊断不能排除恶性者，有乳腺家族史者可考虑手术治疗。目前国内多采用中西医结合、内服外治双管齐下的治疗方法，取得较为满意的治疗效果。

三、诊断要点

1.病史

本病好发于30~40岁女性，乳房疼痛以胀痛为主，可有刺痛或牵拉痛。疼痛在经前加剧，经后缓解，或随情绪波动而变化。乳腺肿块可发生于单侧或双侧，多位于乳腺外上象限，质地中等或质韧，表面光滑或颗粒状，活动度好，可有触痛。

2.检查

常用方法为乳腺超声、乳房钼靶X线摄片、细针穿刺细胞学检查及活组织病理检查等，其中乳腺超声对肿块大小、内部结构（囊性或实性）的检查具有较大价值，属无损检查。另外乳腺检查最好在月经来潮的第7~10天（经净3天）进行。

四、辨证分型

1.肝郁痰凝证

多见于青壮年女性，乳房肿块，质韧不见，胀痛或刺痛，随喜怒消长；伴有胸闷胁胀，善郁易怒，失眠多梦，心烦口苦；舌淡红，苔薄黄，脉弦滑。

2.冲任失调证

多见于中年妇女，乳房肿块经前加重，经后缓解；乳房疼痛较轻或无疼痛；伴有腰酸乏力，神疲乏力，月经失调，量少色淡，或闭经；舌淡苔白，脉沉细。

五、中医外治法

1.普通针刺

主穴：屋翳、乳根、膻中、天宗、肩井、期门。

配穴：肝郁气滞者加肝俞、太冲；痰浊凝结者加丰隆、中脘，肝郁痰凝者加太冲、期门；冲任失调者加关元、三阴交。

操作要点：毫针刺，平补平泻法，可加灸法。

2.穴位埋线

穴位：乳根、膺窗、膻中、期门、内关、丰隆、足三里、三阴交、肝俞、阳陵泉。

操作要点：按无菌操作技术原则，打开一次性换药包，戴好无菌手套，常规消毒埋线部位，用无菌镊夹取羊肠线穿入埋线针管内，绷紧皮肤，快速刺入提插捻转，得气后边推针芯边退针管，将线埋入穴位，针孔处加压止血固定。

3.耳穴贴压

主穴：乳腺、内分泌、肝、胸。

配穴：子宫、卵巢、脾、胃、肾。取4~5穴，单侧乳腺增生者先取患侧耳穴，双侧发病者先取症状重的一侧耳穴（两耳交替贴穴，故有先后）。

操作要点：先将外耳廓擦净，将王不留行籽置于0.6 cm×0.6 cm的胶布上，将药籽对准穴位，将胶布贴紧。每天按压4~6次，每次不少于5分钟。每隔3天交替贴压1次，10次为1个疗程。

4.药磁乳罩

药物：柴胡、乳香、没药、昆布、海藻、当归、生牡蛎、淫羊藿、磁石、冰片。

操作要点：以上药物共研成细末，过100目筛，加入氮酮适量混匀待用。使用时将上述药粉30 g混匀装入纸制的椭圆形药芯中，用缝线分为4格，再套入纱布布袋中；用时可将药袋放入一般乳罩内面紧贴于病灶处。用法：每周更换药芯1次，若布袋因汗水污湿，可随时清洗再用。

5.穴位贴敷

穴位：乳根、阿是穴。

药物：三棱、莪术、冰片、急性子、蒲公英、皂角刺、乳香、没药、瓜蒌、阿魏各等份，粉碎后按1∶1比例加凡士林调匀，制成直径1 cm、厚0.5 cm圆形药饼。

操作要点：患者取坐位或站立位，将药饼用胶布固定于患侧穴位。

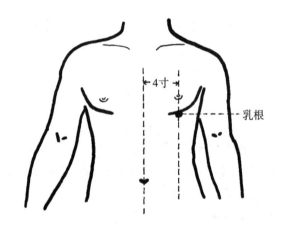

图 13-1　乳根穴

六、中医预防与调护

（1）保持心情舒畅，情绪稳定，提倡母乳喂养，胸罩穿戴不宜过紧。

（2）适当控制脂肪类食物的摄入。

（3）及时治疗月经失调等妇科疾患和其他内分泌失调疾病。

（4）对于发病高危人群要重视定期检查。

（涂晓玲）

第二节　急性乳腺炎

一、概要

急性乳腺炎是乳腺的急性化脓性感染，患者多是产后哺乳的妇女，尤以初产妇多见，往往发生在产后3~4周。急性乳腺炎主要因乳汁淤积及细菌侵入引起。发病后患者感觉乳房疼痛、局部红肿、发热。随着炎症的发展可有寒战、高热、脉搏增快，患侧淋巴结肿大、压痛等不适。中医将此病称为"乳痈"，按疾病发生的时期分为外吹乳痈（哺乳期）、内吹乳痈（妊娠期）和不乳儿乳痈（非哺乳非妊娠期）。根据疾病发展的不同阶段，将急性乳腺炎分为早期（郁滞期）、成脓期和溃后期。其发病原因主要在于乳汁淤结、肝郁胃热、感受外邪等。

二、中医外治法的优势

西医治疗急性乳腺炎主要针对细菌感染应用抗生素，有选择性地使用可取得一定疗效，特别是并发脓毒败血症者。但在郁滞期、成脓期使用易导致炎症组织机化，欲消不消，欲脓不透，形成"僵块"。成脓期穿刺排脓对浅表单房脓肿有效，但对深部及多房脓肿则存在排脓不彻底、易致袋脓、手术切口长、组织损伤大、愈后瘢痕明显等不足。中医治疗急性乳腺炎临床积累了丰富经验，方法多，疗效显著，是独具优势的病种。中医外治方面，炎症早期可采用针灸加推拿，或中药外敷等多种方法同时治疗，理气散结，宣通乳络，避免成脓。成脓期及时切开引流，如火针洞式刺烙引流排脓法，其优势在于切口小、损伤小、疗程短、愈合快。

三、诊断要点

1.病史
患者多数为哺乳妇女，尤以未满月的初产妇为多见。

2.临床表现
初起乳房内有疼痛性肿块，皮肤不红或微红，排乳不畅，可有乳头破裂糜烂。化脓时乳房肿痛加重，肿块变软，有应指感，溃破或切开引流后，肿痛减轻。如脓液流出不畅，肿痛不消，可有"传囊"之变。溃后不收口，渗流乳汁或脓液，可形成乳漏。多有恶寒发热，头痛，周身不适等症。患侧腋下可有淋巴结肿大疼痛。

3.检查

（1）血常规：白细胞及中性粒细胞计数增高，核分裂计数左移。

（2）乳腺超声检查：检查有液平段，可穿刺抽出脓液。

（3）排除标准：应排除慢性乳腺炎、浆细胞性乳腺炎、乳腺脂肪坏死、炎性乳腺癌等。

四、辨证分型

1.气滞热壅证

乳汁淤积结块，皮色不变或微红，肿胀疼痛。伴有恶寒发热，头痛，周身酸楚，口渴，便秘。苔黄，脉数。

2.热毒炽盛证

壮热，乳房肿痛，皮肤焮红灼热，肿块变软，有应指感。切开排脓后引流不畅，红肿热痛不消，有"传囊"现象。舌质红，苔黄腻，脉洪数。

3.正虚毒恋证

溃脓后乳房肿痛虽轻，但疮口脓水不断，脓汁清稀，愈合缓慢，或形成乳漏。全身乏力，面色少华，或低热不退，纳差。舌质淡，苔薄，脉弱无力。

五、中医外治法

乳痈治疗当以消为贵。郁滞者以通为主，成脓者以彻底排脓为要。对并发脓毒血症者，采用中西医结合治疗。

（一）初期

1.揉抓排乳手法

操作要点：患者取坐位，先在患乳部搽以少量润滑剂，以免揉抓时擦伤皮肤。术者左手托起乳房，右手五指顺着乳络方向，首先轻拿提拉乳头及乳晕部，以扩张输乳管，疏通该部淤乳，继而采用五指指腹揉、推、挤、抓的手法，按摩患乳部硬结肿块，沿放射状从乳房基底部向乳晕方向揉抓。右手拇指与食指夹持患侧乳晕及乳头部，不断轻拉揪提，宿乳即呈喷射状排出，直至结块消失、乳房松软、淤乳排尽、疼痛明显减轻为度。对部分病情较重者，次日可重复一次治疗，并嘱患者继续充分哺乳，及时排空乳汁。

2.外敷疗法

药物：金黄散、四黄膏或玉露膏，新鲜菊花叶、蒲公英或仙人掌、芒硝。

操作要点：以金黄散、四黄膏或玉露膏外敷，每日1换。或用鲜菊花叶、鲜蒲公英、仙人掌去刺捣烂外敷，或用芒硝溶液湿敷。

3.云南白药外敷加红外线照射

药物：云南白药粉剂。

操作要点：将云南白药加入75%酒精中，酒精过敏者加温开水，调成糊状后，取适量外敷在乳房的局部肿胀、疼痛的部位，用消毒纱布包扎，每天换药1次。同时患处予红外线照射治疗。治疗时间（20~30）分钟/次，2次/天，治疗可母乳喂养，剩余乳汁用吸奶器吸出。以7天为1个疗程。

（二）成脓期

脓肿形成时，在波动感及压痛最明显处及时切开排脓。切口应按乳络方向并与脓腔基底大小一致，切口位置应选择脓肿稍低的部位。引流通畅避免形成袋脓。若脓肿小而浅者，可用针吸穿刺抽脓或用火针刺脓。

火针烙洞排脓加药线引流治疗

材料：0.5%利多卡因、5 ml空针、火针、药线（九一丹药线）。

操作要点：术前充分与患者沟通，缓解恐惧心理。患者取仰卧位，常规碘伏消毒，穿刺点选择脓腔最低位或波动感最明显处，用0.5%利多卡因在穿刺点局部麻醉，边麻醉边抽吸，直至抽出脓液，明确火针进针的深度。随后左手固定乳房脓肿部位，右手持烧红的火针，快速由穿刺点直刺脓腔，直至阻力消失伴落空感，后将火针旋转出针。待脓液流出后再次挤压脓腔，予刮匙搔刮，尽量刮尽脓腔内残留的脓液及坏死组织，予过氧化氢、生理盐水冲洗脓腔，予九一丹药线引流。每日换药，直至脓尽后，改为0.9%氯化钠注射液纱布条引流。

（三）溃后期

脓肿切开或刺烙排脓引流后，可外敷金黄膏。术后3天，每天换药1~2次，一般5~7天即可彻底排脓。脓尽后改用生肌散收口。若发生袋脓或传囊之变，可以垫棉法加压，弹性绷带束紧，使脓液不致潴留，促进愈合。

六、中医预防与调护

（1）妊娠5月后，经常用温开水或肥皂水洗净乳头。乳头内陷者，可经常提拉矫正。

（2）乳母应保持心情舒畅，情绪稳定。忌辛辣之品，不过食肥甘厚腻之品。

（3）保持乳头清洁，避免婴儿含乳而睡，注意清洁乳儿口腔；定时哺乳，如有乳汁积滞，可按摩或用吸奶器将乳汁排尽。

（4）断乳时应先逐步减少哺乳时间或次数，再行断乳。断乳前可用生麦芽、生山楂各60 g煎汤口服，并用芒硝外敷。

（5）以胸罩或三角巾托起患乳，减少活动牵痛，防止袋脓，利于伤口愈合。

（6）如有乳房肿块、疼痛等不适，及时就诊。

（涂晓玲）

第十四章

妇科肿瘤放化疗术后诸症

　　妇科恶性肿瘤，是严重危害女性健康的疾病。随着生物—心理—社会医学模式的建立，改善和提高患者的生存质量已成为恶性肿瘤治疗方案设计中日益受到重视的问题。中医药对减轻恶性肿瘤患者手术、放疗、化疗后的副作用，提高生活质量，有着很大的优势。

　　当今肿瘤的治疗方法多种多样，主要的治疗方法有手术、化疗、放疗，靶向、药物，等等。然而几乎所有治疗方法都伴随着一些不良反应，相比之下，中医辅助肿瘤治疗则有其独特的优势，尤其是外治法，可以称为"以最少的副作用，换取最优的疗效"。

　　中医外治法由来已久，内外妇儿皆有广泛的应用，尤其是外治法治疗肿瘤更是源远流长，早在《内经》即有记载，《灵枢·痈疽》曰："发于腋下赤坚者，名曰米疽，治之以砭石，欲细而微，疏砭之，涂以豚膏。"经文中的豚膏即是用豚脂调制而成的外用软膏剂，后世吴师机在《理瀹骈文》中提出："外治治理，即内治治理，外治之药即内治之药，所异者法耳"，临证善用敷、熨、熏、擦等各种外治方法，治疗多种疑难病症。近些年来，中医外治法以其独特的优势，在肿瘤的治疗与调护过程中发挥着越来越大的作用，在直接杀灭瘤体，治疗癌性疼痛、恶性腹水、放化疗后毒副反应以及防治术后并发症等方面都有良好的效果。

第一节　白细胞减少

一、概述

肿瘤放化疗后引起骨髓抑制，最初多表现为白细胞下降，其中尤以粒细胞更为明显。白细胞减少症是指外周白细胞绝对计数持续低于4.0×10^9/L，临床表现：轻度减少患者临床不出现特殊症状，中重度减少者易发生感染和出现疲乏、乏力、头晕、食欲减退等非特异症状。

白细胞减少症当属中医学"虚劳""气血虚"等范畴，临床主要表现为神疲乏力、面色无华、头晕失眠、腰膝酸软、舌质淡，脉细弱无力。中医理论认为，白细胞减少症与心、肝、脾、肾四脏密切相关，其中脾肾尤为重要。脾为气血生化之源，五脏六腑得以滋养；肾为先天之本，主骨生髓。

二、诊断要点

1.病史

肿瘤及肿瘤放化疗病史。

2.检查

根据血常规检查结果（白细胞绝对计数持续低于4.0×10^9/L）及病因分析即可得出诊断。

三、辨证分型

1.肺气虚证

咳嗽无力，痰液清稀，平素易感冒，面色㿠白或萎黄，气短懒言，语声低微，头晕神疲，肢体无力，舌苔淡白，脉细软弱。

2.心气虚证

心悸，气短，劳则尤甚，自汗，面色㿠白或萎黄，气短懒言，语声低微，头晕神疲，肢体无力，舌苔淡白，脉细软弱。

3.脾气虚证

饮食减少，食后胃脘不舒，倦怠乏力，大便溏薄，面色萎黄，气短懒言，语声低微，头晕神疲，肢体无力，舌苔淡白，脉细软弱。

4.肾气虚证

腰膝酸软，小便频数而清，白带清稀，面色㿠白或萎黄，气短懒言，语声低微，头晕神疲，肢体无力，舌质白，脉弱。

5.心血虚证

心悸怔忡，健忘，失眠，多梦，面色淡白无华，唇、舌指甲色淡，头晕目花，肌肤枯糙，舌质淡红苔少，脉细。

6.肝血虚证

胁痛，多梦，肢体麻木，筋脉拘急，筋惕肉瞤，妇女月经不调甚至闭经，面色淡白无华，唇、舌指甲色淡，头晕目花，肌肤枯糙，舌质淡红苔少，脉细。

四、中医外治法

1.刁氏钟罩灸疗法

穴位：关元、气海、足三里。

操作要点：患者仰卧位，双下肢屈曲，取灸条点燃后放在钟型罩内，调节好温度后放在穴位上，用橡皮带固定，温灸30分钟，每日1次，7天为1个疗程。

2.电针

穴位：足三里、三阴交、气海、膈俞、脾俞。

操作要点：根据穴位采用不同针刺方法，得气后接通电针仪，疏密波，输出频率为70 Hz；30分钟/次，1次/日，7天为1个疗程。

3.穴位贴敷

穴位：①膈俞、脾俞、神阙。②胃俞、足三里、肾俞。

药物：将人参、黄芪、当归、附子、肉桂、姜六味药磨成细粉做成直径约2 cm，厚0.5 cm药饼。

操作要点：将药饼于上述穴位，敷贴2~4小时，7贴为1个疗程。每疗程间隔2天，一般治疗2~3个疗程。

4.艾灸

穴位：膈俞、肝俞、脾俞、肾俞、胃俞。

操作要点：用艾条灸至皮肤不起疱为度，时间10~15分钟，每天1次，7天为1个疗程。

5.穴位注射

穴位：足三里。

药物：当归注射液或黄芪注射液。

操作要点：将药物注射入穴位，每穴注射1 ml药物，每周2次，2周为1个疗程。

6.温针灸

穴位：足三里、三阴交。

操作要点同前章节。

7.隔姜灸

穴位：膈俞、肝俞、脾俞、肾俞、胃俞。

操作要点：将艾绒制成圆锥形艾炷，放在姜片上点燃，每个穴位施灸5壮。

8.脐疗

穴位：神阙。

药物：干姜、肉桂、血竭、附子、当归、冰片。

操作要点：将药物研为细末，用透皮剂（或蜂蜜、醋等）调为糊状置于及脐上，再用穴位贴外封固定，2~4小时更换1次，连用10天。

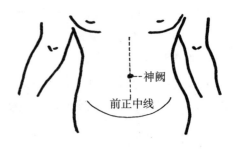

图14-1　神阙穴

9.穴位埋线

穴位：气海、关元、足三里、膈俞、脾俞。

操作要点：按照穴位埋线操作方法埋植在穴位的皮下组织或肌层内。

五、生活调摄

（1）避风寒、适寒温。

（2）调饮食、戒烟酒。

（3）慎起居、适劳逸。

（4）舒情志、少烦忧。

（黄映君）

第二节　汗　证

一、概述

随着恶性肿瘤发病率逐年增高，肿瘤患者日益增多，患者往往需要经过手术、放疗、化疗等多种治疗措施，在杀伤肿瘤细胞的同时，不可避免地损伤正常的脏器组织，引起多种不适症状，多汗即为其一。西医认为肿瘤相关性多汗可分为原发性和继发性，如因水电解质紊乱引起的多汗，针对病因治疗，常能迅速缓解症状，由于体质虚弱或因自主神经紊乱所致者，常常缺乏有效治疗。

放化疗所致的自汗、盗汗，在中医属"气虚""阳虚""血虚""阴虚"等虚证范畴，中医从整体观来看待疾病的本质，肿瘤是全身性疾病的局部表现，是一个全身属虚，局部属实的疾病。由于化疗药物为攻伐之品，易损伤正气，耗伤津液，迫津外泄。化疗后出现的多汗症，患者免疫功能下降，容易外感，畏寒畏风，久汗后体质越加虚弱，从而延期化疗甚至不能耐受化疗而影响患者的治疗效果，降低患者的生存质量。治疗应以扶正固本，收敛止汗为大法；采用中药扶正进行干预治疗，使正气存内、邪不可干，以增疗效。

二、诊断要点

1.病史

肿瘤及肿瘤放化疗病史。

2.临床表现

自汗以气虚、阳虚为主；盗汗以阴虚、血虚为主。肺卫不固证汗多以头颈胸背为主；营卫失调证多汗而不温；气阴亏虚证汗出遍身而伴虚热征象；湿热血蒸证则汗出肤热。

三、辨证分型

1.肺气不足证

自汗为主，同时伴有呼吸气短、少气懒言、易感风寒等肺气不足症状，治当补肺益气，固表止汗。

2.脾气亏虚证

以自汗多见，伴见纳食欠佳，腹胀腹泻，四肢乏力等脾虚兼证。脾胃为后天之本，气血生化之源，"正气虚则成岩"，脾气亏虚在肿瘤患者中普遍存在，治当健脾扶正，调和营卫。

3.心脾血虚证

心悸怔忡、失眠梦多、反应迟钝等心神无主症状的同时，伴有多汗。治当健脾养心，安神敛汗。

4.肝血不足证

常见于肝肿瘤、胃肠道肿瘤、妇科生殖系统肿瘤等容易出血的肿瘤，骨髓转移及化疗后血小板降低等易增加出血风险。治当补血和血，生津敛汗。

5.肺阴亏虚证

以盗汗多见，伴见痰少而黏，潮热颧红、五心烦热等肺阴亏虚之症，治当润肺滋阴，生津润肺。

6.胃阴亏虚证

时作盗汗，患者常伴见胃脘灼痛、饥不欲食、口干舌燥等胃阴亏虚之症，治当益胃养阴，生津敛汗。

7.肾阴亏虚证

多见盗汗，伴形体消瘦、骨蒸潮热、五心烦热等虚火内扰之症，多见于生殖及泌尿系统肿瘤。治当滋阴降火，固表敛汗。

8.阳虚证

阳虚之汗以汗出清稀或冷汗淋漓为其特点，伴畏寒肢冷、腰膝酸痛、尿少浮肿等，治当温阳补肾，益气敛汗。

四、中医外治法

1.刁式钟形灸罩灸疗法

穴位：①命门、足三里；②中脘、足三里。

操作要点：将灸条放入钟形灸罩中，然后固定在所选的穴位上，两组隔日交替，每日1次，每次30分钟左右。7天为1个疗程。

2.温针灸

穴位：足三里、三阴交。

操作要点：常规消毒后进行治疗，针刺得气后，将小灸条点燃后放在针柄上，每穴3壮，每日1次，约20分钟，7天为1个疗程。

3.耳穴压豆

穴位：心、肾、肝、胆、脾、胃，肾上腺等。

操作要点：用王不留行籽压贴12小时左右，隔日1次。

4.穴位敷贴

穴位：神阙、中脘、涌泉。

药物：自拟健脾养胃药膏、补肾敛汗药膏做成直径2 cm、厚0.5 cm的药饼。

操作要点：穴位常规消毒后，将自配的健脾养胃的药膏敷贴在神阙、中脘穴，自配的补肾敛汗的药膏敷贴在涌泉穴，每穴敷贴5~7小时，每日1次。

5.穴位注射

穴位：足三里（双侧）。

操作要点：常规消毒后，注射黄芪注射液1 ml。每周治疗2次。

6.中医多元疗法

中医多元疗法是以中医理论为指导，辨证论治为基础，将两种或两种以上的中医传统外治方法有机结合，以提高临床疗效，缩短治疗时间，预防疾病复发的一套高效治疗方案。中医多元疗法包容广泛，从内治到外治，从针灸到推拿，从身体治疗到心理治疗。

五、生活调摄

（1）加强营养及适当锻炼，增强体质，调和营卫。

（2）适寒温，慎起居，防外感。

（黄映君）

第三节 癌因性疲乏

一、概述

癌因性疲乏，又称为肿瘤相关性疲劳，是一种主观感受，是癌症最易困扰患者的症状，严重影响患者的生活质量。常发生在肿瘤各期、放化疗后及肿瘤术后。患者常描述为"劳累感，虚弱，筋疲力尽，疲倦，或行动缓慢、无力，肢体沉重感，不想做任何事，不能睡或睡得过多，不能集中注意力，悲伤感、易怒"等，常伴有功能障碍，且具有发生快、程度重、持续时间长、通过休息和睡眠不易缓解的特点。发生率高达70%~100%，是一种由癌症及其相关治疗、药物及其他多种因素引起的患者长期紧张和痛苦的持续、主观的乏力感，与活动不成比例，常伴有性功能障碍，是影响患者生活质量的主要症状之一。

目前，在传统中医理论中，尚无与癌因性疲乏对应的中医病名，中医将癌症患者的疲乏症状常描述为"倦怠、四肢不举、神疲懒言"等。根据癌因性疲乏症状的病因病机及临床表现可归为"虚劳""血虚""郁证""不寐""百合病"等范畴。

癌因性疲乏是肿瘤患者在临床治疗过程中，放化疗药物及其他多种药物作用于机体，引起气血阴阳失调，五脏功能虚损，日久不复。临床上以虚证及虚实夹杂证多见，虚主要以阴、阳、气、血不足为主，实则主要由脏腑功能失调，同时夹杂气郁及痰湿、湿热等邪壅阻。

二、诊断要点

1.筛查

应常规询问癌症患者是否有乏力症状以及严重程度。

2.初次评估

对于有中度和重度乏力症状的患者，应该进行更有针对性的全面采集病史及体格检查，并进行初次评估。

3.动态评估

针对乏力的干预性治疗处理后，应该重新评估患者乏力症状是否改善，分析乏力及相关病情变化。

三、辨证分型

1.气血不足证

表现为头晕，乏力，面色淡白，心悸失眠，舌淡嫩，脉细弱，予益气养血。

2.脏腑亏虚证

予补益脏腑、扶正散结。

（1）肾阳虚证：面色苍白，唇舌色淡，脉弱，少苔，苔光，夜尿频多，脉沉，腰脊酸痛，健忘等。

（2）肝气郁结证：食后腹胀，食入停滞，嗳气反酸，头晕目眩，肢体麻木，抑郁，喜叹息，口苦，脉弦，急躁易怒，恶心等。

（3）脾胃阴虚证：口干，大便干结，舌有裂纹，舌红等。

（4）寒湿困脾证：身体困重，苔厚，苔腻，脉滑等。

（5）肺气亏虚证：咳嗽，痰白，气短喘促等。

（6）脾气亏虚证：神疲乏力，面色萎黄，肌瘦无力，少气懒言，大便溏烂，纳差，舌胖大，齿痕，脉细，舌淡等。

3.气滞血瘀证

表现为面色淡白或晦暗，身倦，乏力，刺痛，痛处不移，拒按，舌黯有瘀斑，脉沉涩，予补气活血化瘀。

4.阴虚火旺证

表现为乏力身倦，午后潮热，手足心热，或骨蒸潮热，颧红，盗汗，口干，大便干结，小便黄，舌干或有裂纹，无苔或少苔，脉细数，予养阴清热。

5.痰湿凝聚证

表现为乏力，头重如裹，四肢困倦浮肿，胸腹水，胸脘满闷，口淡而黏，不欲食，渴不欲饮。予健脾除湿、化痰散结，并根据痰的部位不同，治则不同，如顽痰宜软，郁痰宜开，湿痰宜燥等。

四、中医外治法

1.普通针刺

辨证选穴，常用太阳、印堂、百会、头维、曲池、内关、神门、合谷等。

操作要点：穴位常规消毒后，针刺得气后，留针30分钟，每日1次，7天为1个疗程。

2.温针灸

辨证选穴，常用足三里、肾俞、命门、曲池、合谷等。

操作要点：穴位常规消毒后，针刺得气后，将小灸条点燃后放在针柄上，每穴3壮，每天1次，约20分钟，7天为1个疗程。

3.刁式钟罩灸疗法

主穴：神阙、命门、关元、气海、足三里、百会等。

配穴随症加减。

操作要点：患者仰卧位或坐位，取药用灸条点燃后放在钟型罩内，调节好温度后放在患者的治疗穴位上用橡皮带固定，温灸30分钟，每日1次，7天为1个疗程。

4.穴位敷贴

健脾和胃膏、行气止痛膏、补肾膏、清咽止咳膏、通便膏、软坚散结膏等做成直径约2 cm、厚0.5 cm的药饼，临床中辨病辨证选穴进行穴位敷贴治疗肿瘤术后、放化疗后毒副反应如咳嗽、哮喘、厌食、胃痛、便秘、癃闭等，其疗效显著。

5.中药噙、漱法

药物（自拟）：金龟莲10 g，玄参100 g，玄胡30 g，蜂房30 g。

操作要点：诸药加水150~200 ml，煎煮5~10分钟，待温后，嘱患者将药液噙入口内含5~10分钟，每日5~8次。

6.中药熨敷法

药物：小茴香100 g，吴茱萸30 g，丁香30 g，荜澄茄30 g，生姜100 g，大葱100 g，白酒100 ml。

操作要点：诸药炒热后，用布包裹，待适温后外熨患处，多用于痞满、腹胀、胃痛、便秘、癃闭等。

7.中药药浴疗法

药物：麻黄、桂枝、细辛、陈艾、菖蒲、紫苏、荆芥、黄芪各30 g。

操作要点：上方加生姜、火葱各100 g，加水1 000 ml熬开30分钟，去渣取药液倒入木盆内，熏洗双足30分钟左右，每日1~2次，1剂可用3~4次，多用于下肢浮肿、咳喘等。

五、生活调摄

消除及避免引起疲倦乏力的诱因。避风寒，适寒温；调饮食，戒烟酒；慎起居，适劳逸；舒情志，少烦忧。

（黄映君）

第四节　恶心呕吐

一、概述

恶心呕吐是临床常见症状，各个系统的疾病均可引起恶心呕吐的症状，对于妇科疾病，主要见于痛经、经行前后诸症、恶阻、术后及肿瘤放化疗后等。因恶心呕吐导致患者内服药物难于接受，且鉴于外治法的无痛苦、廉价、疗效肯定的优势，故备受患者及临床工作者的青睐。多个试验研究显示耳穴压豆、穴位贴敷、中草药贴敷、中药外敷、艾灸及灌肠、吴茱萸热熨疗法等能明显减轻放化疗及术后患者恶心呕吐等胃肠道反应。

恶心呕吐病位在胃，与肝、脾关系密切，其基本病机为中焦失和，胃气上逆。《圣济总录·呕吐篇》云："呕吐者，胃气上而不下也。"《景岳全书·呕吐》云："呕吐一证，最当详辨虚实。实者，有邪，去其邪则愈；虚者无邪，则全由胃气之虚也。所谓邪者，或暴伤饮食，或胃火上冲，或肝气内逆，或以痰饮水气聚于胸中，或以表邪传里，聚于少阳、阳明之间，皆有呕证，此皆呕之实邪也。所谓虚者，或其本无内伤，又无外感，常为呕吐者，此即无邪，必胃虚也。或遇微寒，或遇微劳，或遇饮食少有不调，或肝气微逆，即为呕吐者，总胃虚也。凡呕家虚实，皆以胃气为言。"《理瀹骈文》云："外治之理，即内治之理，外治之药即内治之药，所异者法耳。"故外治法仍应遵循中医辨证论治的原则，别而治之。

二、诊断要点

1.病史

肿瘤及肿瘤放化疗病史。

2.临床表现

恶心呕吐常常兼夹出现，恶心常常为呕吐的前驱症状，呕吐指胃内容物经过口腔剧烈排出的过程，常有饮食不节，过食生冷，恼怒气郁，或久病不愈等病史。

三、辨证分型

中医主要根据恶心呕吐有力无力、呕吐物性质等方面进行辨证论治。

1.脾胃虚弱证

呕吐无力，时作时止，胃纳不佳，甚至恶闻食嗅，脘腹痞闷，倦怠乏力，面色少华，口淡不渴，舌质淡，苔薄白，脉濡弱。

2.肝气犯胃证

呕吐有力，呕吐酸苦水，嗳气频作，胸胁胀满，烦闷不舒，情志不遂时呕吐更甚，舌红，苔薄白或黄，脉弦。

3.胃阴亏虚证

呕吐无力，呕吐物少，或夹涎沫，或夹血丝，反复发作，干呕时作，口干咽燥，胃中嘈杂，饥不欲食，舌红少苔，脉细数。

4.痰饮内停证

呕吐有力，呕吐无多为痰涎清水，胸脘满闷，不思饮食，头眩心悸，肠鸣有声，渴不欲饮，舌淡红，苔白腻，脉滑。

5.饮食停滞证

呕吐有力，呕吐物为酸腐食物，有暴饮暴食史，脘腹胀满拒按，嗳气厌食，吐后方快，大便稀溏臭秽，舌红，苔厚腻，脉滑实。

6.寒邪犯胃证

呕吐有力，呕吐胃内容物，有感寒史，胃中冷痛，得热则减，大便稀溏，舌淡红，苔白，脉紧。

四、中医外治法

1.普通针刺

主穴：中脘、胃俞、内关、足三里。

配穴：寒吐者加上脘、公孙；热吐者加商阳、内庭；脾胃虚寒加脾俞、神阙；胃阴不足者加脾俞、三阴交、阴陵泉；食滞者加梁门、天枢、上巨虚；痰饮者加膻中、丰隆；肝气犯胃者加肝俞、太冲、合谷、章门、阳陵泉；泛酸者加建里、公孙。

操作要点：足三里平补平泻法，内关中脘用泻法。若呕吐发作时，可在内关穴行强刺激并持续运针1~3分钟；妊娠期妇女应避免腹部及活血化瘀相关穴位，且操作前患者应充分知情并同意方可施诊，操作尽量轻柔。

2.隔姜灸

主穴：上脘、中脘、下脘、神阙。

配穴：腹胀者加关元、气海，腹泻者加大横。

操作要点：将鲜姜切成片状，厚2~3 mm、直径2~3 cm，用针点刺小孔若干，放置于做所选择的穴位上，再将艾炷放于姜片上，从顶端点燃艾炷，待其燃尽时续另一个艾炷，使皮肤红润而不起疱为度，每日每穴灸5~7壮，连续3~7天。

3.耳穴贴压

主穴：胃、脾、贲门。

配穴：肾上腺、内分泌、神门、食管、交感等。

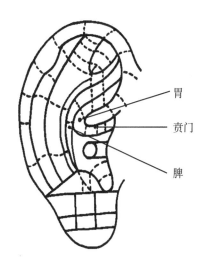

图14-2　恶心呕吐耳穴示意图

操作要点：用75%酒精棉签对双耳行消毒脱脂（耳洞除外），待干后，用镊子将王不留行籽贴于所选的耳穴处，粘牢。每天按压王不留行籽5~7次，每次按压均应使局部感到酸、热、胀、痛感方可，2~3天更换1次。

4.穴位注射

主穴：足三里、内关。

配穴：三阴交。

药物：甲氧氯普胺（20 mg/穴，10 mg/穴），氟哌利多（1.25 mg/穴），维生素B$_6$（50 mg/穴），地塞米松（5 mg/穴），异丙嗪（25 mg/每穴）等。

操作要点：根据患者全身症状，选取相关穴位及药物，用5 ml一次性注射器抽吸药物（1~2 ml/穴），遵循无菌操作原则，常规消毒穴位，针刺产生酸胀麻感即得气，回抽无血后，将药物缓慢注入，一般每次选取两个穴位，双侧交替使用，每日1~2次。

5.穴位贴敷

穴位：神阙、足三里、中脘。

药物：根据患者病情选取，公丁香、砂仁、半夏各20 g，碾成细末，取鲜姜50 g打成姜汁后调和上述3味药，用文火熬成膏备用；或敷贴（市场有销售）。

操作要点：根据患者症状，选取所用的中药或制剂，每个敷贴内置入药10 g，消毒局部皮肤，将敷贴贴于穴位并按摩数分钟，每穴敷贴5~7小时，每日更换1次，连续3~5日。

6.中药热熨

药物：根据患者病情选取艾盐（艾绒：盐=5：3）或吴茱萸包（吴茱萸250 g + 粗盐250 g）或小茴香包（小茴香150 g）或自拟中药方。

操作要点：将制成的药包加热至80~90℃，包括微波炉加热法、蒸锅加热法、热水袋加热法等，将加热好的药包放置于患者胃脘部，开始温度过高可用毛巾垫于皮肤上隔热，以患者舒适为度，每次热熨30分钟，每日1~2次。

7.手指点穴

穴位：内关、足三里。

操作要点：找准穴位，按轻到重再到轻的原则点压穴位，至产生酸、麻、胀感为宜，每穴1~2分钟。

8.音乐疗法

根据患者不同年龄、文化背景、爱好及所处时间段的不同，选取不同的音乐，使患者放松心情，转移注意力。中午和晚上播放舒缓的轻音乐，如Johann Strauss的《蓝色多瑙河》、莫扎特的《摇篮曲》、舒伯特的《小夜曲》，丝弦乐如《高山流水》《渔舟唱晚》《二泉映月》等，其他时间可

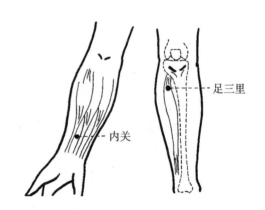

图 14-3　内关穴、足三里穴

选择节奏感稍强的曲目，如《欢乐颂》《紫竹调》《卡门序曲》等，中老年患者可投其所好，选择戏曲类节目。

9.刁式中医多元疗法

（1）穴位敷贴。神阙健脾，中脘行气，神阙止痛。

（2）钟罩灸疗法。钟罩灸上中下脘。

（3）温针。上、中、下脘，足三里、三阴交、内关。

（4）耳穴压豆疗法。王不留行籽耳贴压按耳穴肝、胆、脾、胃、心、肾。

（5）小茴香外熨方熨胃脘部。小茴香外熨方：小茴香100 g，吴茱萸30 g，丁香30 g，荜澄茄30 g，生姜100 g，大葱100 g，白酒100 ml。

（6）推拿腹部。

（7）隔药物灸上、中、下脘。

五、生活调摄

（1）恶心呕吐患者应控制饮食，尽量少吃多餐，减少食物气味引起的刺激。

（2）保持情志舒畅，尤其肿瘤患者，情绪较为紧张，应尽量转移注意力。

（黄映君）

第五节　呃　逆

一、概述

呃逆是膈肌和肋间肌等辅助呼吸肌的阵挛性不随意挛缩，伴吸气期门突然闭锁，空气迅速流入气管内，发出特异性声音。呃逆频繁或持续24小时以上，称为难治性呃逆，可发于肿瘤等疾病。

二、诊断要点

1.病史

肿瘤及肿瘤放化疗病史。

2.临床表现

呃逆的主要表现是喉间呃呃连声，声音短促，频频发出，病人不能自制。临床所见以偶发者居多，为时短暂，多在不知不觉中自愈；有的则屡屡发生，持续时间较长。呃声有高有低，间隔有疏有密，声出有缓有急。常伴胸膈痞闷，胃脘嘈杂灼热，嗳气等症。

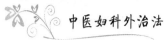

三、辨证分型

1.食伤脾胃证

饮食不当进食太快太饱，过食生冷，过服寒凉药物，喉间呃呃连声，声音短促，频频发出，病人不能自制。以偶发者居多，为时短暂，多在不知不觉中自愈。

2.肝气不舒证

情志不遂恼怒伤肝，气机不利，喉间呃呃连声，声音短促，频频发出，病人不能自制。以偶发者居多，生气后症状加重。常伴有胸胁胀痛等症状。

3.脾胃虚弱证

正气亏虚或素体不足，喉间呃呃连声，声短而频，令人不能自止为主症。伴形体消瘦、乏力、纳差、腹泻等症状。

四、中医外治法

1.刁氏钟罩灸

穴位：上脘、中脘、下脘。

操作要点：患者平躺，取灸条点燃后放在钟型罩内，调节好温度后放在穴位上，用橡皮带固定，温灸30分钟，每日1次，7天为1个疗程。

2.艾灸

穴位：膈俞、肝俞、脾俞、肾俞、胃俞、上脘、中脘、下脘。

操作要点：患者俯卧或坐位，医者手持灸条对准穴位行悬灸，灸至皮肤微红不起疱为度，时间10~15分钟，每天1次，7天为1个疗程。

3.温针灸

穴位：足三里（双侧）、三阴交（双侧）、梁丘（双侧）。

操作要点：穴位常规消毒后，针刺得气后，将小灸条点燃后放在针柄上，每穴灸3壮，每天1次，7天为1个疗程。

4.隔姜灸

穴位：膈俞、脾俞、肾俞、胃俞、足三里。

操作要点：将艾绒制成圆锥形艾炷，放在姜片上点燃，每个穴位施灸5壮。

5.穴位注射

穴位：足三里。

药物：胃复安注射液、当归注射液或黄芪注射液。

操作要点：穴位常规消毒后，将药物注射入穴位，每穴注射1ml药物，每周2次，2周为1个疗程。

6.穴位贴敷法

穴位：神阙、足三里、肾俞。

药物：将人参、黄芪、当归、附子、肉桂、姜汁6味药磨成细粉做成直径约2 cm、厚0.5 cm药饼。

操作要点：常规消毒后，将药饼敷贴在穴位上，敷贴2～4小时，7贴为1个疗程。每疗程间隔2天，一般治疗2～3个疗程。

7.脐疗

穴位：神阙。

药物：苏梗15 g，藿香15 g，竹茹30 g，黄连10 g，白蔻15 g，冰片10 g。

操作要点：穴位常规消毒后，将已研为细末的药物用透皮剂（或蜂蜜、醋等）调成糊状置于脐上，再用穴位贴（或医用胶布）外封固定，敷贴2～4小时，连用10天。

8.电针疗法

穴位：足三里、三阴交、气海、膈俞、脾俞。

操作要点：穴位常规消毒后，针刺得气后，电针疏密波刺激30min，每日1次，7天为1个疗程。

9.推拿疗法

穴位：攒竹。

操作要点：点按攒竹穴，一般20分钟左右。

五、生活调摄

（1）避风寒、适寒温。
（2）调饮食、戒烟酒。
（3）慎起居、适劳逸。
（4）舒情志、少烦忧。

第六节　厌　食

一、概述

厌食是较长期的食欲减退或消失。主要有两种病理生理因素：一种因局部或全身性疾病影响消化功能，使胃肠平滑肌张力低下，消化液分泌减少、酶的活性降低；另一种是中枢神经系统受人体内外环境刺激的影响，使对消化功能的调节失去平衡。厌食是精神性的疾病，主要发生在小儿至30岁的年轻女性，但也有约1/10的患者为男孩和年轻男子。

二、诊断要点

1.病史

肿瘤及肿瘤放化疗病史。

2.临床表现

厌食主要的症状有呕吐、食欲不振、腹泻、便秘、腹胀、腹痛和便血等。这些症状不仅反映消化道的功能性或器质性疾病，且常出现在其他系统的疾病时，尤其多见于中枢神经系统疾病或精神障碍及多种感染性疾病时。因此必须详细询问有关病史，密切观察病情变化，对其原发疾病进行正确的诊断和治疗。

三、辨证分型

1.脾失健运证

厌恶进食，饮食乏味，食量减少，或有胸脘痞闷、嗳气泛恶，偶尔多食后脘腹饱胀，大便不调，精神如常，舌苔薄白或白腻。

2.脾胃气虚证

不思进食，食不知味，食量减少，形体偏瘦，面色少华，精神欠振，或有大便溏薄夹不消化物，舌质淡，苔薄白。

3.脾胃阴虚证

不思进食，食少饮多，口舌干燥，大便偏干，小便色黄，面黄少华，皮肤失润，舌红少津，苔少或花剥，脉细数。

四、中医外治法

1.刁氏钟罩灸

穴位：上脘、中脘、下脘。

操作要点：患者平躺，双下肢弯曲，取灸条点燃后放在钟型罩内，调节好温度后放在穴位上，用橡皮带固定，温灸30分钟，每日1次，7天为1个疗程。

2.推拿疗法

操作要点：刮四缝、捏脊、推三关、揉足三里、分推腹阴阳等。

3.温针灸

穴位：足三里（双侧）、中脘、内关、三阴交（双侧）。

操作要点：穴位常规消毒后，针刺得气后，将小灸条点燃后放在针柄上，每穴灸三壮，每天1次，7天为1个疗程。

4.穴位贴敷法

穴位：神阙、中脘、足三里。

药物：木香10 g，黄芪15 g，白芍20 g，隔山撬30 g，莪术10 g，姜5 g等磨成细粉做成直径约2 cm、厚0.5 cm药饼。

操作要点：辨证取穴，常规消毒，将药饼敷贴在穴位上，敷贴2～4小时，7贴为1个疗程。每个疗程间隔2天，一般治疗2～3个疗程。

5.脐疗

穴位：神阙。

药物：黄芪30 g，隔山撬30 g，山楂30 g，莱菔子30 g，姜5 g等磨成细粉用透皮剂（或蜂蜜、醋等）做成直径约2 cm、厚0.5 cm药饼。

操作要点：穴位常规消毒后，将药饼置于脐上，再用穴位贴（或医用胶布）外封固定，敷贴2～4小时，连用10天。

6.中药热熨法

药物：小茴外熨方（小茴香100 g，吴茱萸30 g，丁香30 g，荜澄茄30 g，生姜100 g，大葱100 g，白酒100 ml）。

操作要点：将小茴外熨方制成的药包加热至80~90℃，加热的方法包括微波炉加热法、蒸锅加热法、热水袋加热法等，将加热好的药包放置于患者胃脘部，开始温度过高可用毛巾垫于皮肤上隔热，以患者舒适为度，每次热熨30分钟，每日1~2次。

7.音乐疗法

根据患者不同年龄、文化背景、爱好及所处时间段的不同，选取不同的音乐，使患者放松心情，转移注意力。中午和晚上播放舒缓的轻音乐，如Johann Strauss的《蓝色多瑙河》、莫扎特的《摇篮曲》、舒伯特的《小夜曲》，丝弦乐如《高山流水》《渔舟唱晚》《二泉映月》等，其他时间可选择节奏感稍强的曲目，如《欢乐颂》《紫竹调》《卡门序曲》等，中老年患者可投其所好，选择戏曲类节目。

五、生活调摄

（1）避风寒、适寒温。

（2）调饮食、戒烟酒。

（3）慎起居、适劳逸。

（4）舒情志、少烦忧。

第七节　腹　胀

一、概述

腹部胀大或胀满不适，可以是一种主观上的感觉，感到腹部的一部分或全腹部胀满，通常伴有相关的症状，如呕吐、腹泻、嗳气等；也可以是一种客观上的检查所见，发现腹部一部分或全腹部膨隆。腹胀是一种常见的消化系统症状，引起腹胀的原因主要见于胃肠道胀气、各种原因所致的腹水、腹腔肿瘤等。

二、诊断要点

1.病史
肿瘤及肿瘤放化疗病史。

2.临床表现
以腹部胀满为诊断的主要依据，起病或急或缓，常兼有腹泻、腹痛、肠鸣、纳呆。

3.辅助检查
大便常规、潜血试验、粪便培养、直肠指检、腹部B超或CT、钡剂灌肠、肠镜等检查以排除其他疾病及器质性病变，助于明确诊断。

三、辨证分型

1.寒热错杂证
胃脘饱胀或腹部胀满，午后、晚上较重，稍进食即觉胀满；伴有口苦或口臭，或有恶心、嗳气，胃腹怕寒，欲进冷饮食而又不敢，大便不畅或便秘或便稀，或矢气较多；舌苔白腻或黄腻。

2.食积停滞证
腹满胀痛，嗳腐吞酸（打嗝酸腐臭味，吐酸水），或厌闻食臭，或矢气，大便臭如败卵；舌苔厚腻，脉沉滑。

3.脾胃虚寒证
胃腹满胀，时作时止，时轻时重，喜暖喜按，进热饮、热食则舒，神疲乏力，食欲不振；舌胖淡或有齿痕，苔薄白，脉迟。

4.湿热蕴结证
胃腹胀满，恶心欲呕，心中烦闷，口渴不欲多饮，时时汗出，大便溏泄，小便短赤；舌红苔黄腻，脉濡数。

5.实热内结证

腹满持续，或腹部硬痛，或绕脐痛，大便秘结，手足汗出，潮热谵语；脉沉实，或迟而有力，舌苔黄燥或焦裂起刺。

注意：许多急腹症（如肠梗阻、急性腹膜炎等）可见到本型症状，需要迅速看急诊或住院治疗，以免耽误病情。

四、中医外治法

1.中药热熨法

根据患者病情选取相应药物，艾盐（艾绒：盐=5：3），吴茱萸包（吴茱萸250g，粗盐250g）；小茴香包（小茴香150g）；自拟小茴外熨方。

操作要点：将制成的药包加热至80~90℃，加热的方法包括微波炉加热法、蒸锅加热法、热水袋加热法等，将加热好的药包放置于患者胃脘部，开始温度过高可用毛巾垫于皮肤上隔热，以患者舒适为度，每次热熨30分钟，每日1~2次。

2.刁氏钟罩灸

穴位：上脘、中脘、下脘。

操作要点：患者平躺，取灸条点燃后放在钟型罩内，调节好温度后放在穴位上，用橡皮带固定，温灸30分钟，每日1次，7天为1个疗程。

3.穴位贴敷

穴位：神阙。

药物：敷脐方（诃子10 g，肉豆蔻15 g，炒艾叶10 g，肉桂、吴茱萸各6 g，公丁香10 g）。

操作要点：将敷脐方诸药研细末后以麻油适量调和后敷于脐上，外用穴位贴（或医用胶布）粘贴固定，对胶布过敏者改用纱布固定，每日换药1次。

4.中药灌肠法

灌肠药物：大黄30g，芒硝30g，枳实30g，厚朴30g。

操作要点：灌肠方法取中药方剂第一、二煎的混合药液200 ml，每次取100 ml，每日灌肠1次。药液温度以40℃左右为宜灌肠器肛管插入深度为15~20 cm，插入后将药液滴入，嘱患者卧床30分钟再起床，使药液均匀地分布在肠腔内，保留1小时以上，以利于药液充分吸收，更好地发挥疗效。

5.耳穴压豆法

穴位：大肠、胃、脾、肝、肾、交感。

操作要点：每次选3~4穴，选定穴位后，用棉签沾取皮肤消毒液消毒患者耳部皮肤，用镊子夹取王不留行籽耳贴，贴敷于所取耳穴的部位上，并予以按压，使患者有痛、热、麻、胀感，每日按压3~5次，每次按压1~2分钟。

6.刁氏中医多元疗法

（1）穴位敷贴：神阙穴敷贴健脾膏，中脘穴敷贴行气膏。

（2）刁氏钟罩灸疗法：钟罩灸上脘、中脘、下脘。

（3）温针疗法:上脘、中脘、下脘、足三里、三阴交、内关。

（4）耳穴压豆疗法：肝、胆、脾、胃、心、肾。

（5）小茴外熨方熨胃脘部。

（6）推拿腹部。

（7）隔物灸下腹部。

五、生活调摄

（1）起居有常，调畅情志，慎防风寒湿邪侵袭。

（2）饮食有节，宜清淡、营养、易消化食物，鼓励高热量、高蛋白、富含维生素、易消化的饮食。

第八节　腹　泻

一、概述

肿瘤病人久病失治，素体本虚，复因化疗、药毒损伤，正气更衰，脾胃气虚迁延日久，脾胃受损，不能受纳运化，日久伤肾，脾失温煦，运化失职，水谷不化，积谷为滞，湿滞内生，气化遏阻，清浊不分，遂成泄泻。久病以来，忧郁恼怒，精神紧张，易致肝气郁结，木郁不达，横逆犯脾，或为忧思伤脾，土虚木乘，均可使脾失健运，气机升降失常，遂致本病。放化疗术后，机体虚弱，易受外邪侵袭，湿邪易困脾土，寒邪和暑热之邪，既可侵袭皮毛肺卫，从表入里，使脾胃升降失司，亦能夹湿邪为患，直接损伤脾胃，导致运化失常，清浊不分，引起泄泻。

二、诊断要点

1.病史

肿瘤及肿瘤放化疗病史。

2.临床表现

以大便粪质稀溏为诊断的主要依据，或完谷不化，或质如水样，大便次数增多，每日三五次以至数十次以上。起病或急或缓，常兼有腹胀、腹痛、肠鸣、纳呆。

3.辅助检查

大便常规、潜血试验、粪便培养、直肠指检、腹部B超或CT、钡剂灌肠、肠镜等检查以排除其他疾病及器质性病变，助于明确诊断。

三、辨证分型

1.寒湿内盛证

泄泻清稀，甚则如水样，脘闷食少，腹痛肠鸣，或兼外感风寒，则恶寒，发热，头痛，肢体酸痛，舌苔白腻，脉濡缓。

2.湿热伤中证

泄泻腹痛，泻下急迫，或泻而不爽，粪色黄褐，气味臭秽，肛门灼热，烦热口渴，小便短黄，舌质红，苔黄腻，脉滑数或濡数。

3.食滞肠胃证

腹痛肠鸣，泻下粪便臭如败卵，泻后痛减，脘腹胀满，嗳腐酸臭，不思饮食，舌苔垢浊厚腻，脉滑。

4.脾胃虚弱证

大便时溏时泻，迁延反复，食少，食后脘闷不舒，稍食油腻，则大便次数增多，面色萎黄，神疲倦怠，舌质淡，苔白，脉细弱。

5.肾阳虚衰证

黎明前脐腹作痛，肠鸣即泻，完谷不化，腹部冷痛喜暖，泻后则安，形寒肢冷，腰膝酸软，舌淡苔白，脉沉细。

6.肝气乘脾证

泄泻肠鸣，腹痛攻窜，矢气频作，伴有胸胁胀闷，嗳气食少，每因抑郁恼怒或紧张而发，舌淡红，脉弦。

四、中医外治法

1.普通针刺

主穴：中脘、内关、足三里。

配穴：天枢、上巨虚、阴陵泉。

操作要点：中脘穴斜向下方针刺，根据病人胖瘦缓缓进针，得气为重；内关穴向上缓慢进针，以有上传针感为度；足三里向上斜刺，针感向上扩散；天枢以局部出现酸胀为主；上巨虚以针感上传为度。1次/天，每次留针30分钟，7天为1个疗程，1个疗程后休息2天，2个疗程为总疗程。

2.灸法

穴位：关元、神阙、足三里（双侧）。

操作要点：化疗前1天用艾条温和灸，取关元、神阙、双侧足三里，将艾条一端点燃，对准穴位距皮肤2~3 cm熏灸，以患者局部有温热感而无灼痛为宜，灸20~30分钟，至皮肤潮红为度，直至化疗结束后第7天。

3.穴位贴敷

穴位：神阙。

药物：敷脐方（诃子10 g，肉豆蔻15 g，炒艾叶10 g，肉桂、吴茱萸各6 g，公丁香10 g）。

操作要点：敷将敷脐方诸药研细末后以麻油适量调和后敷于脐上，外用穴位贴（或医用胶布）粘贴固定，对胶布过敏者改用纱布固定，每日换药1次。

4.中药灌肠

灌肠药物：败酱草30 g，苦参15 g，皂角刺10 g，白芷10 g，黄连10 g。

操作要点：灌肠方法取中药方剂第一、二煎的混合药液200 ml，每次取100 ml，每日灌肠1次。药液温度以40℃左右为宜，灌肠器肛管插入深度为15~20 cm，插入后将药液注入，嘱患者卧床30分钟再起床，使药液均匀地分布在肠腔内，保留1小时以上，以利于药液充分吸收，更好地发挥疗效。

5.耳穴贴压

穴位：大肠、胃、脾、肝、肾、交感。

操作要点：每次选3~4穴，选定穴位后，用棉签沾取皮肤消毒液消毒患者耳部皮肤，用镊子夹取王不留行籽耳贴，贴敷于所取耳穴的部位上，并予以按压，使患者有痛、热、麻、胀感，每日按压3~5次，每次按压1~2分钟。

6.刁氏中医多元疗法

（1）穴位敷贴：神阙穴敷贴止泻膏，中脘穴敷贴健脾膏。

（2）刁氏钟罩灸疗法：钟罩灸上脘穴、中脘穴、下脘穴。

（3）温针疗法：上脘、中脘、下脘、足三里、三阴交、内关。

（4）耳穴压豆疗法：肝、胆、脾、胃、心、肾。

（5）小茴外熨方熨胃脘部。

（6）推拿腹部。

（7）隔物灸下腹部。

五、生活调摄

（1）起居有常，调畅情志，慎防风寒湿邪侵袭。

（2）饮食有节，宜清淡、营养、易消化食物，鼓励高热量、高蛋白、富含维生素、易消化的饮食。特别是水分的摄入，若泄泻而耗伤胃气，可予淡盐汤、米粥以养胃气，若虚寒泄泻，可予淡姜汤以振奋脾阳，调和胃气。

第九节　便　秘

一、概述

肿瘤病人多为病久体虚之人，气血两亏，气虚则大肠传送无力，血虚则津枯，肠胃燥结，肠道失润，甚则致阴阳俱虚，阴亏则大肠津枯，肠道失荣，无力行舟，导致大便干结，便下困难，阳虚则肠道失于温煦，阴寒凝结，导致便下无力，大便艰涩。放化疗后，多属热病之后，肠胃燥热，耗伤津液，大肠失润，肠道干涩，可致大便干燥，排便困难，属虚中夹实。肿瘤病人久坐久卧而少动，易致气机郁滞，不能宣达，则通降失常，传导失职，糟粕内停，或气郁化火伤津，则腑失通利，不得下行，而大便秘结。

二、诊断要点

1.病史

肿瘤及肿瘤放化疗病史。

2.临床表现

排便间隔时间超过自己的习惯1天以上，或两次排便时间间隔3天以上。大便粪质干结，排出艰难，或欲大便而艰涩不畅。常伴腹胀、腹痛、口臭、纳差及神疲乏力、头眩心悸等症。

3.辅助检查

大便常规、潜血试验、直肠指检、呼气试验、腹部X线片、钡剂灌肠、肠镜等以排除其他疾病及器质性病变。

三、辨证分型

1.气虚秘

大便并不干硬，虽有便意，但排便困难，用力努挣则汗出短气，便后乏力，腹部坠胀，气息低微，面白神疲，肢倦懒言，舌淡苔白，脉弱。

2.血虚秘

大便干结，面色无华，头晕目眩，心悸气短，健忘，口唇色淡，舌淡苔白，脉细。

3.阴虚秘

大便干结，状如羊屎，形体消瘦，头晕耳鸣，两颧红赤，心烦少寐，潮热盗汗，腰膝酸软，口干口渴，小便短黄，舌红少苔，脉细数。

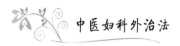

4.阳虚秘

大便干或不干，排除困难，小便清长，面色▊白，四肢不温，腹中冷痛，或腰膝酸冷，舌淡苔白，脉沉迟。

5.热秘

大便干结，腹胀腹痛，口干口臭，面红心烦，或有身热，小便短赤，舌红，苔黄燥，脉滑数。

6.气秘

大便干结，或不甚干结，欲便不得出，或便而不爽，肠鸣矢气，腹中胀痛，嗳气频作，纳食减少，胸胁痞满，舌苔薄腻，脉弦。

7.冷秘

大便艰涩，腹痛拘急，胀满拒按，胁下偏痛，手足不温，呃逆呕吐，舌苔白腻，脉弦紧。

四、中医外治法

1.针灸

穴位：天枢(双侧)、神阙、足三里（双侧）、上巨虚（双侧）、殷门（左侧）。

操作要点：①神阙隔盐灸。②天枢穴据患者体型深刺（5~7 cm）加灸，殷门浅刺加电针（3 Hz，断续波，强度为患者能够耐受）。③足三里、上巨虚常规针刺，所有针刺穴位要均匀前后捻转，局部酸胀痛感，留针20分钟，每日1次，10次为1个疗程。

2.穴位贴敷

穴位：神阙。

药物：生大黄粉、厚朴粉、冰片。

操作要点：生大黄粉（80目筛）100 g，厚朴粉100 g，冰片研粉20 g，以食醋搅拌成糊状，分装成盒，每盒10 g，取1 g粉糊置于脐内，轻按压，用宽胶布呈十字形固定，24小时更换1次，连敷7次为1个疗程。间隔2天，连续治疗2个疗程。

3.中药灌肠

灌肠药物：大黄15 g（后下），芒硝10 g（冲），厚朴20 g，枳实20 g，桃仁15 g，红花6 g。

操作要点：灌肠方法取中药方剂第一、二煎的混合药液200 ml，每次取100 ml，每日灌肠1次。药液温度以40℃左右为宜，灌肠器肛管插入深度为15~20 cm，插入后将药液注入，嘱患者卧床30分钟再起床，使药液均匀地分布在肠腔内，保留1小时以上，以利于药液充分吸收，更好地发挥疗效。

4.推拿

穴位及部位：中脘、下脘、气海、关元、天枢、大横及脐周、腹部。

操作要点：患者发生便秘后，先腹部推拿后再予开塞露20 ml肛注（保留1分钟即可）治疗。腹部推拿：①摩腹：嘱患者排空小便，取仰卧位，靠近床沿，身体自然放松，暴露腹部，术者站在患者右侧，双脚跨开平肩，取按摩乳润滑腹部，四指并拢，两手掌相叠，以肚脐为圆心，在中腹、下腹部沿顺时针方向摩动，力度从轻到重，速度适中，以腹内有热感为宜，约2分钟，按摩在饭后1小时进行。②点穴：术者用食指或中指点揉中脘、下脘、气海、关元、天枢、大横各1分钟，手法柔缓，力度深重，以患者感觉酸胀得气为准。③擦腹直肌：术者用小鱼际摩擦脐旁两侧肌肉，由上到下，约30秒。④按摩全腹：术者沿顺时针方向按摩全腹10圈。

5.刁氏中医多元疗法

（1）穴位敷贴：神阙穴敷贴通便膏，中脘穴敷贴行气膏。

（2）温针疗法:上脘、中脘、下脘、足三里、三阴交、内关。

（3）耳穴压豆疗法：肝、胆、脾、胃、心、肾、大肠。

（4）小茴外熨方熨胃脘部。

（5）推拿腹部。

五、生活调摄

（1）调理饮食：合理饮食只有足够的量，才足以刺激肠蠕动，使粪便正常通行和排出体外。主食不要太精过细，多吃粗粮和杂粮，富含纤维素的食物及新鲜蔬果。足量饮水，使肠道得到充足的水分可利于肠内容物通过。采用食饵疗法，如黑芝麻、胡桃肉、松子仁等份，研细，稍加白蜜冲服，对阴血不足之便秘，颇有功效。

（2）排便要养成规律，每早按时登厕，养成良好的排便习惯。

（3）保持心情舒畅，加强身体锻炼，特别是腹肌的锻炼，散步、跑步、打太极拳、转腰抬腿以及体力劳动等，可使胃肠活动加强，有利于胃肠功能的改善。

（4）腹部按摩也可预防便秘，从右下腹开始向上、向左、再向下顺时针对向按摩，每天2~3次，每次10~20圈。

第十节　尿道刺激征

一、概述

尿道刺激征也叫做无菌性尿频或者排尿不适综合征，它是以尿频、尿急、尿痛或者排尿不适、膀胱区疼痛等为特征，并且抗生素治疗大多数疗效欠佳，临床上常被医生误诊为尿路感染，所以有尿道刺激征并不代表有泌尿系统感染。中医没有尿道刺激征这一说法，将它归属于"淋证"的范畴，病因多属湿、热、瘀，加之饮食不洁，湿热之邪

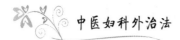

注入下焦，或者下阴不洁，秽浊之邪侵及下焦，湿热瘀结而致气化失司，水道不利而出现尿频、尿急、尿痛、下腹部坠胀等不适症状。病位多在肾与膀胱，肾气虚导致膀胱气化不利，水道不通。

二、诊断要点

1.病史

肿瘤及肿瘤放化疗病史。

2.临床表现

典型的尿频、尿急及排尿不畅，小腹坠胀或疼痛、尿痛、尿失禁，神经衰弱、精神不振、疲乏无力、腰背酸痛、失眠等。

3.辅助检查

尿常规检查正常和中段尿细菌培养阴性。尿培养是确定有无感染的重要指标。仅有尿道刺激征的症状，而尿培养多次为阴性，则可能是尿道刺激征。经膀胱镜或B超检查排除尿道器质性病变。

三、辨证分型

1.下焦湿热证

小便频、数、短、涩，急迫不爽，尿色黄赤、余沥不尽，灼热刺痛，甚或痛引少腹，口苦，或口渴不欲饮，或大便不畅，甚则热势起伏，寒热往来，舌红，苔黄腻，脉滑数。

2.心火下移证

小便频、急，赤涩不利，少腹疼痛，伴有心胸烦闷，失眠多梦，口干欲饮，面赤口舌生疮，或大便秘结，舌质红，苔薄黄，脉滑数。

3.肝气郁滞证

小便短、涩，常少腹胀满疼痛，情绪波动大时而发作更加剧烈，舌质稍带青，苔薄白，脉弦细。

4.脾肾两虚证

小便频、急，排尿困难，甚则余沥不尽，时作时止，遇劳即发或加重，精神困惫，或见头晕，头目眩晕，腰膝酸冷，神疲乏力，大便稀溏，食欲不振，舌质淡，苔薄白，脉沉细无力。

5.阴虚内热证

小便频、急，时有尿痛，腰膝酸软，头晕耳鸣，盗汗遗精，骨蒸潮热，手足心热，咽干口燥，舌质偏红，苔黄腻，脉滑细稍数。

四、中医外治法

1.普通针刺

穴位：人中、中极、关元、阴陵泉透阳陵泉、三阴交、太冲、太溪。

配穴：肾阳虚加灸命门、肾俞、气海；肝肾阴虚加肝俞、复溜；脾虚气陷加脾俞、足三里，针后加灸；湿热甚加膀胱俞、大赫、水道，用泻法。

操作要点：1寸毫针刺人中穴，针尖向鼻中隔，施雀啄法，进针深度0.3~0.5寸，以眼球充满泪水为度出针；关元、中极穴，以45度针尖向会阴方向斜刺（深度为2寸左右），使针感传至膀胱及尿道为度，针后加灸；三阴交向上斜刺，以针感局部产生或沿经脉向上传导为度；余穴中强度刺激，留针时间以患者出现尿意为止。每日1次。10次为1个疗程，两疗程间休息1周，共3个疗程。

2.电针

穴位：关元、大赫、水道、三阴交、肾俞、会阳。

操作要点：腹部穴位在膀胱排空后进针，肾俞直刺25 mm以局部产生针感为度，下肢穴位进针25~40 mm，以局部酸胀为度。腹部穴位针感传导至膀胱、会阴及尿道部，以上穴位在针刺得气后，顺时针方向捻转45度，频率10次/分钟，捻针1分钟（采用捻转补法），然后分别接通电针疏密波治疗，频率恒定为疏波4 Hz、密波20 Hz，电针强度以患者舒适为度，下肢穴位进针后以局部酸胀为度，留针20分钟，同时以TDP照射，以温热感为度，每日1次，治疗6天休息1天，连续治疗3周。

3.低频脉冲治疗

仪器：低频脉冲治疗仪（上海医用电子仪器厂理疗分厂生产，G6805型）。

操作要点：低频脉冲电治疗，脉冲频率833Hz，脉冲宽度0.4MS，调整脉冲强度由0逐步加大，患者平卧，将4个电极片与导联线先连接好，第一个电极片贴在脐与耻骨之间膀胱顶部下缘，将同一颜色的另一个电极片贴在骶尾关节上，另外一对颜色一致的电极片贴于膀胱两侧壁的体表投影处。同时不断询问病人的感受情况。待病人适应后再行加强。以病人能耐受为原则治疗，在此过程中不断询问病人是否有尿意，治疗过程中如果病人尿感强，则停止治疗使其自行排尿。此法用于术后化放疗体质较好之人。

4.熏蒸法

（1）药物：苦参30 g，土茯苓2 g，黄柏15 g，蛇床子15 g，枯矾5 g。

操作要点：上述各药混合，煎水500 ml，先熏洗会阴部，待温度适宜后，再坐盆，每日2次，其中一次在睡前做为宜，5~7天为1个疗程。

（2）药物：青蒿叶500 g，一块500 g的重的石头。

操作要点：青蒿叶500 g和1块500 g重的烧红的石头一起放入盆中，再用沸水500 ml倒入盆中，患者每晚蹲于盆上，熏蒸20~30分钟，每天1次，3~5天为1个疗程。

5.膀胱冲洗

（1）冲洗液。①湿热下注证：黄连3 g，黄芩15 g，黄柏15 g，炒栀子10 g，白花蛇舌草20 g；②心火下移证：白通草15 g，车前草15 g，败酱草30 g，积雪草10 g，甘草梢6 g，萹蓄15 g，瞿麦15 g，炒栀子10 g，虎杖15 g，滑石15 g；③肝气郁滞证：柴胡10 g，甘草梢10 g，枳壳10 g，赤芍15 g，炒栀子10 g，黄柏15 g，知母10 g，灯心草15 g，败酱草20 g，川楝子15 g；④脾肾两虚证：党参30 g，黄芪20 g，当归10 g，升麻16 g，白术15 g，柴胡10 g，益智仁10 g，甘草梢6 g；⑤阴虚内热证：太子参20 g，石斛15 g，山药10 g，茯苓15 g，车前草10 g，银柴胡10 g，蚤休15 g，白花蛇舌草30 g，白茅根15 g。

（2）操作要点：将上方武火煮沸后文火再煎20分钟，取汁1 000 ml，高压灭菌30分钟，反复冲洗膀胱，每天2次，每7天为1个疗程。

6.膀胱灌注

（1）药物：2%利多卡因40 ml、浓度为100μmol/L（pH值5.82）的辣椒辣素溶液100 ml。

操作要点：采取美国Bipac Systems公司应用MP100探测系统，患者先行尿动力学检查，测定膀胱储尿及排尿期的压力改变及膀胱容量。再将2%利多卡因40 ml注入膀胱并保留30分钟作局部麻醉。正常膀胱容量者于排空膀胱后以30 ml/min的速度注入浓度为100μmol/L（pH值5.82）的辣椒辣素溶液100 ml，保留30分钟，1天1次，3天为1个疗程。

（2）药物：党参30 g，黄芪15 g，瞿麦10 g，大黄10 g，益母草10 g。

操作要点：将上方浓煎取汁500 ml，四层无菌纱布过滤，高压灭菌30分钟，先将200 ml注入膀胱内，反复操作一次，最后将100 ml注入膀胱保留2小时，每天2次，每7天为1个疗程。

7.穴位按摩治疗

操作要点：热按摩于术后1~2小时用热毛巾或者热布袋外加布套敷在患者下腹部膀胱区并轻轻转动10~30分钟，如未顺利排尿。可再热按摩1~2次，直至排尿。

8.小茴外熨方外熨小腹

操作要点同前。

五、生活调摄

（1）指导患者睡硬板床，生活有规律，注意休息，避免弯腰、重体力劳动，保持心情舒畅，注意腰背部保暖，避免因风、寒、湿、冷刺激而诱发疾病。

（2）注意外阴清洁，预防感染。

（3）多饮开水，以增加尿量。

第十一节　尿潴留

一、概述

尿潴留是指膀胱内充满尿液但不能自行排出的一种病症，它也是一种常见的术后问题。术后尿潴留，是手术后泌尿系统常见的症状，尤其妇科盆腔肿瘤手术后患者尿潴留较为常见，也是造成女性泌尿系感染的重要原因之一。尿潴留分为急性尿潴留和慢性尿潴留。尿潴留可由神经源性梗阻、动力性梗阻及机械性梗阻造成。神经源性梗阻常见于某些中枢神经系统疾病或神经损伤所致，如脑挫裂伤、脑部疾病手术后、多发性神经炎、胸腰椎骨折、髓内肿瘤术后及某种原因造成脊髓断离。动力性梗阻则可因直肠、盆腔手术后、外伤、分娩、药物、精神因素等引起。机械性梗阻常见于尿道结石，尿道或膀胱内异物、尿道损伤、尿道狭窄、前列腺肥大或尿道肿瘤等。妇科术后尿潴留是多因素造成的一种暂时性膀胱功能障碍的表现。

中医学则认为，尿潴留属中医"癃闭"范畴，癃的定义为小便不利，点滴而短少；闭则为小便闭塞，尿液点滴不出；其病位在肾与膀胱，但与肺、脾及三焦等都有密切关系。《素问》曰："膀胱者，州都之官，津液藏焉"；《灵枢》所谓："中气不足，溲便为之变""肝足厥阴之脉，是主肝所生病者，遗溺，闭癃"。但是近代医家多认为妇科术后尿潴留的原因可以概括为：手术时损伤脉络致气滞血瘀；手术过程中耗伤气血致气血亏虚；手术后各种疼痛刺激致患者情志不畅而肝失条达，疏泄功能失司等各种原因最终导致膀胱气化功能失常，开阖失司出现小便不通。

二、诊断要点

1.病史

肿瘤及肿瘤放化疗病史。

2.临床表现

①表现为小便不利，点滴而短少或者小便闭塞，尿液点滴不出，严重者还可见头晕、心慌、心悸、胸闷、喘咳、水肿甚则昏迷；可以突然形成或者缓慢发展，常常伴有疼痛、小腹胀痛等症状。②膀胱的生理适应性：正常成人当膀胱内尿量达到100~150 ml，开始有膀胱充盈的感觉，尿量150～250 ml时开始有尿意，尿量250~450 ml时则引起排尿活动。③术后尿潴留：妇科肿瘤术后常规留置尿管10~14天，尿潴留指去除导尿管不能自行排尿或自行排尿后膀胱残余尿量≥100 ml。④残余尿测定：自行排尿后4~6小时，彩超测残余尿<100 ml为正常，残余尿100~120 ml，且

排尿顺利，第2天再测残余尿＞120 ml，则重新留导尿，按上述方法夹放2~3天，拔尿管后重新测残余尿。

三、辨证分型

1.湿热下注证

小便量少难出，点滴而下，甚或涓滴不畅，小腹胀满，口干不欲饮。舌红，苔黄腻，脉数。

2.肝郁气滞证

小便突然不通，或通而不畅，胁痛，小腹胀急，口苦。多因精神紧张或惊恐而发。舌苔薄白，脉弦细。

3.瘀浊阻塞证

小便滴沥不畅，或尿如细线，甚或阻塞不通，小腹胀满疼痛。舌质紫暗，或有瘀斑，脉涩。

4.肾气亏虚证

小腹坠胀，小便欲解不得出，或滴沥不爽，排尿无力。腰膝酸软，精神萎靡，食欲不振，面色㿠白。舌淡，苔薄白，脉沉细弱。

四、中医外治法

1.普通针刺

主穴：中极、关元、足三里、阴陵泉、三阴交。

配穴：气海、阴谷。

操作要点：患者取适当体位，行常规消毒后，选择1.5寸30号毫针，先直刺中极，进针1~1.5寸后调整针感，以患者感觉有酸胀感为度，使针感达到会阴部，再直刺三阴交、足三里进针1~1.5寸，力求使针感沿下肢内侧上行。余穴直刺1~1.5寸，以有酸胀感为宜，诸穴均采用提插捻转手法平补平泻，以行针时患者有尿意为最佳。

2.电针

主穴：中极、三阴交、阴陵泉、血海、膀胱俞、三焦俞、次髎。

配穴：体质虚弱者加气海、关元，尿残余量多者加指压曲骨。

操作要点：患者取仰卧位，针背俞穴时取俯卧位，用75%乙醇常规消毒后，以1.5寸30号毫针，中极、气海两穴加电针，俯卧时膀胱俞、次髎穴加电针，用G6805型脉冲电针治疗仪，采用疏密波，以感觉明显但不痛为度量，针刺同时用 TDP 照射腹部，每次留针30分钟，5~7天为1个疗程。

3.敷脐

药物：葱白500 g，食盐30 g，或者麝香少许。

操作要点：葱白500 g捣碎，加入食盐30g拌匀（或者麝香少许），分作2包，病人取仰卧位，充分暴露脐部，清洁脐部及周围皮肤，先将1药包置于脐孔上，用热水袋内装60~80℃热水，老年人水温不超过50℃，外套布套热熨15分钟再换1包，以冷水袋内装自来水冷熨15分钟，热冷交替使用，直至小便通畅为止。

4.穴位贴敷

主穴：关元、气海、水道、子宫、膀胱。

配穴：肾虚血瘀加肾俞；湿热郁结加归来。

药物：肾虚血瘀方（续断30 g，桑寄生30 g，川芎30 g，大血藤30 g，干姜30 g，牛膝20 g，独活30 g，乳香20 g，没药20 g，苍术30 g，车前子20 g；肾阳虚则加淫羊藿20 g，巴戟天15 g，肉桂10 g；肾阴虚则加太子参20 g，银柴胡10 g，石斛15 g；肾气虚则加党参30 g，蜜制黄芪20 g，升麻15 g）；湿热瘀结方（败酱草30 g，紫花地丁20 g，大血藤30 g，丹参30 g，乳香20 g，没药20 g，赤芍20 g，三棱30 g，莪术30 g，连翘20 g）。

操作要点：将上述药物捣碎混匀，用温开水调，再用特殊的穴位敷贴的无菌包贴于相应穴位，每日4~5小时，每日1次。

5.鼻疗

药物：麝香0.02 g，雄黄3 g，蟾蜍1 g。

操作要点：上述药物共研为极细末，放入鼻下闻之，以小便通畅为度。

6.中药灌肠

药物：中药灌肠方（败酱草、蒲公英各50 g，土茯苓、车前草、红藤、黄柏、延胡索各30 g，气虚血瘀证可加党参30 g，黄芪20 g，白术15 g；湿热下注证可加地丁草30 g，萹蓄15 g，木通10 g，栀子10 g，大黄5 g，生甘草6 g；肾阳不足证可加吴茱萸15 g，附子10 g，淫羊藿15 g，巴戟天15 g；肾阴亏虚可加熟地黄15 g，白芍15 g，石斛15 g）。

操作要点：将上药水煎汤汁30~50 ml，温度为38~42℃，灌肠管深度为20 cm，每晚1次，10天为1个疗程。患者取侧卧位，缓慢滴入100滴/分钟，随时观察患者有无不适，如有腹胀感，嘱患者深呼吸，可缓解不适。灌肠液保留3~5小时。

7.坐浴

药物：黄柏20 g，大黄15 g，苦参20 g，地榆15 g，薄荷15 g。

操作要点：将上述药物按1∶5加水浸泡30分钟，武火煎煮，沸后5分钟取头煎液，药渣再加水5倍，中火煎煮，沸后15分钟取二煎液，将两次所得药液混合，一次约200 ml，先熏后坐盆，每日半小时，每日1次，睡觉之前最佳。

8.艾灸

主穴：中极、关元、石门、气海。

配穴：肾气不足可加肾俞、阴谷；肝气郁结可加地机、三阴交；中气下陷可加足三里。

材料：药用灸条1盒，艾灸盒1个。

操作要点：操作者取艾绒制作成艾炷，放于石棉网上方，点燃艾炷，封住灸盒，以上开口使艾灸缓慢发热，患者取平卧位，暴露下腹部。注意保暖，取腹前正中线，从脐部下方开始平放艾灸盒置于中极、关元、石门、气海四穴上方一起施灸，单次艾灸，患者感温热舒适皮肤略微潮红为宜。艾灸过程中要注意烫伤等问题。

9.隔姜灸及电针联合疗法

操作要点：患者取平卧位，取新鲜生姜切成3~4 mm厚姜片，中间用三棱针刺出数个小孔，置于中极、关元穴上。并将艾绒搓捏成橄榄大小的艾炷放置在姜片上，点燃施灸3壮。另取足三里、阴陵泉、三阴交、太冲、合谷穴，常规消毒针刺得气后，均行补法。并用G6805电针仪，以3 Hz连续波在足三里、太冲和阴陵泉、三阴交通电30分钟。强度以患者能耐受为度。每天1次，5天为1个疗程。

10.耳穴贴压

穴位：在膀胱区探查压痛点阿是穴、内分泌、尿道、肛门。

操作要点：常用75%乙醇擦洗耳廓，将王不留行籽耳贴贴在所选的耳穴上，用手指边贴边按压，直至出现胀痛或灼热感为止，并嘱患者白天自行按压所贴穴位，每小时1次，每次5分钟。3~7天换1次。

11.刁氏中医多元疗法

（1）穴位敷贴：神阙贴健脾膏、命门贴补肾膏。

（2）钟罩灸疗法：灸气海、关元、中极。

（3）温针疗法：温针气海、关元、中极、足三里、三阴交、内关。

（4）耳穴压豆法：王不留行籽耳贴贴压肝、胆、脾、胃、心、肾、膀胱穴。

（5）小茴外熨方熨小腹部。

（6）隔盐灸神阙，关元、气海、肾俞。

五、生活调摄

（1）健康教育。肿瘤放化疗术前做好患者思想工作，消除其紧张心理。术后护理人员应安慰患者，对其痛苦表示理解和同情，多做解释，嘱其放松紧张情绪。告知其排尿时放松肛门部位可顺利排尿。输液速度宜慢，从而推迟膀胱充盈时间，排尿反射逐渐恢复。

（2）诱导排尿。可采用热敷下腹部和会阴部、按摩腹部、听流水声或温水冲洗外阴部，以诱导排尿，也可行膀胱按摩，即一手固定膀胱底，另一手轻揉按压中极穴或气海穴至排尿结束。另外嘱患者放化疗术前少饮水和术后未自行排尿前少饮水。

（3）放化疗术前术后清淡饮食、注意休息，不可忍溺，改变不好的排便习惯。

（4）适当锻炼身体，增强人体的抵抗力，不能久坐、久卧。

第十二节　放射性肺炎

一、概述

放射性肺炎是由于肺癌、乳腺癌、食管癌、恶性淋巴瘤或胸部其他恶性肿瘤经放射治疗后，在放射野内的正常肺组织受到损伤而引起的炎症反应。轻者无症状，炎症可自行消散；重者肺脏发生广泛纤维化，导致呼吸功能损害，甚至呼吸衰竭。

肺部损伤的严重程度与放射剂量、肺部的照射面积以及照射速度密切相关。肺部原有病变如肺炎、气管炎、慢性支气管炎、慢性阻塞性肺部疾病以及再次放射治疗等均易促进放射性肺炎的发生，某些化疗药物亦可加重肺部的放射治疗反应。病理变化表现为急性期的渗出性炎症反应和慢性期的广泛肺组织纤维化。临床表现变化大，轻者可无症状，重者因广泛的肺纤维化病变而致呼吸功能障碍甚至死亡。

放射性肺炎轻者无症状，多于放射治疗后2～3周出现症状，常有刺激性、干性咳嗽，伴气急、心悸和胸痛，不发热或低热，偶有高热。气急随肺纤维化加重呈进行性加剧、容易产生呼吸道感染而加重呼吸道症状。并发放射性食管炎时出现吞咽困难。若放射损伤肋骨，产生肋骨骨折，局部有明显压痛。体检见放射部位皮肤萎缩、变硬，肺部可闻及干、湿啰音和摩擦音。肺部广泛、严重纤维化，最后导致肺功能高压及肺源性心脏病，出现相应征象。

二、诊断要点

1.病史
肿瘤及肿瘤放化疗病史。

2.检查
必须根据照射史、受照剂量、临床表现、实验室检查以及X射线等辅助检查所见，进行综合分析，排除其他因素造成的肺部疾患，方能做出正确诊断。

三、辨证分型

1.痰湿蕴肺证
咳嗽反复，晨起为甚，咳声重浊，痰多黏腻，易咳出，色白或灰色，胸闷气紧，伴体倦乏力，脘部痞闷，大便时溏，舌红，苔白腻，脉滑。

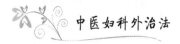

2.痰热郁肺证

咳嗽气促，痰多黏稠，色黄，咳吐不爽，或痰有热腥味，或痰中带血，身热面赤，胸胁胀满，或咳引胸痛，口干欲饮，舌红，苔黄腻，脉滑数。

3.肺阴亏虚证

干咳，咳声乏力短促，痰少质黏，或夹血丝，声音嘶哑，咽喉干燥，伴午后潮热，手足心热，盗汗，口干，舌红少苔，脉细数。

4.肝火犯肺证

咳嗽阵作，常感咽中有痰，不易咳出，量少，胸胁胀痛，面赤，口苦咽干，常因情志不遂而诱发或加重，舌红，苔黄，脉弦数。

四、中医外治法

1.普通针刺法

主穴：天突、肺俞、太渊、三阴交。

配穴：痰湿蕴肺者加阴陵泉、丰隆；痰热者加列缺、尺泽；肺阴亏虚者加膏肓、太溪；肝火灼肺者加行间、鱼际；咯血者加孔最。

操作要点：天突穴操作同前，余穴采用平补平泻法。

2.耳穴贴压法

主穴：肺、支气管、咽喉。

配穴：肝、肾、脾、肾上腺、神门、交感等。

操作要点：用75%乙醇棉签对双耳行消毒脱脂，待干后，用镊子将王不留行籽耳贴贴压所选的耳穴处，粘牢。每天按压王不留行籽5~7次，每次按压均应使局部感到酸、热、胀、痛感方可，2~3天更换1次。

3.穴位注射法

穴位：足三里。

药物：维生素B_{12}（0.5ml/穴），参麦注射液（0.5~1ml/穴），维生素B_1[（50mg~100mg/穴）]。

操作要点：用1ml一次性注射器抽吸药物（0.5ml/穴），遵循无菌操作原则，常规消毒穴位，针刺产生酸胀麻感即得气，回抽无血后，将药物缓慢注入，隔日1次。

4.穴位贴敷法

穴位：肺俞、定喘、风门、膻中、丰隆、膈俞。

根据患者病情选取相应药物：①白芥子、细辛等药混合研成细末，每次取适量以75%鲜姜汁调制成稠糊状。②白芥子、延胡索各7g，细辛、甘遂各4g，用姜汁与醋调成糊状。③桔梗、吴茱萸、白芥子研末，3g/穴。④白芥子9g，麻黄6g，苦杏仁6g，洋金花6g，甘遂3g，延胡索3g，细辛2g研粉后姜汁调糊。⑤中医辨证论治所开具的的中药颗粒剂；敷贴（市场有销售）。

操作要点：根据患者症状，选取所用的中药或制剂，每个敷贴内置入约10g，消毒局部皮肤，将敷贴贴于穴位并按摩数分钟，每日更换1次，连续3~5日。药物必须均匀的平摊于敷贴上，厚度以0.2~0.5 cm为宜；贴敷前应询问患者过敏史，过程中应注意患者皮肤是否出现红、肿、热、痛、瘙痒等不适情况；贴敷穴位交替使用，不宜单个穴位连续贴敷；敷贴处避免沾水。

五、生活调摄

避风寒，慎起居，畅情志，应戒烟、酒等不良嗜好。

第十三节　胸　痹

一、概述

胸闷气短是临床上许多疾病的常见症状，主观感受往往表现为胸部憋闷感，有时似乎有重物压在胸口、前胸紧缩感等，常常通过深呼吸来缓解，故临床常描述为长吸气。

古代医籍里虽未见"胸闷"一词，但《症因脉治·胸痛论》云："若胸中满塞而不痛，又名胸痞。"《杂病源流犀烛·胸膈脊背乳病源流》又云："大约胸满不痛者为痞，满而痛者为结胸。"胸痞，指胸中满闷而不痛。此病多由湿浊上壅，痰凝气滞，胸阳遏郁所致，古代常用"痞满""胸中痞硬""胸胁苦满"等症状名来描述。

二、诊断要点

1.病史

肿瘤及肿瘤放化疗病史。

2.检查

胸闷目前只有定性的测量，分为功能性胸闷和器质性胸闷。器质性病变的胸闷，常见于呼吸道受阻、肺部疾病、心脏疾病、膈肌病变以及体液代谢和酸碱平衡失调等，与其相关的疾病谱涉及全身多个系统，需仔细鉴别。

三、辨证分型

1.气滞心胸证

心胸满闷，隐痛阵发，时欲太息，遇情志不遂时容易诱发或加重，或兼有脘部胀

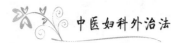

闷，得嗳气或矢气则舒，苔薄或薄腻，脉细弦。

2.痰浊闭阻证

胸闷重而心痛微，痰多气短，肢体沉重，形体肥胖，遇阴雨天而易发作或加重，伴有倦怠乏力，纳呆便溏，咯吐痰涎，舌体胖大且边有齿痕，苔浊腻或白滑，脉滑。

3.寒凝心脉证

猝然心胸绞痛，伴形寒，甚则手足不温，冷汗自出，胸闷气短，心悸，面色苍白，苔薄白，脉沉紧或沉细。

4.瘀血痹阻证

胸闷气短，日久不愈，夜间多发，或与恼怒加重，舌质暗红或紫暗，有瘀斑，脉弦涩或结代。

5.心气亏虚证

胸闷气短频发，动则尤甚，心中悸动，倦怠乏力，神疲懒言，自汗，面色苍白，舌体胖大，边有齿痕，苔薄白，脉虚细缓。

四、中医外治法

1.普通针刺法

主穴：膻中、内关、肺俞、心俞、巨阙。

配穴：瘀血者加膈俞、血海；气滞者加支沟、期门；痰浊者加太渊、丰隆；寒凝心脉者加气海、命门；气阴两虚者加太溪、三阴交、气海；心肾阳虚者加灸肾俞、关元或气海；短气者加肾俞。

操作要点：毫针平补平泻，内关可持续刺激1~3分钟。

2.穴位贴敷法

穴位：虚里、膻中、心俞。

药物：将三七15 g，川芎10 g，丹参15 g，水蛭5 g，薤白10 g，檀香3 g，桂枝10 g七味药磨成细粉，取药粉5 g，用食醋调成膏状，置于6 cm×7 cm医用胶布上，铺成3 cm×3 cm大小，厚约0.4 cm的药膏。

操作要点：将药贴贴于上述穴位，每个药贴应用2天，4贴为1个疗程。每个疗程间隔2天，一般治疗2~3个疗程。

3.推拿

穴位：肺俞、心俞、膈俞、神堂、灵墟、神藏、极泉、通里、神门、内关。

操作要点：以上穴位采用点、揉、按、摩、运、掐等手法进行刺激，手法由轻到重，做到轻而不浮，重而不滞。手法每日治疗 1次，每次30分钟，连续10次为1个疗程，疗程间休3天。

4.耳穴压豆

穴位：心、肝、神门、交感、皮质下

操作要点：将耳廓穴位进行消毒，一手固定耳廓，另一手将王不留行籽耳贴敷在上述穴位上，每3天1次，15天为1个疗程。嘱患者每天用手定时按压，进行压迫刺激以加强疗效。

5.刁氏中医多元疗法

（1）生黄柏、生大黄、冰片泡酒外擦。

（2）针刺肺经、肺俞等穴。

（3）天突穴贴清咽膏，定喘穴贴祛痰膏。

（4）耳穴压豆法：王不留行籽耳贴心、肺、气管、咽部、肝、胆、脾、胃等穴。

（5）推拿肺经、大肠经。

（6）经皮治疗排痰。

（7）放血疗法：刺络耳尖、少商、中冲。

（8）拔罐及走罐背俞穴、定喘、大椎、丰隆、肺经等。

五、生活调摄

（1）病程长、反复胸闷气短发作的病人普遍存在心理异常因素，如悲观、忧虑等，医护人员应加以疏导，调整心态，解除其悲观消极情绪。

（2）加强营养，调配饮食，多食新鲜蔬菜及水果，蔬菜及水果食用前彻底清洗并用清水浸泡1~2小时为宜。多食高纤维素食物，保持良好的营养状态，减轻心脏负担。

第十四节 口 疮

一、概述

放射治疗是利用电离辐射来治疗肿瘤，是肿瘤治疗的主要方法之一。由于放射线的刺激，肿瘤患者放疗区皮肤及黏膜会出现不同程度的放射性皮肤反应。

二、诊断要点

1.病史

肿瘤及肿瘤放化疗病史。

2.临床表现

①以口腔黏膜出现一个或数个溃疡，灼热疼痛为主要症状。②起病较快，一般7天

左右愈合，若此起彼伏，则病程延长。愈后常易复发。③口腔检查口腔黏膜溃疡较浅表，圆形或椭圆形，数量少则1~2个，多则10余个，表面有淡黄色分泌物附着，溃疡周围薄膜大多充血，呈红晕状。

三、辨证分型

1.脾胃伏火证

属脾胃实火证，多因脾失健运，邪浊积蕴，久困中州，脾胃积热，内灼上扰，熏灼口舌，伤其津液所致。其特点为：溃疡数目较多，面积较大或融合成片，多分布在舌边舌下，颊内唇侧或齿根，溃疡红肿疼痛，覆盖浅黄色伪膜，伴唇红而赤，心烦口渴，溲黄便秘，舌红苔黄腻，脉滑数。治宜清泻脾胃伏火，凉血通便。

2.心火上炎证

属心火亢盛证，多由心经有热，心火循经上炎，或心热下移小肠所致。其特点为：溃疡好发于舌尖舌缘及唇部，溃疡红肿疼痛明显，病程短，起病急，有口干、面赤，心胸烦热，夜寐不安，尿赤涩痛、大便干结，舌苔薄黄，脉略数。治宜清心降火，凉血利尿。

3.肝郁蕴热证

属肝胃不和证，其特点为：溃疡多在舌侧边缘或唇黏膜，米粒大小，基底黄或灰白色，边缘有较宽红晕围绕，数目少，口苦咽干，胸胁胀闷，心烦易怒，失眠不寐，复发与情绪或月经有关，乳房经前胀痛，月经失调，经血有块，小腹胀痛，舌尖红或暗红有瘀斑，舌苔薄黄，脉弦数。治宜清肝泻火，理气凉血。

4.阴虚火旺证

多系胃火炽盛，劫阴耗气，或因素体阴虚，真阴亏损，虚火上炎熏灼于口为患。其特点为：溃疡反复发作，此起彼伏，溃疡色淡红，表面光红，伪膜少，口干，头晕耳鸣，五心烦热，腰膝酸软，夜眠不安，溲黄便干，舌质偏红，舌苔薄黄，脉沉细数或细弦数。治宜滋阴降火，清热生津。

5.脾虚湿困证

系脾气虚弱，湿浊内停，其特点为：溃疡面积大，数目少，较深，周围水肿高起，色暗或淡红，基底灰白发暗，愈合缓慢，口淡乏味，口黏不渴，身体困重，胃脘满闷，食欲不振，便溏腹泻，体弱乏力，舌淡胖嫩有齿痕，舌苔白润或腻，脉濡缓。治宜健脾化湿。

6.气血两虚证

属气虚和血虚同时存在，气虚血亏，机体失养。其特点为：口腔溃疡反复发作，以疲劳过度为诱因，溃疡或多或少，或大或小，色淡红或淡白，周围无明显红晕，色质淡，舌边或有齿印或淡胖，面黄肢冷，神倦乏力，纳少便溏，脉沉细或濡弱。治宜气血双补。

四、中医外治法

1.针刺法配合穴位贴敷

主穴：照海、劳宫、内庭、涌泉。

配穴：治疗口疮，应分实热和虚热。①实热者，取劳宫、神门、合谷、足三里等穴。②中焦、下焦虚热，取照海、太溪、三阴交等穴。③若素体虚弱和多病所致口舌生疮，治宜标本兼治，用扶正温经、益气养阴和清热泻火之法，选取以上穴随症加减施治。

操作要点：①先针照海约0.5寸行补法，后针劳宫、内庭约0.5寸行泻法，留针30分钟。②涌泉穴行贴敷疗法。取吴茱萸、细辛各一份，肉桂半份，冰片适量，共研细末以醋调成膏状药饼，分别贴敷双涌泉穴和周围[1.5 cm×（1.5 cm~2 cm）]的面积上，用敷贴和胶布固定，每日换药1次。针灸和贴敷疗法均为7天为1个疗程。

2.中药粉外搽

药物：柳花散（黄柏末30 g，青黛9 g，肉桂3 g，冰片0.6 g）；赴筵散（黄芩、黄连、生栀子、干姜、黄柏末、细辛各等份）。

操作要点：上药各研细，再合一处研匀，每用少许，搽于患处。柳花散适用于虚火口疮，赴筵散适用于实火口疮。

3.口腔含漱

药物：五味子5g，蒲黄10g，生黄芪4 g。

操作要点：上药水煎30分钟，将药渣滤出，再用文火煎10分钟以浓缩药液，令患者频频将药液含于口中，当含不住时将其吐掉，继续含漱，勿咽。每日1剂。

4.药膜外贴

药物：珍珠30 g，白及30 g，青黛15 g，冰片10 g、儿茶10 g等。

操作要点：将上药共研成细末与成膜基质混合平铺于平板上，薄如厚纸，稍干后剪成6 cm×l cm或6 cm×1.5 cm大小药膜，紫外线消毒，5片一包分装入塑料袋密封备用。用法：将溃疡面擦干，按溃疡面剪成稍大的药膜，用镊子将药膜贴入溃疡面，铺平稍压，使药膜与溃疡面贴紧，最后在药膜表面放棉垫，患者闭口3~5分钟，药物即溶化，每日3~4次。

5.刁氏中医多元疗法

（1）漱口方：金龟莲5g，玄参10 g，玄胡5g，蜂房10 g。诸药加水150~200 ml煎煮5~10分钟，煎成浓缩药液，待温后，嘱病人将药液噙入口内含5~10分钟，当含不住时将其吐掉，继续含漱，勿咽。每日5~8次。

（2）中药外敷：二和膏、黄金散、西瓜翠衣、青黛、米糠油、蛋黄油等。

（3）湿敷：三黄汤合黄芪白及等。

（4）中药泡酒外擦

（5）针灸：血海、三阴交、足三里等

（6）放血刺络。

五、生活调摄

（1）饮食：本病患者饮食宜清淡而有营养，如多吃新鲜蔬菜及豆腐、豆芽等，因溃疡疼痛，故发作期宜进半流或全流质饮食，若疼痛较甚影响进食者，可在进食前先用西瓜霜喷洒患处，以减少疼痛。由于辛辣之品生热生火，最易诱发本病，故应尽量少食或不食油腻、煎炸、辛辣、鱼腥、烟酒类等刺激或生火之品。平时要注意饮食的粗细搭配、荤素调剂，以增强体质。

（2）日常生活：坚持饭前漱口，饭后刷牙，保持口腔卫生，可常用金银花、菊花、甘草等清热解毒而味又不苦之品泡茶常服或煎水漱口，以防患于未然，平时要注意锻炼身体，使正气存内，邪不可干。

（3）精神调护：《内经》很重视精神护理，要求对患者:告之以其败，语之以其善，导之以其所便，开之以其苦。即指出疾病的危害，告诉患者疾病是可以痊愈的，交待具体调养的方法，解除患者的消极状态和心理负担。劝导患者避免精神紧张，勿急躁发怒，以防肝火上炎。要有足够的睡眠，勿思虑熬夜和房劳纵欲以防阴精暗耗。这样才能使心情舒畅，以利疾病早愈。通过长期的护理观察我们发现，情志影响及不当饮食对于本病的复发以及病程的延长影响较大。特别是当患者处于工作压力大，睡眠不足、易疲劳、好生气、苦闷多虑、记忆力及注意力减退等抑郁症状以及在此基础上局部或全身的不良刺激、负性生活事件、紧张、疲劳、烦躁等均可造成不同程度的精神症状，导致了本病的加重和反复发作。在护理的过程中我们应当注意对患者情志的疏导，以利于疾病的康复。

第十五节　肢　肿

一、概述

乳腺癌根治术后，由于腋窝淋巴结切除后的局部淋巴液循环破坏，可发生患侧上肢水肿；淋巴管广泛性的癌细胞栓塞可引起局部水肿；肿瘤压迫或肿瘤转移可致静脉阻塞性水肿。

二、诊断要点

1.病史

肿瘤及肿瘤放化疗病史。

2.临床表现

单侧或双侧肢体的持续性、进行性肿胀。水肿早期按压皮肤后出现凹陷，又称为凹陷性水肿。此时若将肢体持续抬高，水肿可减轻或消退。若没有得到及时治疗，病情逐渐进展，可出现皮肤日渐粗糙、变硬呈团状，弹力从减弱到消失。检查时凹陷性压窝也随减弱而日渐不明显。

三、辨证分型

1.阳水

（1）风水泛滥：浮肿起于眼睑，继则四肢及全身皆肿。来势迅速，多有恶寒发热，肢节酸痛，小便短少等症。

（2）湿毒浸淫：身发疮痍，甚则溃烂，继则四肢浮肿，可伴有眼睑浮肿，小便不利，恶风发热，舌质红，苔薄黄，脉浮数或滑数。

（3）水湿浸渍：全身水肿，四肢肿甚，按之没指，小便短少，身体困重，胸闷腹胀，纳呆，泛恶，苔白腻，脉沉缓，起病较缓，病程较长。

（4）湿热壅盛：遍体浮肿，皮肤绷急光亮，胸脘痞闷，烦热口渴，或口苦口黏，小便短赤，或大便干结，舌红，苔黄腻，脉滑数或沉数。

2.阴水

（1）脾阳虚衰：四肢肿，下肢较上肢更肿，按之凹陷不易恢复，脘腹胀闷，纳减便溏，食少，面色不华，神倦肢冷，小便短少，舌质淡，苔白腻或白滑，脉沉缓或沉弱。

（2）肾阳衰微：四肢头面皆肿，腰以下为甚，按之凹陷不起，心悸，气促，腰部冷痛酸重，尿量减少，四肢厥冷，怯寒神疲，面色㿠白或灰滞，舌质淡胖，苔白，脉沉细或沉迟无力。

四、中医外治法

1.中药热熨

药物：小茴外熨方制成药包（小茴香100 g，吴茱萸30 g，丁香30 g，荜澄茄30 g，生姜100 g，大葱100 g，白酒100 ml）。

操作要点：将小茴外熨方诸药加热至80~90℃，加热的方法包括微波炉加热法、蒸锅加热法、热水袋加热法等，将加热好的药包放置于上肢水肿处，开始温度过高可用毛巾垫于皮肤上隔热，以至患者舒适为度，每次热熨30分钟，每日1~2次炒热后，用布包裹，待适温后外熨患处。

2.刁氏钟罩灸疗法

穴位：肾俞、命门、八髎。

操作要点：患者平躺，取灸条点燃后放在钟型罩内，调节好温度后放在穴位上，用橡皮带固定，温灸30分钟，每日1次，7天为1个疗程。

3.穴位贴敷

穴位：神阙。

药物：敷脐方（诃子10 g，肉豆蔻15 g，炒艾叶10 g，肉桂、吴茱萸各6 g，公丁香10 g）。

操作要点：将敷脐方诸药研细末后以麻油适量调敷于脐上，外用穴位贴（或医用胶布）粘贴固定，对胶布过敏者改用纱布固定，每日换药1次。

4.耳穴贴压

穴位：肝、肾、脾、肾上腺、神门、交感等。

操作要点：用75%乙醇棉签对双耳行消毒脱脂，待干后，用镊子将王不留行籽贴于所选的耳穴处，粘牢。每天按压王不留行籽5~7次，每次按压均应使局部感到酸、热、胀、痛感方可，2~3天更换一次。

5.刁氏中医多元疗法

（1）钟罩灸疗法：钟罩灸肾俞、命门、八髎。

（2）穴位敷贴疗法：神阙穴贴健脾膏、命门穴贴补肾膏。

（3）耳穴压豆法：王不留行籽贴压肝、胆、脾、胃、心、肾、肾上腺、内分泌、垂体。

（4）针灸疗法：针刺足三里、三阴交、丰隆等。

（5）小茴吴萸方外敷局部。

（6）黄芪注射液穴位注射足三里。

五、生活调摄

避风寒，慎起居，畅情志，应戒烟、酒等不良嗜好。

（黄映君、黎晨西、望亚兰、张月）

主要参考文献

[1]杨继源，黄惠玲.发展中医外治学科的探讨[J].现代医院，2003，3（3）：41–42.

[2]孙占学，李曰庆，张丰川，等.中医外治法源流[J].中华中医药杂志，2016，31（11）：4416–4419.

[3]陈延之.小品方辑校[M].高文柱，辑校.天津：天津科学技术出版社，1989.

[4]李鼎.针灸甲乙经理论与实践[M].北京：人民卫生出版社，2011.

[5]昝殷.经效产宝[M].北京：人民卫生出版社，2007.

[6]陈自明.妇人大全良方[M].北京：中国医药科技出版社，2011.

[7]王怀隐，郑金生，汪惟刚，等.太平圣惠方[M].北京：人民卫生出版社，2016.

[8]许叔微.普济本事方[M].北京：中国中医药出版社，2007.

[9]杨倓.杨氏家藏方[M].上海：上海科学技术出版社，2014.

[10]窦材.扁鹊心书[M].上海：上海科学技术出版社，1984.

[11]李杲.东垣试效方[M].北京：中国医药科技出版社，2011.

[12]许国祯.御药院方[M].北京：中医古籍出版社，2013.

[13]王化贞.产鉴注释[M].河南：河南科学技术出版社，2015.

[14]张洁.仁述便览[M].北京：人民卫生出版社，1985.

[15]张时彻.急救良方[M].北京：中医古籍出版社，1989.

[16]杨柳.《本草纲目》对中医药物外治法的贡献[C].传统医药国际大会暨全国外治论坛会刊，2009：97–100.

[17]吴尚先.理瀹骈文[M].北京：中医医药科技出版社，2011.

[18]叶茶山.采艾编翼[M].北京：中医古籍出版社，2015.

[19]叶桔泉.近世妇科中药处方集[M].北京：人民卫生出版社，1956.

[20]郑美玲，秦竹，刘克锋.中医外治法治疗青少年原发性痛经临床观察[J].中医学报，2014，29（10）：1541-1543.

[21]王金权，常珍珍，赵洪强.中医外治法与卵巢囊肿[J].中医临床研究，2013，5（13）：61-62.

[22]刘娅，王永周.外治法治疗盆腔炎性疾病后遗症的研究进展[J].中医临床研究，2014，6（31）：145-147.

[23]张蔚苓，胡国华.输卵管性不孕中医外治法概述[J].辽宁中医药大学学报，2013，15（2）：104-106.

[24]石学敏.石学敏针灸全集[M].北京：科学出版社，2006.

[25]王启才.新编针灸学[M].北京：中医古籍出版社，2009.

[26]黄丽春.耳穴治疗学[M].北京：科学技术文献出版社，2005.

[27]王富春.针法医鉴[M].北京：科学技术文献出版社，2011.

[28]中国国家标准化管理委员会.针灸技术操作规范[M].北京：中国标准出版社，2008.

[29]温木生.耳穴贴压疗法治百病[M].北京：人民军医出版社，2005.

[30]博智云.腹针疗法[M].北京：中国中医药出版社，2012.

[31]王之虹，于天源[M].北京：中国中医药出版社，2012.

[32]张奇文.中国灸法大全[M].天津：天津科学技术出版社，1993.

[33]国家卫生和计划生育委员会妇幼保健康服务司，国家中医药管理局医政司.妇科中医医疗技术及中成药用药指导[M].北京：中国中医药出版社，2015.

[34]曹泽毅.中华妇产科学（临床版）[M].北京：人民卫生出版社，2010，493.

[35]张玉珍.中医妇科学[M].北京：中国中医药出版社，2013，120-130.

[36]王启才.针灸治疗学[M].北京：中国中医药出版社，2011，165-167.

[37]罗才贵.推拿治疗学[M].北京：中国中医药出版社，2012，209-211.

[38]陈日新，康明非.穴位热敏化艾灸新疗法[M].北京：人民卫生出版社，2006.

[39]高希言.实用民间疗法丛书.健体美颜的脐疗[M].郑州：中原农民出版社，2011.

[40]王云，王富春.中医妇科学[M].北京：中国中医药出版社.2009，134-158.

[41]敏涛，姚青.妇科常见病验方精编[M].北京：中医古籍出版社，2003.

[42]王敬，杨金生，李志刚.中医刮痧师[M].北京：中医药出版社，2009.

[43]孔茜岚.外感热病的外治法研究[D].南京：南京中医药大学，2011.

[44]黄翎，张奕梅，苏雅莉.循经络仿生物电刺激治疗人流术后月经过少50例[J].中国针灸，2015，（10）.

[45]申恩惠.电针辨证取穴治疗肥胖并发月经后期患者临床研究[D].南京：南京中医药大学，2011.

[46]史艳，杨丽洁，邱峙，吴节.安神调经针法促进卵泡发育治疗月经后期120例的临床研究[J].四

川中医，2010，（08）：123-124.

[47]贺旭艳.温针灸配合耳穴贴压治疗寒湿凝滞型月经后期[J].中国现代医生，2010，（16）：50-51.

[48]胡明珠.耳穴压豆治疗气滞型月经后期100例[J].山东中医杂志，1997，（03）：22-23.

[49]刘演华.腹针治疗多囊卵巢综合征月经不调的临床研究[D].广州：广州中医药大学，2012.

[50]王小云，黄键玲.妇科专病中医临床诊治[M].第3版.北京：人民卫生出版社，2013.

[51]夏桂成，王国辰.实用中医妇科学[M].北京：中国中医药出版社，2014.

[52]潘鸿硕，李凤梅.妇女炎症中医治疗学[M].北京：人民卫生出版社，2002：564-638.

[53]陈霞.妇科炎症中医治疗[M].南京：江苏科学技术出版社，2004：89-155.

[54]张荣华，李莲.妇科疾病外治法[M].北京：中国医药科技出版社，2003：9-35.

[55]巩昌镇，陈少宗.妇科疾病针灸治疗学[M].天津：天津科技出版公司，2008：564-638.

[56]王祚久.妇科临床精华[M].成都：四川科学技术出版社，1989：72-76.

[57]马宝璋，齐聪.中医妇科学[M].北京：中国中医药出版社，2012.8，135.

[58]徐杰，蔡昱.妇科病中西医实用手册[M].北京：人民军医出版社，2014.3，37-38.

[59]桑海莉.中西医临床妇科学[M].济南：山东人民出版社，2015.2，466.

[60]邱嫔.针刺治疗免疫性复发性流产的临床研究[D].哈尔滨：黑龙江中医药大学，2013.

[61]李松梅.图说孕产期按摩[M].济南：山东科学技术出版社，2010，79.

[62]罗颂平，刘雁峰.中医妇科学[M].北京：人民卫生出版社，2016：187-193.

[63]孙瑜.妇科疾病针灸处方手册[M].上海：上海中医药大学出版社，2004：83-84.

[64]谢幸，苟文丽.妇产科学[M].第8版.北京：人民卫生出版社，2013，51.

[65]周燕蓉.产后抑郁的中西医研究进展[D].成都：成都中医药大学，2006：20-25.

[66]桑海莉.中西医临床妇科学[M].济南：山东人民出版社，2015.2，479.

[67]潘素芬.耳穴压丸法联合生物电反馈疗法促进人流术术后康复[D].广州：广州中医药大学，2015：14-15.

[68]陈少宗.全息生物医学理论与现代耳针疗法[M].青岛：青岛出版社，2011：398-399.

[69]梁繁荣.针灸学[M].北京：中国中医药出版社，2005：358-359.

[70]吴勇.隔物灸治疗肿瘤化疗后骨髓抑制的疗效评价[D].广州：广州中医药大学，2014.

[71]王卉.穴位艾灸治疗化疗引起的白细胞减少症的临床观察[D].北京：北京中医药大学，2011.

[72]易健敏.刮痧升高肿瘤患者外周血粒细胞的临床观察[D].北京：北京中医药大学，2014.

[73]良石.百年妙方.民间秘方与本草良方荟萃[M].第4版.北京：中医古籍出版社，2006：216.

[74]王少霞，王红，张怀宝，等.肿瘤相关病症中医外治手册[M].河南：河南科学技术出版社，2015.

[75]李振吉.中医药常用名词术语词典[M].北京：中国中医药出版社，2001：389.

[76]国家中医药管理局.中医病证诊断疗效标准[M].南京：南京大学出版社，2001：11-12：856.

[77]朱丹溪.丹溪心法[M].北京：人民卫生出版社，2005：233.

[78]吴谦.医宗金鉴.外科心法要诀[M].北京：人民卫生出版社，2007：1232.

[79]张璐.张氏医通[M].北京：中国中医药出版社，1995：263.

[80]]张双红.口腔溃疡病证治的古今文献研究[D].成都：成都中医药大学，2009.